li 66

à conserver

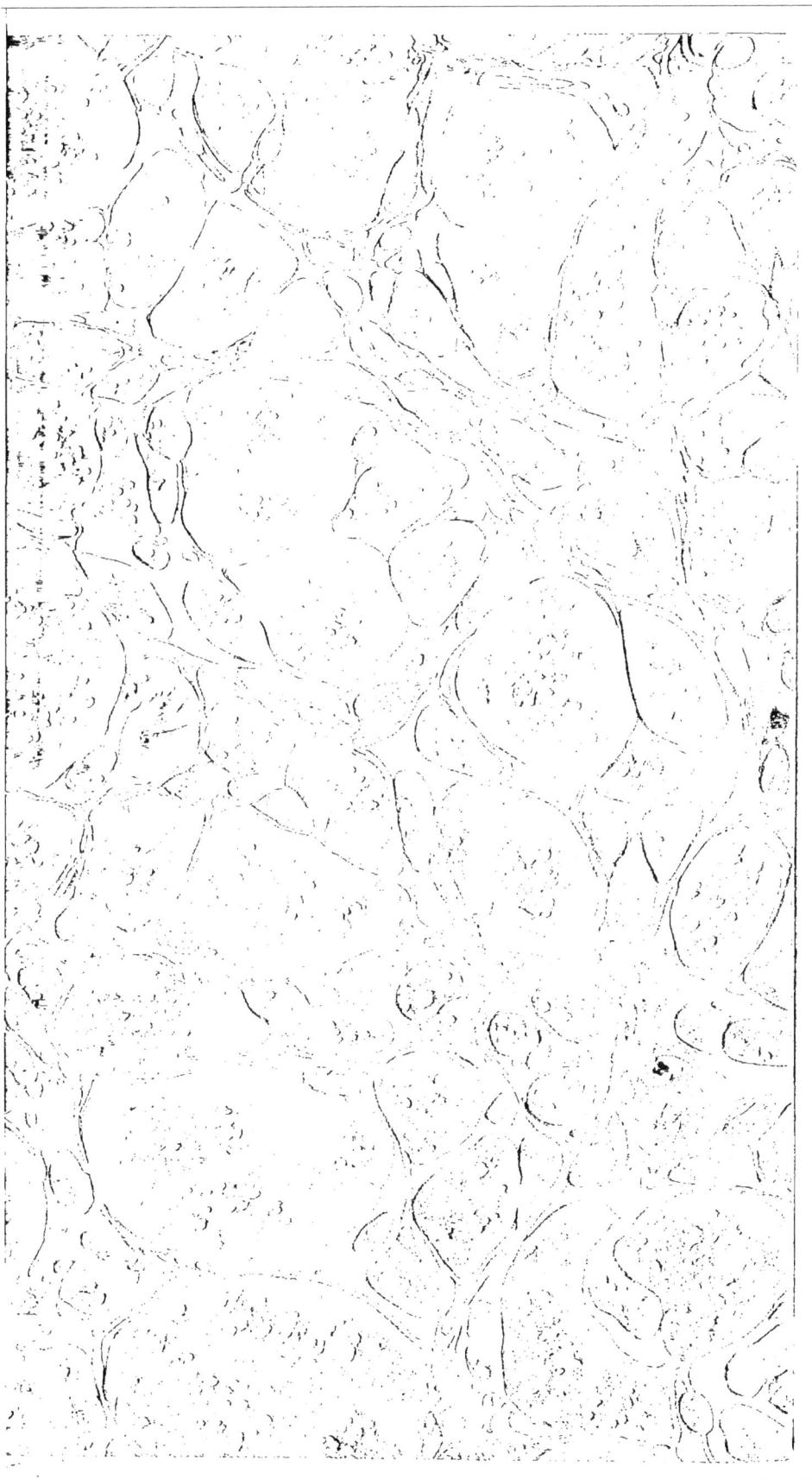

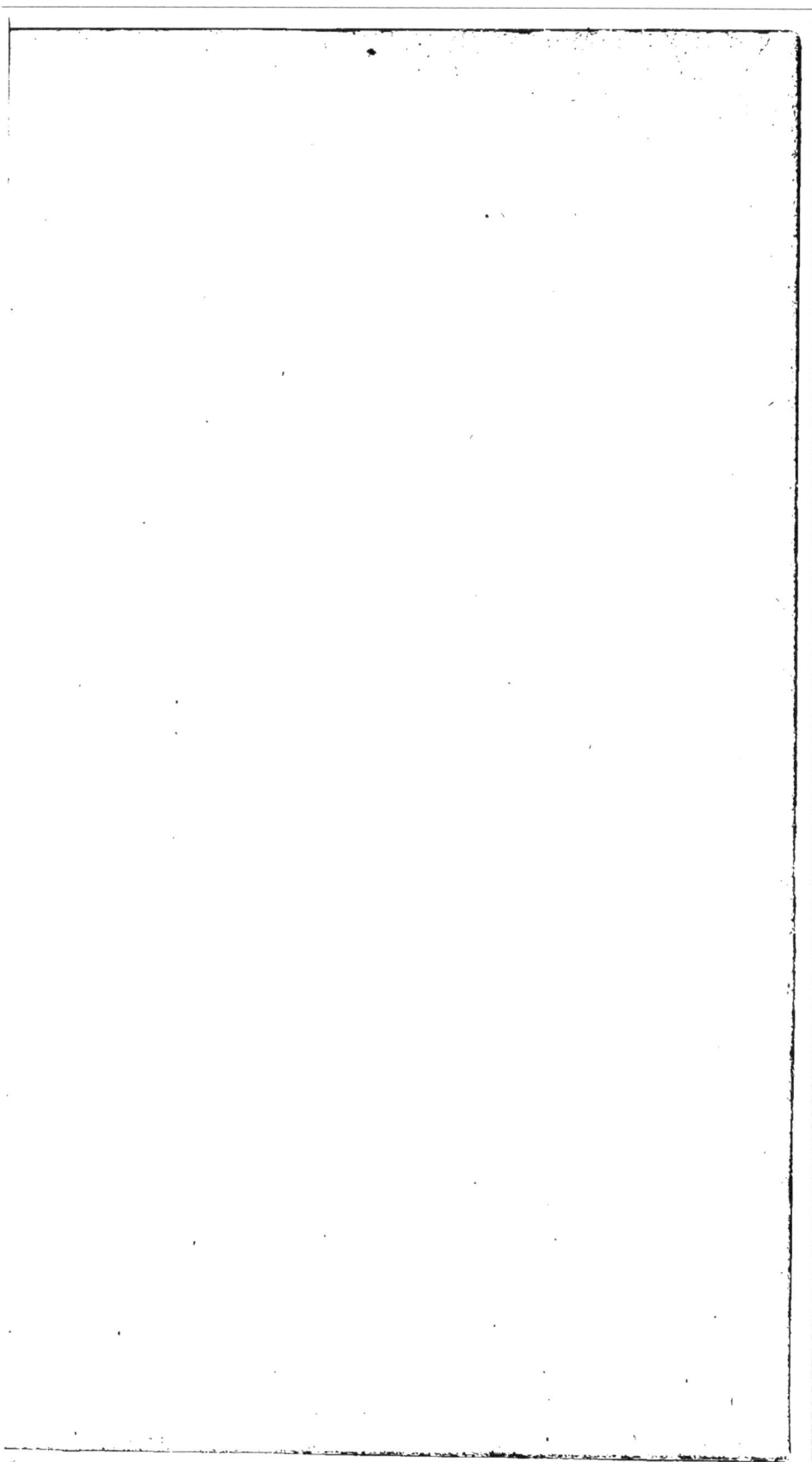

T_c $^{11}_{221}$

NOUVEAUX ÉLÉMENTS

D'HYGIÈNE.

DES MALADIES MENTALES, considérées sous les rapports médical, hygiénique, statistique et médico-légal ; par E. Esquirol, médecin en chef de la maison d'aliénés de Charenton, membre de l'Académie royale de Médecine, etc. Paris, 1838, 2 forts vol. in-8, avec 25 planches gravées.   18 fr.

DE LA PROSTITUTION DANS LA VILLE DE PARIS, considérée sous le rapport de l'hygiène publique, de la morale et de l'administration ; ouvrage appuyé de documents statistiques, puisés dans les archives de la Préfecture de police, avec cartes et tableaux ; par A.-J.-B. Parent Duchatelet, membre du Conseil de salubrité de la ville de Paris. *Deuxième édition revue, corrigée et augmentée, avec un beau portrait de l'auteur.* Paris, 1837, 2 vol. in-8.   16 fr.

HYGIÈNE PUBLIQUE, ou Mémoires sur les questions les plus importantes de l'hygiène, appliquée aux professions et aux travaux d'utilité publique, par A.-J.-B. Parent Duchatelet. Paris, 1836, 2 vol. in-8, avec 18 planches.   16 fr.

LA MACROBIOTIQUE, ou l'Art de prolonger la vie de l'homme ; par C.-G. Hufeland, premier médecin du roi de Prusse, directeur de l'École de Médecine de Berlin, etc. ; traduit de l'allemand par A.-J.-L. Jourdan, D. M. P., membre de l'Académie royale de Médecine. *Deuxième édition augmentée.* Paris, 1838, in-8.   7 fr.

BIBLIOTHÈQUE DE THÉRAPEUTIQUE, ou Recueil de Mémoires originaux et des travaux anciens et modernes sur le traitement des maladies et l'emploi des médicaments, recueillis et publiés par A.-L.-J. Bayle, D. M. P., agrégé en exercice et sous-bibliothécaire à la Faculté de Médecine. Paris, 1828-1837, 4 forts vol. in-8. 28 fr.

CLINIQUE MÉDICALE DE L'HOPITAL DE LA CHARITÉ, ou Exposition statistique des diverses maladies traitées à la Clinique de cet hôpital ; par J. Bouillaud, professeur de clinique médicale à la Faculté de Médecine de Paris, médecin de l'hôpital de la Charité. Paris, 1837, 3 vol. in-8.   21 fr.

TRAITÉ D'ANATOMIE CHIRURGICALE et de Chirurgie expérimentale ; par J.-F. Malgaigne, chirurgien du Bureau central des hôpitaux, professeur agrégé à la Faculté de Médecine de Paris, etc. Paris, 1838, 2 vol. in-8.   16 fr.

NOUVEAUX ÉLÉMENTS D'ANATOMIE DESCRIPTIVE ; par F.-Ph. Blandin, chef des travaux anatomiques de la Faculté de Médecine de Paris, chirurgien de l'Hôtel-Dieu. Paris, 1838, 2 vol. in-8.   16 fr.

COURS DE PHRÉNOLOGIE professé à la Faculté de Médecine de Paris, par F.-J.-V. Broussais, professeur à ladite Faculté, membre de l'Institut. Paris, 1836, in-8. fig.   9 fr.

HYGIÈNE MORALE, ou Application de la physiologie à la morale et à l'éducation ; par C. Broussais, agrégé à la Faculté de Médecine de Paris, médecin de l'hôpital du Val-de-Grâce. Paris, 1837, in-8. 5 fr.

PARIS. — IMPRIMERIE PANCKOUCKE,
Rue des Poitevins, n° 14.

NOUVEAUX ÉLÉMENTS

D'HYGIÈNE,

Par Charles LONDE,

MEMBRE DE L'ACADÉMIE ROYALE DE MÉDECINE,

CHEVALIER DE LA LÉGION-D'HONNEUR, MEMBRE DES SOCIÉTÉS DE MÉDECINE PRATIQUE ET MÉDICALE D'ÉMULATION DE PARIS ; DES SOCIÉTÉS DE MÉDE-CINE DE LONDRES, LOUVAIN, MONTPELLIER, ROUEN, BRUXELLES, LIÉGE, ROCHEFORT, TOULOUSE, LINNÉENNE DE NORMANDIE, ACADÉMIQUE DE MAR-SEILLE, ETC., ETC.

DEUXIÈME ÉDITION ENTIÈREMENT REFONDUÉ.

TOME PREMIER.

PARIS,

J.-B. BAILL'IÈRE,

LIBRAIRE DE L'ACADÉMIE ROYALE DE MÉDECINE,

RUE DE L'ÉCOLE DE MÉDECINE, 13 (bis).

A LONDRES, MÊME MAISON, 219 REGENT STREET.

1838.

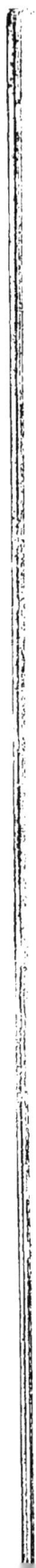

AVERTISSEMENT
SUR CETTE SECONDE ÉDITION.

La nouvelle édition d'un ouvrage scientifique impose à l'auteur deux obligations :

L'une consiste à tenir compte des progrès de la science, depuis la première publication de l'ouvrage;

L'autre, à discuter les observations critiques dont il aurait été l'objet; à justifier, si on les reproduit, les théories qui auraient été attaquées.

Nous avons fait tous nos efforts pour satisfaire aux exigences de la première obligation : l'accueil qu'a reçu ce travail, traduit dans plusieurs langues, nous en faisait une loi. Nous avons donc soigneusement révisé les faits nouveaux, physiologiques, physiques et chimiques dont pouvait profiter l'hygiène, et les nouvelles acquisitions dont s'est enrichie cette branche de la médecine. Les *Annales d'hygiène publique* nous ont, pour cet objet, fourni d'amples matériaux. Enfin, si nous n'avons pas atteint un but qu'il est de notre devoir de ne jamais perdre de vue, nous n'avons au moins rien négligé pour y arriver.

Venons à la seconde obligation : au milieu des choses flatteuses exprimées dans divers recueils de médecine sur les *Nouveaux éléments d'hygiène*, par MM. Bouillaud, Boisseau, Broussais, Reveillé-Parise, Ratier, Dupau, Fabre, etc., un blâme a été exprimé par deux de ces médecins seulement : c'est que nous avons, pour point de départ de l'éducation intellectuelle et morale, substitué la doctrine de Gall à celles qui étaient généralement adoptées.

Comme cette doctrine sert encore de base à la même partie de l'ouvrage, donnons, par une courte explication, satisfaction aux deux auteurs critiques que nous honorons trop, pour ne pas tenir compte de leurs observations.

On trouve dans les travaux de Gall deux ordres de faits qu'on peut séparer : les uns peuvent être admis, les autres, rejetés; en un mot, il n'y a pas entre ces deux ordres de faits connexité telle, qu'on soit nécessairement forcé de les admettre ou de les rejeter en totalité;

L'un est une description, sinon complète, du moins simple, claire, vraie, des facultés intellectuelles et morales, telles qu'on les observe journellement chez tous les hommes;

L'autre, une description du cerveau, appartenant entièrement à Gall, et dans laquelle supposant (à tort ou à raison) cet organe formé de parties distinctes et fonctionnant séparément, l'auteur assigne à chacune d'elles un rôle dans la manifestation d'une faculté, et prétend reconnaître, par le plus ou moins de saillie qu'imprime au crâne chacune des parties cérébrales, le plus ou moins de développement de chacune des facultés.

Or maintenant, ce qui nous est indispensable pour traiter l'hygiène des facultés intellectuelles et morales, c'est la connaissance seule de ces facultés : le reste nous est inutile, car on ne développe une faculté que par l'exercice auquel on la soumet, on ne la restreint que par l'inaction à laquelle on la condamne, et lorsqu'on agit sur elle, ce n'est jamais que fonctionnellement. Disons donc que c'est seulement et exclusivement sur cette partie de la doctrine qu'est fondée notre section d'hygiène intellectuelle et morale. Cette innovation, dont, au reste, nous avons été souvent félicités, consiste à traiter séparément au lieu de le faire en bloc, l'éducation des facultés qui nous ont paru assez importantes pour influer sur la santé et le bonheur de l'homme. Quant à ce qui a rapport à la partie organologique, nous ne prétendons ni la sanctionner ni la repousser.

Nous avons cru devoir conserver le plan que nous avons adopté dans notre première édition. Le cadre y a été disposé de manière à recevoir naturellement, non-seulement les faits et préceptes relatifs à l'hygiène, qui existaient à cette époque, mais encore toutes les acquisitions ultérieures dont cette science était susceptible de s'enrichir. Nous n'avons donc rien à y changer. Nous croyons, au reste, l'avoir justifié dans l'introduction qu'on va lire.

Paris, 21 novembre 1837.

INTRODUCTION.

Définition de l'Hygiène. — Son utilité. — Plan de l'ouvrage.

———

L'HYGIÈNE est généralement définie *la partie de la médecine qui a pour but de conserver la santé;* à cette définition, qui resserre trop les domaines de l'hygiène, j'ai substitué la suivante : *Science qui a pour objet de diriger les organes dans l'exercice de leurs fonctions.* Envisagée sous ce point de vue moins restreint, l'hygiène ne borne pas ses avantages à éloigner les maladies, elle a aussi pour objet de perfectionner l'homme ; nous pourrions même avancer que souvent elle offre les moyens les plus efficaces, et quelquefois les seuls, de remédier aux dérangements de ses organes. C'est donc par l'hygiène que l'homme conserve sa santé, perfectionne ses facultés, apprend à user et à jouir de tout ce qui l'entoure, à éviter les dangers attachés à l'abus et à l'excès. C'est l'hygiène seule qui peut donner les moyens soit de fortifier nos sentiments, lorsqu'ils sont trop faibles pour servir à l'entretien et au bonheur de notre existence; soit de les modérer, lorsque, trop ardents, ils menacent de dégénérer en passions violentes et de causer notre malheur. C'est l'hygiène qui, appliquée aux individus réunis en grande masse, soit qu'elle ait pour objet leur perfectionnement, leur

conservation ou leurs jouissances, fait du médecin
le guide du législateur et la providence des nations
pendant la paix comme pendant la guerre. C'est
l'hygiène enfin qui, après avoir embrassé tous les
détails de l'existence humaine, après avoir conduit
l'homme, sans infirmité et heureux, jusqu'aux
limites les plus reculées de la vie, le met à même
de s'éteindre par degrés insensibles, exempt de
grandes douleurs et des angoisses de l'agonie auxquelles est le plus souvent en proie celui que la
mort vient frapper avant la fin naturelle de sa carrière. Le sage, en effet, qui, par l'observation constante des lois de l'hygiène, a, malgré l'usure inévitable de ses organes, maintenu entre eux un équilibre parfait, et s'est, par là, préparé une mort naturelle, cesse d'exister sans être malade, s'éteint
paisiblement sans souffrir, et n'éprouve tout au plus,
aux approches de la mort, que quelques difficultés
d'exercer ses fonctions, difficultés dont encore il
n'a pas la conscience, puisque le cerveau, se trouvant dans le même cas que les autres organes, et,
comme eux, accessible aux traits de la destruction,
n'éprouve plus que des perceptions imparfaites.

Si la plupart des maladies de l'homme tiennent à
l'abus qu'il fait des modificateurs naturels de l'économie, c'est-à-dire de tous les corps de la nature
qui servent à l'entretien de la vie, comme l'*air*, les
aliments, la *lumière*, la *chaleur*, etc., il est clair
que la science qui indique la mesure dans laquelle
on doit user de ces modificateurs, ne peut être
inutile pour conserver la santé. Or, c'est précisément ce qui ressort de l'examen de la manière dont

les organes passent de l'état sain à l'état malade : ces modificateurs naturels, qu'on appelle en médecine *excitants fonctionnels*, font entrer les organes en action pour la conservation de tout l'individu ; ainsi, l'aliment fait entrer en fonction l'estomac ; l'air, les poumons ; le son, l'ouïe ; le corps sapide, le goût ; la lumière, l'œil, etc., etc. Mais, si ces excitants fonctionnels sont appliqués à nos organes en quantité trop forte, trop faible, ou trop longtemps, ou enfin s'ils sont de mauvaise nature, l'excitation qu'ils étaient appelés à déterminer n'est plus maintenue dans de justes bornes, nos organes tombent malades. Par exemple, si l'œil est exposé à une trop vive lumière, ou s'exerce trop longtemps à une lumière ordinaire, l'excitation qu'y a produite l'excitant fonctionnel trop intense ou de trop longue durée y appelle plus de sang (fluide excitateur commun de tous les organes) qu'il n'est nécessaire ; l'œil rougit et devient malade. Il en est de même de l'effet des aliments sur l'estomac, des sensations sur le cerveau, de l'air sur le poumon, etc. Si, au contraire, l'œil ne reçoit qu'une lumière trop faible, l'estomac, qu'une alimentation insuffisante, si le cerveau n'éprouve que de rares perceptions, si le poumon ne puise au milieu de l'atmosphère qu'un air trop pauvre en oxygène, tous ces organes languissent, perdent leurs forces, deviennent impropres à s'acquitter pleinement de leurs fonctions, et bientôt la santé est également dérangée.

Mais l'homme a-t-il donc besoin de la science pour faire un emploi convenable de tous ces modi-

ficateurs naturels? le seul sentiment de ses besoins
ne lui suffit-il pas? Un grand philosophe qui souvent a été l'objet de critiques outrées de la part
des médecins, a dit que *l'hygiène est moins une
science qu'une vertu*. Certes, cette assertion de Rousseau serait parfaitement fondée, si l'on pouvait
faire abstraction des dangereuses occupations et
autres causes morbides qui résultent du genre de
civilisation dans lequel nous vivons : l'hygiène alors
consisterait à avoir assez de vertu, non pour chercher hors de la nature et dans de vaines spéculations, des règles inflexibles auxquelles on rom-
prait les facultés et les organes, mais pour ne point
se laisser entraîner à l'abus du plaisir et n'obéir
qu'à la voix du besoin. *Manger quand on a faim,
boire quand on a soif, se reposer quand on est las*,
ce peu de mots renfermerait tous les préceptes
d'hygiène; car, comme le dit Hippocrate, « Vous
ne trouverez aucune mesure, aucune balance, aucun calcul, auxquels vous puissiez vous en rapporter plus sûrement qu'aux sensations mêmes qu'é-
prouve le corps. » Mais il n'en est malheureusement
pas ainsi : si l'on fait attention au funeste repos
auquel quelques états contraignent certains organes, à l'exercice immodéré auquel ils forcent
certains autres, au danger inhérent à tant de professions, à celui que nous rencontrons dans les
falsifications que la cupidité introduit dans nos
aliments, on conviendra facilement qu'indépendamment de la vertu, il faut du savoir, soit pour
remédier aux inconvénients d'une profession, soit
pour empêcher la satisfaction innocente d'un be-

soin naturel, de deviner une cause de maladie ou
de mort. Si donc il y a beaucoup de circonstances où
les sensations de l'organisme suffisent pour nous
indiquer de sûres règles d'hygiène, il en est aussi
beaucoup où il n'en peut être ainsi : alors l'expérience, les observations, les traditions, l'art enfin
deviennent nécessaires ; et l'homme qui exerce un
métier dangereux n'évitera pas la mort, s'il n'a
que ses sensations pour écarter le danger de sa
profession, si la science ne lui apprend pas les
moyens de l'annuler.

Peut-être nous objectera-t-on, en ce qui touche
l'explication précédemment donnée sur la manière
dont naissent les maladies, qu'il existe un ordre
de causes (les causes inconnues qui agissent épi-
démiquement) pour la destruction desquelles l'hygiène ne peut rien. Nous répondrons que les préceptes de cette science, scrupuleusement suivis,
rendent au moins l'homme plus propre à résister à
l'influence de ces causes.

Mais, pour que l'hygiène puisse être étudiée avec
facilité, avec fruit, même par l'homme du monde,
qui veut résoudre une question relative à l'emploi de quelque modificateur, il faut adopter quelque
ordre dans cette matière : or, il est hors de doute,
pour nous au moins, 1° que tous les corps de la
nature qui servent aux besoins et aux jouissances
de l'homme, et qu'on appelle la *matière de l'hygiène,* doivent nécessairement, pour atteindre ce
double but, être en rapport avec un organe quelconque, en être les excitants fonctionnels ; 2° que,
pour embrasser les relations de l'homme avec tout

ce qui l'entoure, il suffit d'étudier, dans l'ordre rigoureux de la physiologie, l'influence de chacun de ces excitants fonctionnels, dans ses divers modes de quantité et de qualité, sur l'organe qu'il est chargé de faire entrer en exercice, et sur ceux avec lesquels cet organe a des rapports; 3° enfin, que, pour réunir avec ordre tous les préceptes possibles d'hygiène, il suffit de déterminer, d'après cette étude, dans quelles mesures l'excitant doit être appliqué à l'organe pour le maintien de la santé, et cela chez les divers individus, dans les différents climats, pendant les diverses saisons, etc. C'est donc dans l'ordre adopté pour la physiologie, que nous avons classé et la matière et les préceptes de l'hygiène. Cette marche, dont l'idée première a été émise en l'an VIII, par Moreau (de la Sarthe), dans le *Plan d'un cours d'Hygiène*, qu'il n'a pas mis à exécution, m'a permis de classer, sans répétitions et sans confusion, tous les préceptes qui se rattachent à l'hygiène, et jusqu'aux plus minutieux détails. En effet, et je le répète, tous les objets au milieu desquels nous vivons, tout ce que l'homme produit, tout ce qui est nécessaire à l'homme, considéré comme individu et comme espèce, tout ce qui contribue à ses jouissances, même dans l'état de civilisation, se rattachent nécessairement à des organes. On ne trouvera donc point dans ce travail, d'articles isolés, distincts de ceux qui ont trait aux fonctions, et consacrés séparément à la *propreté*, aux *professions*, etc., etc. Ces objets, traités à part, en dehors de notre cadre, seraient une superfluité, une répétition, puisqu'ils se rattachent aussi directement à des organes, que les effets de la lumière et l'emploi des lunettes se rapportent à l'œil et à la peau.

Si un modificateur quelconque agit en même temps, primitivement et directement sur deux organes à la fois, comme le fait la lumière, qui agit, dans le même moment, sur l'œil et sur la peau, on parlera deux fois de ce modificateur, parce qu'il a chaque fois un mode d'action spécial : on en parlera une fois en traitant de l'hygiène de l'œil, une fois en traitant de l'hygiène de la peau. Si un organe, au contraire, a une double fonction, comme la peau, qui est à la fois organe de tact et organe de sécrétion, on parlera deux fois de cet organe : l'hygiène de la peau, considérée comme organe de tact, sera traitée dans la section *des sens externes;* l'hygiène de la peau, considérée comme organe de sécrétion, le sera dans la section *des organes sécréteurs.*

Supposant donc connues les branches de la médecine qui fournissent des matériaux à l'hygiène, et celles qui traitent de l'étude de l'homme, nous parcourons, dans un ordre physiologique, tous les appareils, tous les organes, toutes les fonctions, pour déduire immédiatement, à l'occasion de chacun d'eux, les règles hygiéniques qui les concernent, suivant les âges, les sexes et autres circonstances individuelles.

Nous divisons ce travail en deux parties principales : la PREMIÈRE comprend toute la vie dite *de relation,* celle qui est particulière aux animaux, c'est-à-dire la direction des fonctions qui effectuent les rapports de l'homme avec le monde extérieur, non-seulement pour ce qui regarde la **conservation** et le perfectionnement de l'individu, mais encore pour ce qui regarde la conservation et le **perfectionnement** de l'espèce; car l'union des **sexes est** une fonction de rapport, comme son résultat, l'accouchement, est une fonction d'un autre ordre. Cette première partie renferme quatre sections ayant pour objet la direction des *cinq sens*, celle des *facultés intellectuelles* et *morales*, celle des *mouvements musculaires volontaires*, trois sortes de matières que termine naturellement le *sommeil*, lequel n'est autre chose que le repos de la vie de relation.

La SECONDE PARTIE comprend la vie dite de *nutrition*, dite *organique* ou *végétative*, c'est-à-dire commune à tous les êtres organisés, aux végétaux comme aux animaux. Cette partie traite de la direction, 1° des fonctions par lesquelles tout être vivant assimile à sa propre nature, des substances étrangères servant à son accroissement et à sa réparation; 2° de ces autres fonctions par lesquelles sont rejetés de l'économie les matériaux impropres à la réparation et à l'accroissement, ainsi que le produit à terme de la conception. Cette seconde partie se compose de trois sections, traitant la direction des fonctions des *organes digestifs*, de l'*appareil respiratoire* et des *organes sécréteurs*.

PROLÉGOMÈNES.

—

I.

Circonstances qui différencient les applications des règles d'hygiène.

L'organisation est le caractère de tous les êtres vivants, la condition indispensable de tous les phénomènes de la vie ; mais, suivant les espèces, et même les individus, elle présente de notables différences. Les circonstances qui, inhérentes à l'homme ou dépendantes des objets qui l'environnent, font varier les actes produits par l'organisation, doivent fixer l'attention du médecin qui s'occupe d'hygiène. Nous rapporterons ces circonstances à onze chefs principaux : 1° les *tempéraments* ; 2° les *idiosyncrasies* ; 3° la *force* ; 4° les *âges* ; 5° les *sexes* ; 6° les *habitudes* ; 7° les *professions* ; 8° les *climats* ; 9° les *saisons* ; 10° les *dispositions héréditaires* ; 11° *certains états de l'économie compatibles avec la santé, mais exigeant des précautions particulières dans l'application des règles d'hygiène.*

Toutes ces circonstances ne doivent pas faire l'objet de chapitres spéciaux ; parce que l'on serait obligé (et c'est ce qui est arrivé à tous les auteurs de traités d'hy-

giène) de répéter, à l'occasion de chacune d'elles, une
partie de ce qu'on aurait posé en principe à l'occasion
des autres, et cela par la raison que tous les tempéraments, tous les âges, tous les sexes, digèrent des aliments, respirent de l'air, se couvrent de vêtements, etc.,
et exécutent tous ces actes, dans toutes les professions,
pendant toutes les saisons, dans tous les climats, etc.
Ces cas différentiels ne demandent donc que des applications spéciales à la suite de l'étude de chaque modificateur de l'économie; ainsi, par exemple, après avoir
exposé les effets d'un modificateur quelconque de l'organisme, ceux d'une nature de vêtement, d'une espèce de
vin, d'un genre d'exercice, etc., etc., on en précise
ainsi les applications : Il convient ou il ne convient pas
— à tel tempérament, — à tel âge, — à tel sexe, —
aux individus forts, — aux personnes faibles, — à
celles qui exercent telle profession, — dans tel climat, —
pendant telle saison, etc.

En procédant de cette manière, on comprend qu'il
n'y a nulle nécessité, dans un traité élémentaire bien
coordonné, de faire des chapitres spéciaux pour l'hygiène d'un âge, d'un climat, d'un sexe, etc.

C'est pour cette raison, et pour bannir le plus possible du corps de l'ouvrage toute description de physiologie ou de physique, exposée dans les traités de ces
sciences, que nous allons de suite, et rapidement, passer en revue les onze circonstances que nous avons mentionnées :

A. Tempéraments. — Ce mot désigne les prédominances, compatibles avec la santé, de certains systèmes
organiques, assez importantes pour modifier l'économie entière. Ces prédominances, qui rendent les in-

dividus plus ou moins sensibles à l'action des modificateurs naturels de l'organisme, et demandent des applications spéciales, sont :

1°. La *prédominance sanguine*, ou de l'appareil de
sanguification, caractérisée par le volume ou la susceptibilité du cœur, l'abondance du sang, le développement
des vaisseaux qui le contiennent, une hématose très-active, la coloration de la face, due à un système capillaire
très-développé, etc.

2°. La *prédominance* qu'on appelle *bilieuse*, c'est-à-
dire celle qui est caractérisée par l'énergie et la susceptibilité de l'appareil gastro-hépatique, et dans laquelle
on remarque une teinte jaunâtre de la face, des cheveux
noirs ou bruns, des muscles secs, etc.

3°. La *prédominance* dite *nerveuse*, due à une grande
excitabilité de tout le système nerveux, mais particulièrement du système encéphalique, et caractérisée
par une vive sensibilité de toute l'économie, par une
grande impressionnabilité, par des formes ordinairement
grêles, etc.

4°. La *prédominance lymphatique*, celle qui est caractérisée par le volume des ganglions et des vaisseaux
blancs, l'abondance de la lymphe, l'activité et la susceptibilité de l'appareil qui élabore ce fluide, une proportion considérable de sérosité dans le sang, la flacci-
dité des muscles, la faiblesse de tous les systèmes et appareils (le système lymphatique excepté), une rondeur
et une mollesse de formes, des cheveux blonds, un
visage bouffi.

Ce tempérament semble n'être que le prélude, le ru-
diment de l'organisation de l'homme fait : aussi, est-il

presque toujours départi à l'enfance, et disparaît-il souvent à l'époque de la jeunesse.

Nous ne donnerons pas plus de place à la description des tempéraments; elle appartient à la physiologie; mais nous devons faire observer que les tempéraments ne donnent pas lieu, comme on l'a dit, à certaines qualités morales déterminées. Ils concourent seulement à rendre ou plus saillantes ou plus obscures, les qualités qui existent et qui sont dues à des organes particuliers; mais ils n'ont le pouvoir d'en créer aucune [1].

B. IDIOSYNCRASIES. — Les idiosyncrasies sont le résultat de la prédominance d'action d'un organe, comme l'encéphale, et même d'un appareil, comme le musculaire, en même temps qu'il existe un tempérament déterminé. Ces idiosyncrasies sont constitutionnelles ou acquises.

On conçoit déjà, pour ce qui a rapport aux tempéraments et aux idiosyncrasies, que les applications hygiéniques doivent avoir pour but de soustraire les systèmes, organes et appareils prédominants dans l'économie, à l'action des modificateurs les plus propres à augmenter cette prédominance.

C. FORCE. — Ce n'est ni au plus ou moins de force des muscles, ni au plus ou moins de développement de quelques organes produisant une énergie partielle de quelques fonctions, que nous aurons le plus d'applications à faire; mais c'est au plus ou moins de cette force d'ensemble de tout l'organisme qui met l'homme à même de résister aux influences qui l'envi-

---

[1] *Voyez,* pour plus de détails, notre article TEMPÉRAMENT, *Dict. de médecine et de chirurgie pratiques,* t. xv, p. 265.

ronnent, de cette force qui donne lieu au développement de la réaction, procure à la santé de la constance
et de la durée, la rétablit spontanément et promptement, se traduit à l'extérieur par le mouvement et la
chaleur, semble associée à une texture serrée de tissus,
à leur compacité, à leur forte cohésion, et avoir pour
résultats une prompte animalisation, un exercice énergique de ce que M. Broussais appelle la *chimie vivante*.
Nous la désignerons dans nos applications sous les noms
de *force de réaction*, *énergie*, *vigueur*, etc., pour la
distinguer de la force particulière venant du développement de chaque organe, et que nous désignerons par le
nom de l'organe qui en sera l'agent.

D. AGES. — Ce sont certaines périodes de la vie humaine. Ces périodes apportent des changements appréciables dans les divers appareils organiques. C'est à la
physiologie d'indiquer ces changements. Il nous suffit de
dire ici que chaque âge réclame des applications spéciales, fondées sur l'appréciation de ces changements,
fondées sur l'excitabilité plus grande que chacun des
âges communique à certaines parties de l'économie.
Ainsi, l'on donne généralement pour attribut à l'*enfance*, outre son tempérament propre, une plus grande
excitabilité de l'encéphale; à la *jeunesse*, une plus
grande excitabilité de la poitrine; à l'*âge adulte*, une
plus grande excitabilité des voies digestives; à la *vieillesse*, une plus grande excitabilité des reins, de la vessie, etc.

Nous devons dire que nous regardons ces attributs
comme variables à l'infini, et que la susceptibilité de certains organes, quand l'homme a déjà parcouru une partie de sa carrière, nous paraît presque uniquement le

résultat de l'action différente à laquelle ont été livrés, pendant les années écoulées, les différents organes.

E. Sexes. — Il existe une différence dans l'organisation des deux sexes. Cette différence donne lieu à des destinations différentes : elle diversifie aussi les applications hygiéniques à chacun des organes. Considérée physiologiquement, elle sort de mon sujet.

F. Habitudes. — La répétition régulière des mêmes actes, ou l'action répétée sur nous des mêmes impressions, constitue l'*habitude*, et finit par mettre en harmonie, avec nos organes, ces actes et ces impressions, non-seulement de manière à les concilier avec le maintien de notre santé, mais encore à y rendre contraires des impressions ou des actes différents. Cette vérité nous est prouvée chaque jour par les effets du changement de climat, de profession, d'alimentation, de vêtements. Dans nos applications hygiéniques, nous prendrons donc en considération les habitudes, parce que, contractées depuis longtemps, et chez certains individus, elles deviennent souvent une loi impérieuse qu'il est quelquefois dangereux d'enfreindre. Disons pourtant qu'il existe à cet égard beaucoup de préjugés ; qu'on peut changer beaucoup d'habitudes sans inconvénient, et qu'on doit toujours le faire quand elles sont nuisibles à la durée des organes, mais qu'on doit y procéder graduellement, et en prenant les précautions qui seront indiquées à l'occasion des différents modificateurs de l'économie.

G. Professions. — Toutes les professions, quelles qu'elles puissent être, tirent leur origine et leur caractère distinctif soit de l'exercice particulier de certains organes ou systèmes d'organes, soit de l'impression que fait sur certains organes ou systèmes d'organes la répétition de certains modificateurs. Qu'est-ce que la profession de *portefaix*, sinon la répétition de l'exercice des muscles des reins et du dos? Sous quel point de vue celle de *vidangeur* est-elle un objet d'intérêt si spécial pour l'hygiène, si ce n'est sous celui de l'impression mortelle que reçoit le poumon d'un air vicié? En s'élevant même jusqu'à la profession d'*homme de lettres*, qu'y voyons-nous autre chose que l'exercice de certaines parties du cerveau, coïncidant avec une inaction plus ou moins complète des autres organes? L'hygiène des différentes professions se retrouve nécessairement dans l'hygiène des différents organes, quand le plan de l'ouvrage est bien fait et bien rempli. Si une profession intéresse beaucoup d'organes, on aura l'ensemble de son hygiène, en tenant compte de la somme totale des influences qui agissent sur chacun d'eux. Faire, dans un Traité d'hygiène, des chapitres séparés pour les différentes professions est donc une chose superflue, puisque ces professions, multipliées à l'infini, n'agissent jamais que sur le petit nombre d'organes dont se compose l'économie, et que c'est précisément la direction des fonctions de ces organes qui, suivant nous, constitue l'hygiène.

Si l'on voulait traiter dans un travail spécial d'une ou de plusieurs professions, soit dans l'intérêt de ceux qui l'exercent, soit pour apprécier son influence sur les conditions hygiéniques du pays au milieu duquel elle est exercée, on pourrait suivre l'ordre suivant:

1°. Énumération des différents travaux, des diverses influences auxquels on est soumis dans l'exercice de la profession; influences principales dominantes, influences accessoires;

2°. Appréciation de ces deux ordres d'influences sur les individus qui débutent dans la profession (indiquer le nombre des individus observés), sur les individus qui y sont soumis depuis longtemps (indiquer depuis quel temps);

3°. Appréciation de l'état physique et moral des individus destinés à la profession qu'on étudie;

4°. Maladies éprouvées; terme moyen de la durée de la vie chez ces individus;

5°. Réformes opérées dans la manière de travailler;

6°. Moyens proposés pour remédier aux influences nuisibles.

Si l'on avait à classer les professions, leur classification devrait être basée sur les systèmes organiques qui se trouvent principalement intéressés dans chacune d'elles, et l'on pourrait, pour le plan, procéder comme dans cet ouvrage, c'est-à-dire en commençant par les *professions* qui intéressent principalement les sens externes, et en suivant tous les autres appareils ainsi que nous l'avons fait.

H. CLIMATS. — Nous avons dit, en commençant ces prolégomènes, pourquoi nous ne consacrons pas, comme le font les différents auteurs, un chapitre spécial à l'hygiène des climats; insistons encore sur nos motifs:

Le mot *climat* signifie *région*. Il désignait, suivant les anciens géographes, un espace compris entre deux cercles parallèles à l'équateur. On admettait alors pour chaque hémisphère, trente climats que l'on comptait de l'équateur vers les pôles. Cette division de la terre était basée sur la durée du jour comparée à celle de la nuit, au solstice d'été.

Une autre division du globe est celle dans laquelle les cercles polaires et les tropiques partagent sa surface en cinq zones ou bandes : zones glaciales, zones tempérées, zone torride.

Tout le monde comprend qu'il ne peut être question de tracer, d'une manière absolue, des règles d'hygiène applicables à chacun de ces climats astronomiques ou de ces zones ; par la raison que dans le même climat, dans la même zone les lieux varient, soit en température, soit en toute autre particularité, suivant leur degré d'élévation au-dessus du niveau des mers, leur exposition, leurs rapports, et quelques autres circonstances physiques ; qu'il arrive même souvent qu'une très-petite distance sépare l'été de l'hiver, et que les mêmes préceptes d'hygiène ne peuvent être appliqués à des habitants de lieux différents. Passons donc aux climats physiques :

Le climat physique est un espace plus ou moins étendu, dans toutes les parties duquel règnent une égale chaleur et des phénomènes atmosphériques à peu près semblables. Suivant Malte-Brun, le climat physique comprend la chaleur, le froid, la sécheresse, l'humidité et la salubrité dont jouit un endroit quelconque sur le globe. Les causes du climat physique, suivant le même auteur, sont au nombre de neuf : 1° l'action du soleil sur l'atmosphère ; 2° la température intérieure du globe ; 3° l'élévation du terrain au-dessus du niveau de l'Océan ; 4° la pente générale du terrain et ses expositions locales ; 5° la position de ses montagnes relativement aux points cardinaux ; 6° le voisinage des grandes mers et leur situation relative; 7° la nature géologique du sol; 8° le degré de culture et de population auquel un pays est parvenu; 9° les vents qui y règnent.

Ces causes agissent plusieurs ensemble ou séparément, et déterminent les caractères qui constituent les *climats chauds et humides, chauds et secs, tempérés et humides, tempérés et secs, froids et humides, froids et secs*[1], etc.

Voilà la question des climats autrement précisée pour le médecin hygiéniste, par les géographes modernes. Comment maintenant la traiter dans ce travail? Doit-on y tracer l'influence des climats tels qu'ils sont divisés, et les règles d'hygiène qui leur sont relatives; faire même, comme l'a fait Hallé, l'hygiène de certaines contrées nominalement désignées, de celles, par exemple, qui se distinguent d'une manière bien tranchée des autres par un ensemble de circonstances physiques et de traits caractéristiques qui leur sont propres? Mais, dans l'étude de ces climats et de ces contrées, quel objet retrouverons-nous donc qui ne doive être traité dans ce travail, à la place physiologique qui lui convient, c'est-à-dire en regard de l'organe dont il est le modificateur? Aucun certainement. Dans tous les lieux possibles, les objets qui modifient l'homme seront toujours l'*air*, la *lumière*, le *calorique*, le *fluide électrique*, l'*eau* plus ou moins abondamment répandus, les *émanations de matières végétales ou animales*, les *productions du sol*; et ces objets, dans quelque climat qu'ils influencent l'homme, agiront toujours primitivement sur la *peau*,

[1] *Précis de la Géographie*, t. II, p. 524 et 525.

les *poumons*, l'*œil*, les *organes digestifs*, etc. Or, l'effet de ces modificateurs sera étudié à l'occasion de chacun des organes sur lesquels ils agissent spécialement, ou par lesquels ils pénètrent dans l'économie. Ainsi, nous étudierons, en parlant de la peau et des poumons, l'influence de l'*air chaud et sec*, *chaud et humide*, *froid et sec*, *froid et humide*, *lumineux et dépourvu de lumière* ; l'*influence des émanations putrides et autres*, et les *moyens de s'en préserver*, etc., etc. ; donc, en faisant un chapitre pour un pays déterminé, nous ne ferions que nous répéter. C'est à là sagacité du lecteur à tenir compte des effets de chaque agent étudié séparément, pour déduire de cette étude l'influence de toutes les contrées possibles, ainsi que les règles d'hygiène qui conviennent aux habitants de ces contrées. Quand en effet on aura étudié la topographie d'un lieu quelconque, on déduira facilement, à l'aide des principes généraux que nous émettrons dans le cours de ce travail : 1º l'influence que ce lieu doit avoir sur la constitution de ses habitants ; 2º la nourriture dont ceux-ci doivent faire usage, les exercices qu'ils doivent choisir ; en un mot, la mesure qui doit régler pour eux l'emploi de tous les modificateurs possibles, et la direction que doivent recevoir leurs organes. Tout ce que nous pouvons faire ici, c'est de donner une idée des circonstances qui doivent être étudiées dans une localité.

On déterminera, 1º sa situation géographique ; 2º son degré d'élévation au-dessus du niveau des mers ; 3º son exposition par rapport à l'horizon, exposition qui influe sur les qualités de l'air ; 4º son étendue ; 5º ses rapports avec les lieux voisins, les grandes mers, les chaînes de montagnes ou autres abris qui la protégent contre certains vents, ou donnent lieu à certains courants d'air, la hauteur, l'inclinaison et la distance de ces abris, la nature de leur sol, plus ou moins propre à réfléchir les rayons du calorique et de la lumière, et à modifier la nature de l'eau pluviale qui le pénètre; 6° la nature du sol du lieu même dont on fait l'histoire médicale, les substances qui forment les couches de ce sol et les degrés divers d'inclinaison que présentent ces couches; 7° la qualité des eaux qui le baignent, qualité qui se rapporte à celle du sol qu'elles ont parcouru, ou dans lequel elles se trouvent; la manière dont ces eaux l'arrosent, c'est-à-dire la direction des fleuves, les débordements qu'ils sont susceptibles d'éprouver, la nature du limon qu'ils déposent, l'élévation du terrain qui résulte de ce dépôt, leur origine, leur étendue, leurs moyens d'entretien, la hauteur du sol voisin, relativement à leur niveau le plus ordinaire; 8° la qualité des eaux qui servent de boisson, et les changements qu'elles éprouvent dans les différentes saisons; 9° les métaux et la nature de leurs minéralisateurs; 10° l'existence des eaux minérales et leurs propriétés; 11° les révolutions artificielles ou naturelles qu'aurait éprouvées le terrain, ses défrichements, les chutes de montagnes qui auraient pu enrichir les vallées, la nature du terrain écroulé, la conservation ou la destruction des forêts, leur distance, leur position, leur étendue, l'espèce et la hauteur commune de leurs arbres, la nature des végétaux qui, sans être abreuvés des sucs accumulés par l'homme, vivent, croissent et se multiplient dans le lieu qu'on étudie; car ces végétaux révèlent jusqu'à certain point les qualités de son terrain, de ses eaux, et les différents états de

son atmosphère; la nature des espèces qui prennent,
par la culture, un volume artificiel, de celles qui donnent à l'homme des aliments, produisent des liqueurs fer-
mentées; 12° l'état habituel du thermomètre et la marche de l'hygromètre, dans les différents mois, dans les
différentes heures du jour; 13° le nombre des jours
de pluie, la quantité de pluie, de grêle, ou de neige,
tombée; le nombre des jours d'orage et de tonnerre, et
autant que possible le degré de violence de ces orages,
le nombre de beaux jours, de jours de brouillard et de
temps couvert; 14° les vents qui règnent le plus constamment, le nombre de jours et les époques de l'année
pendant lesquels souffle chacun d'eux; les points du
pays qui y sont plus particulièrement exposés; 15° l'é-
loignement ou le rapprochement des canaux, des marais, des miasmes et des causes qui donnent lieu au dé-
gagement de gaz nuisibles, l'existence des fabriques
et leur nature; 16° s'il s'agit d'une ville, ses construc-
tions, la hauteur des maisons, celle des étages; la largeur des rues, leur direction, le nombre, l'étendue des
places, des promenades; la hauteur des remparts, si
c'est une ville fermée; les établissements publics, prisons, hôpitaux, etc., la manière dont ils sont tenus,
l'influence qui peut en résulter pour le voisinage;
17° l'état présent de la contrée comparée à ce qu'elle
a été précédemment; 18° enfin, on arrive aux animaux
dont l'espèce, dont l'organisation, sont le résultat et le
reflet de toutes les circonstances que nous venons de
mentionner. On étudie les animaux domestiques, ceux
qui fournissent leur chair à la nourriture de l'homme,
ceux dont il tire le lait, le beurre, le fromage, etc.; les
animaux sauvages, les poissons, etc; les animaux nuisi-

bles. On arrive ainsi progressivement à l'étude de l'homme, cette organisation complexe, délicate, et, plus qu'aucune autre, soumise à l'empire de ces causes physiques, forcée d'y céder, d'en porter l'ineffaçable empreinte; car la taille de l'homme, sa force, son tempérament, son caractère, ses dispositions morales et intellectuelles, sa manière d'être individuelle, sa religion, ses mœurs, sa législation, sont le résultat des lieux où il vit, du ciel qui le couvre; son gouvernement doit en être la conséquence, et c'est souvent parce que cette conséquence n'est pas logiquement déduite, que l'on voit éclater de grandes révolutions politiques. Disons pourtant ici, comme nous l'avons déjà exprimé autre part [1], qu'à la fois cause et effet, les institutions politiques et religieuses ont le pouvoir de changer l'organisation de l'homme, de sorte qu'importées chez une nation, elles peuvent rendre, tant qu'elles sont rigoureusement maintenues, cette nation méconnaissable.

L'homme sera donc observé non-seulement dans toutes ses variations : couleur, forme, constitution, fonctions de relation et de nutrition, tenant aux latitudes, à la position des lieux; mais encore dans sa manière de vivre, ses mœurs, ses coutumes, son gouvernement, etc. On étudiera les effets éprouvés par sa constitution, à son arrivée dans un pays où il n'est pas né, et les changements successifs qu'il subit lorsqu'il y reste. L'acclimatement sera étudié dans toutes les classes de la société, chez l'homme oisif et chez l'homme occupé.

Après avoir étudié l'influence qu'exercent sur l'homme ces objets divers bien connus, on tient compte des ma-

[1] *Dict. de médecine et de chirurgie pratiques*, t. v, p. 296, art. CLIMATS.

ladies qui en dérivent, c'est-à-dire des maladies qui
n'existent pas, ou n'existent pas au même degré dans
d'autres contrées, où qui s'y éteignent lorsqu'elles y sont
transportées, et dont par conséquent la cause est inhérente à la localité. On tient compte du rapport qui
existe entre le développement de ces maladies, leur
gravité, leur mortalité, etc., et les variations météo-
rologiques, ou autres influences passagères. On prend
en considération le traitement qui leur est appliqué,
les moyens empiriques dont l'expérience a constaté le
succès.

C'est après avoir tenu compte de tous ces objets,
qu'à l'aide des préceptes exposés, à l'occasion de chacun d'eux, dans le cours de ce travail, on pourra indiquer les moyens de neutraliser de fâcheuses influences,
soit en prescrivant le meilleur mode d'assainissement
de contrées insalubres, soit en fournissant les moyens de
se soustraire à leur pernicieuse action. A cet égard,
il est une question que nous ne saurions ici nous dis-
penser d'examiner, et qui intéresse tous les hommes
que l'on envoie coloniser un pays. De tous les êtres
vivants, l'homme a-t-il seul, comme on le dit, le privilége de pouvoir supporter les climats les plus opposés?
Non, certainement, pas autant qu'on l'a prétendu.
L'homme ne peut être moins sensible aux modificateurs
qui l'environnent, que ne le sont les plantes et les divers animaux dont l'organisation est moins complète,
moins fine, moins délicate que la sienne. Ne pourrait-
on pas dire, au contraire, que plus il jouit à un haut
degré des caractères qui le distinguent des autres espèces et le placent au haut de l'échelle des êtres, plus
ses rapports avec le monde extérieur sont nombreux, et

plus il est susceptible d'être influencé par l'ensemble
des causes physiques qui constituent le climat? S'il est
des végétaux qu'on ne puisse enlever à leur terre natale
sans les faire périr, si des familles d'animaux ne peuvent
supporter l'émigration sans être frappées de mort, soit
dans les individus, soit dans l'espèce, ce n'est peut-être
pas seulement parce qu'ils sont plus impressionnables
que l'homme aux changements du climat; mais peut-
être parce qu'on prend moins de moyens pour pourvoir
à leur conservation. N'est-on pas, d'ailleurs, de nos
jours, parvenu à acclimater la plupart des races vivantes,
animales et végétales? Si les singes, les lions et les
autres animaux des climats brûlants, meurent d'affections pulmonaires dans nos ménageries, l'habitant de
nos contrées meurt de maladies de foie dans les climats
chauds; et si l'on a vu l'homme habiter sans danger,
une région septentrionale que ne pouvaient supporter ses animaux domestiques, n'est-ce point parce qu'il
apportait dans sa nourriture, son habillement et ses
habitations, des modifications qu'il négligeait pour
ceux-ci? N'eussent-ils point supporté comme lui la rigueur du climat si, à leur boisson habituelle, il en eût
substitué une qui développât plus de calorique, et s'il
eût ajouté à leurs vêtements naturels quelques-uns de
ces tissus à l'aide desquels il bravait le froid? L'influence
du cerveau, d'une volonté ferme, peut, il est vrai, lui
fournir, pour résister au climat, un stimulant moral
qui manque aux animaux; mais cette influence a des
limites, et l'on voit d'ailleurs, tous les jours, que le monomaniaque qui marche pieds nus dans la neige, sans
y faire attention, parce qu'il est mu et dominé par une
volonté fixe, par une excitation cérébrale bien réelle,

n'est pas pour cela garanti des affections causées par le froid.

Une autre preuve qu'on apporte du privilége dont il s'agit, c'est qu'on rencontre l'homme dans tous les climats possibles où on ne trouve plus certaines espèces animales; mais cette raison a-t-elle toute la valeur qu'on y attache, et n'y a-t-il pas entre tel homme de tel climat et tel homme de tel autre une différence si grande, qu'on les dirait moins appartenant à la même espèce que le chien et le loup? L'homme enfin né dans un climat, et transporté dans un autre, n'a-t-il pas besoin, pour s'y acclimater, de subir des mutations profondes, souvent entravées par de graves maladies? En conséquence, lorsque les gouvernements ont à envoyer des troupes dans des climats opposés à ceux où elles ont été levées, ne devraient-ils point choisir à cet effet les individus dont le tempérament et la constitution sont de nature, non-seulement à ne pas souffrir, mais encore à être améliorés par ce changement de climat? Nous croyons que M. le docteur Costallat a fait une proposition très-utile, lorsqu'il a demandé à la Chambre des députés l'établissement à Alger d'une maison sanitaire où seraient envoyés les individus atteints des premiers symptômes de la phthisie.

I. Saisons. — Elles résultent de l'inclinaison de l'axe du globe sur le plan de l'écliptique. Elles ont sur le nombre des naissances et des décès aux différents âges une influence qui sera indiquée lorsque nous traiterons des effets de la chaleur ou du froid, principalement à l'article des sensations externes (voyez *Tact*). Elles contribuent, comme le climat et toutes les autres circonstances mentionnées, à faire varier l'emploi (en mesure et en qualité) des modificateurs de l'organisme. Il sera donc tenu compte des modifications que peuvent apporter les saisons à l'emploi de chacun d'eux; mais, comme dans les différentes saisons, les objets qui agissent sur nos organes sont toujours ceux que nous venons de mentionner en parlant des *climats*, nous n'avons rien de plus à dire ici des saisons.

K. DISPOSITIONS HÉRÉDITAIRES. — La même cause ignorée qui produit la transmission des traits des parents aux enfants, opère une transmission de ressemblance dans différents organes. Un père transmet, chaque jour, à son fils un cerveau, un cœur, des poumons, un foie, plus ou moins développés et irritables; de là l'identité héréditaire dans le mode d'exécution des fonctions de ces organes; de là aussi, identité héréditaire de dispositions maladives. C'est ainsi, ce nous semble, qu'on doit se rendre compte de ce qu'on dit sur l'hérédité de la folie, de la phthisie, de la goutte, etc.; maladies toutes beaucoup plus difficiles à guérir quand la circonstance de l'hérédité existe, que quand elles se développent sous la simple influence de circonstances éventuelles. Eh bien! que fait l'hygiène relativement aux prédispositions héréditaires? elle offre à chacun des organes des applications spéciales émanées des deux principes suivants :

Premier principe : *Prévenir l'effet des prédispositions héréditaires en plaçant l'individu, né avec une prédisposition héréditaire, dans des circonstances opposées à celles sous l'influence desquelles ses parents ont contracté la maladie à laquelle il est prédisposé, et même dans des circonstances propres à contrebalancer son organisation vicieuse.* — *Exemple* : Si un homme, élevé dans la carrière de l'ambition, devient affecté d'une monomanie qui roule sur la vanité, et donne le jour à un fils qui, dès sa tendre enfance, montre un penchant à la vanité, on doit donner au fils une éducation opposée à celle qu'aura reçue le père. Cet enfant ne devra jamais être encouragé dans ses actions par des louanges, par l'émulation, etc., etc.; on devra, au contraire, trouver d'autres moyens d'encouragement. Ce principe rentre nécessairement dans la direction à laquelle nous soumettons tous les organes, puisqu'il s'agira toujours, à l'occasion de chacun d'eux, de réprimer ce qui est trop développé, ou de développer ce qui l'est trop peu.

Deuxième principe : *Prévenir les prédispositions héréditaires par l'union des individus qui ont des prédispositions opposées, des prédominances organiques différentes.* Cette règle d'hygiène doit trouver des applications à l'article *Mariage.*

L. ÉTATS PASSAGERS DE L'ÉCONOMIE, *compatibles avec la santé, mais exigeant des précautions particulières dans l'application des règles de l'hygiène.* — Ces états sont la *dentition,* la *présence des règles,* la *grossesse.* Ils modifient passagèrement les organes, donnent au système nerveux une plus grande excitabilité, et à toute l'économie une plus grande mesure de sensibilité; en conséquence, ils réclament quelques applications spéciales : ainsi, le bain froid, utile, je suppose, à toutes les femmes placées dans telles circonstances, ne sera pourtant pas administré à telle femme pendant le temps des règles; la dentition exigera telle modification dans certains objets dont se compose le régime de l'enfant; tel genre d'exercice sera dangereux pour la femme grosse, quoiqu'il convienne généralement aux femmes hors l'état de grossesse, etc., etc.

II.

Règles générales d'hygiène applicables à tous les organes.

1. Tout organe est créé pour être mis en action, parce que cette action doit plus ou moins concourir à la conservation de l'individu ou de l'espèce ; or, dans l'état de santé, aucun des organes de l'économie ne peut, sans inconvénient, être laissé dans un repos absolu.

2. L'exercice bien dirigé d'un organe augmente sa nutrition et son volume (l'exercice est une véritable irritation, mais une irritation physiologique hypertrophiante), étend la sphère de sa fonction, fait naître dans cet organe un besoin, souvent impérieux, d'entrer en action. C'est à ce besoin que me semble devoir être attribué ce qu'on appelle, pour certains organes, *impulsion*, *désir*, *volition*, *volonté*, *instinct*, *penchant*. (*Voyez* la définition de ces mots dans la seconde section de ce premier volume.) Tous ces attributs seront toujours d'autant plus prononcés, que l'organe qui les manifeste sera plus exercé, plus fort ; de là découle cette règle d'hygiène et de morale qui prescrit de *développer, de préférence aux autres, les organes ou les facultés qui peuvent le plus concourir au bonheur individuel et social.*

3. L'exercice trop continu d'un organe l'hypertro-

phie d'abord, puis l'use prématurément, et amène la faiblesse de sa fonction.

4. L'exercice immodéré d'un organe porte sa texture jusqu'à un degré d'excitation morbide.

5. Le défaut complet d'exercice d'un organe l'atrophie et éteint sa fonction.

6. L'exercice gradué ou prolongé d'un organe, ou l'exposition d'un organe à des impressions graduées et prolongées, est le meilleur moyen de mettre les fonctions de cet organe en harmonie avec l'influence des travaux ou des impressions auxquels la nécessité soumet les hommes. Si, au contraire, les exercices pratiqués ou les impressions reçues sont trop violents, dès le début, l'habitude ne les naturalise pas avec l'organisme; une irritation violente est le résultat de ces exercices ou de ces impressions.

7. C'est moins sur la somme d'exercice considérée d'une manière absolue et isolée, que sur la mesure d'exercice relative au développement de l'organe et à ses habitudes, que doivent être basées les indications hygiéniques. Ainsi, on conçoit qu'un individu pourra éprouver de la lassitude, une inflammation musculaire, pour avoir pris, pendant peu de temps, un exercice incapable de causer la moindre fatigue à l'homme habitué à exercer ses muscles, tandis que le même individu pourra supporter longtemps l'exercice d'un autre organe auquel il sera habitué. Le précepte émis est applicable à tous les organes; il l'est même au cerveau, que les exercices intellectuels fatiguent d'autant moins qu'ils mettent en action des parties cérébrales, ou plus développées, ou plus habituées à agir.

8. Le repos est aussi nécessaire et aussi naturel que

l'exercice ; le besoin en est indiqué par le malaise que nous éprouvons en exerçant nos organes. Sans le repos, il ne peut exister aucun renouvellement réel des forces de l'économie.

9. Il ne faut pas séparer de l'exercice et du repos la dose nécessaire des éléments réparateurs ; car c'est à ceux-ci de seconder l'effet de l'exercice, et d'effectuer en réalité l'accroissement de force matérielle à laquelle l'exercice n'a véritablement que prédisposé les organes.

10. Les stimulants non nutritifs (café, alcooliques, etc.), introduits dans la circulation, ne peuvent que soutenir, réveiller, prolonger pour un certain temps l'action des organes ; mais l'affaissement qui suit cette excitation est en raison directe du temps pendant lequel elle a duré, et du degré auquel elle a été portée.

11. Il est dangereux de trop éviter les excitants auxquels les nécessités de la vie nous exposent fréquemment, car c'est le moyen de leur donner trop de prise, quand ils viennent à être mis en contact avec les organes. On épuise l'excitabilité par trop d'excitations ; on l'accumule par la privation de celles-ci. Il faut éviter de l'épuiser ou de l'accumuler au delà des bornes, et tenir un juste milieu dans la mesure des impressions auxquelles on soumet la sensibilité des organes.

12. L'épuisement de l'excitabilité demande le repos des organes, et son accumulation en demande l'exercice.

13. Les excitants, dans le cas même où ils n'irritent pas les organes, ayant toujours l'inconvénient d'être suivis de plus d'épuisement qu'il n'en existait avant leur

emploi, ne doivent être opposés qu'aux influences passagères, éventuelles, contre lesquelles on n'a pu se prémunir : ainsi, les excitants non réparateurs ne devront être administrés que pour surmonter une résistance inattendue, comme une action délétère quelconque, capable de saisir violemment et d'anéantir la sensibilité, de produire la stupeur ou l'asphyxie.

14. Dans les affections irritatives, l'organe malade doit garder un repos complet, doit être privé autant que possible de l'excitant qui le fait entrer en action; et, dans tous les cas, l'exercice d'un organe doit cesser quand il en résulte de la souffrance pour l'organe ou pour ceux qui sympathisent avec lui.

15. L'homme est averti de l'instant où il doit exercer les organes et les soumettre à leurs excitants, par les sensations internes attachées à chaque organe, et destinées à en exprimer les besoins propres, qui, dans l'état naturel, correspondent à ceux de l'économie entière. Ces sensations internes, qui ne sont que le cri des organes, que l'expression de leurs besoins, sont les règles hygiéniques les plus sûres que nous puissions écouter pour user convenablement des corps de la nature et de nos facultés. Aucun raisonnement ne peut apprendre plus infailliblement que l'on doit user d'aliments solides ou liquides que les sensations de la faim et de la soif. Rien ne peut avertir d'une manière plus expressive de l'instant où l'on doit rejeter les excrétions alvines, que l'espèce de torture éprouvée quand on met du retard à satisfaire ce besoin. Rien ne peut indiquer mieux l'instant où l'homme doit s'approcher de la femme, que le dévorant besoin qu'il en éprouve.

16. Il n'y a pas seulement un simple avertissement

attaché à chaque fonction pour exprimer les besoins de l'organe; il y a encore et toujours un plaisir plus ou moins vif attaché à la satisfaction du besoin, une douleur plus ou moins violente attachée à sa non satisfaction, et un sentiment de satiété, de dégoût, de répugnance attaché à l'abus, et destiné à nous indiquer le point que nous ne devons pas dépasser dans la satisfaction de nos besoins.

17. Le plaisir et la douleur pourraient donc, jusqu'à un certain point, nous servir de règles d'hygiène. Ce sont deux états du cerveau, qui surviennent à l'occasion d'impressions reçues par les organes. Leur cause peut même exister dans le cerveau, quand un des organes cérébraux est affecté par son excitant fonctionnel, c'est-à-dire par une impression morale. Dans ce cas, on dit un *plaisir moral*, une *douleur morale*, par opposition au plaisir et à la douleur dont la cause est dans un membre, un viscère, etc., et qu'à cause de cela on appelle *plaisir* et *douleur physiques*. La nature ne nous a donné le plaisir et la douleur que pour nous avertir de ce que nous devions fuir ou rechercher, tant dans l'intérêt de la conservation individuelle, que dans celui de la conservation de l'espèce. Lorsque la douleur se fait sentir dans un organe, elle doit être considérée comme un cri d'alarme par lequel cet organe avertit de sa propre altération ou du danger qu'il court, le cerveau, dont les attributions sont d'y remédier par les actes convenables qu'il détermine. Lorsque la voix douce et quelquefois impérative du plaisir se fait entendre, elle n'a d'autre but que de nous inviter à l'accomplissement des fonctions nécessaires à notre existence. La conséquence

générale que l'hygiène doit tirer de ces considérations, est que l'homme ne doit pas fermer l'oreille à la voix du plaisir naturel ni à celle de la douleur; que les jouissances qui résultent de l'obéissance à l'attrait du plaisir naturel, c'est-à-dire de celui qui est en rapport avec nos véritables besoins et l'étendue naturelle de nos facultés, ne sont jamais suivies d'aucun inconvénient, parce que la nature n'est jamais en contradiction avec elle-même; que, par la même raison, les dangers qu'on court en méprisant la douleur sont souvent irrémédiables. Ce n'est pas contre la douleur qu'on doit endurcir l'homme, mais bien contre les impressions éventuelles et inévitables capables de causer la douleur.

A l'occasion de chaque organe, il devra être question du genre de plaisir et de douleur dont il peut devenir le siége, suivant que sa fonction est bien ou mal dirigée.

18. Les besoins, ou, si l'on peut se servir de ce mot, les assujettissements des individus d'une constitution forte étant moins multipliés que ceux des hommes d'une constitution faible, accorder à ceux-là les choses nécessaires à ceux-ci, ce serait réduire l'organisme d'un homme fort à celui d'un homme faible, augmenter sans nécessité ses besoins, et diminuer la puissance et l'étendue de ses facultés. Qu'on arme d'un outil le bras d'un homme athlétique façonné à vaincre, sans ce secours, toutes les résistances, bientôt il sera réduit à une force ordinaire. Qu'on couvre de tissus de laine la peau de l'homme vigoureux qui s'expose impunément à l'intempérie des saisons, bientôt l'habitude de ce vêtement le rendra, comme l'homme faible, le jouet

des moindres impressions de l'atmosphère. Ce que nous disons ici des muscles et de la peau est applicable à tous les organes.

Le moyen de ne pas éprouver l'inconvénient des privations est de n'user que passagèrement, à de longs intervalles et sous forme de jouissance, des choses qui ne sont pas de première nécessité, et de n'en jamais contracter assez l'habitude pour qu'elles deviennent un objet de besoin.

19. Un ordre régulier dans l'exercice et le repos des différents organes est dans les vues de la nature; il est inhérent à notre organisation, dont tant d'actes sont périodiques; il est même souvent lié à l'ordre des grands phénomènes de l'univers. L'heure de la veille et celle du sommeil doivent être dans certains rapports avec le mouvement diurne de la terre (voyez *Sommeil*). A ces heures sont liées celles des repas (voyez *Appareil digestif*, t. II).

Il est un autre ordre qui peut être régulier, quoique contraire aux lois de la nature. Il résulte des dépendances dans lesquelles est placé l'homme par certaines professions (conducteur de voitures de nuit, etc.), dont les travaux s'exécutent avec ponctualité. Cet ordre est encore très-utile, quoiqu'il ne réunisse pas les avantages de l'ordre naturel ; l'habitude le naturalise promptement, et c'est seulement à la longue que ses pernicieux effets se font sentir.

Au contraire, l'irrégularité dans les actes de la vie détruit rapidement les organes; aussi, en temps de guerre, les soldats faibles payent-ils promptement, par la perte de l'existence, l'irrégularité de régime à laquelle ils sont contraints.

Les conséquences de cette règle sont : qu'il faut mettre de la régularité dans les actes de la vie; faire coïncider, le plus possible, cette régularité avec l'ordre de la nature, et que, quand celui-ci ne peut être le régulateur absolu du régime, il faut en établir un qui s'en rapproche le plus possible.

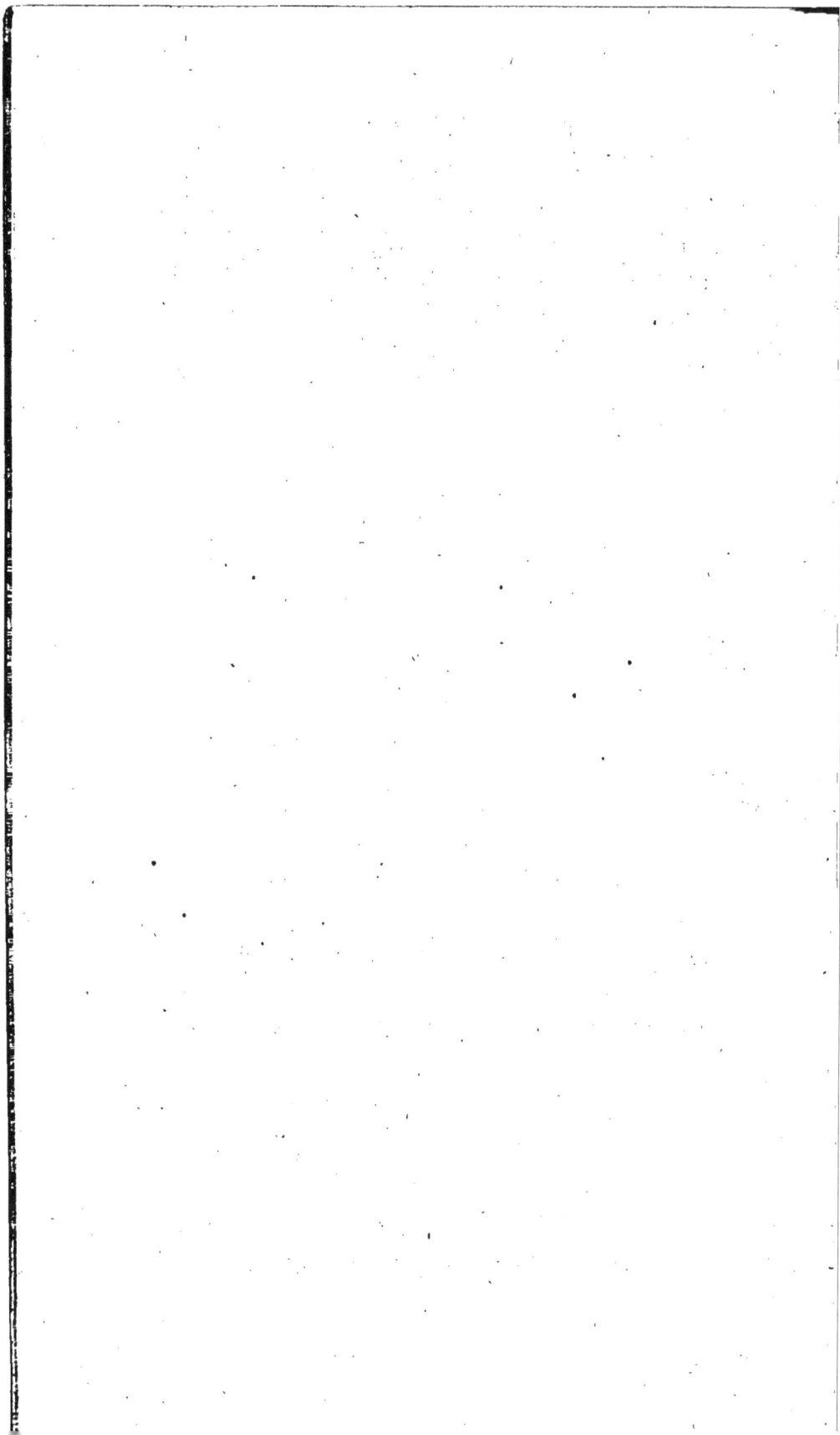

NOUVEAUX ÉLÉMENTS

D'HYGIÈNE.

PREMIÈRE PARTIE.

HYGIÈNE DES ORGANES DE RELATION.

L'hygiène des organes de relation comprend la direction des organes qui nous mettent en rapport avec les corps placés hors de nous; elle est divisée en quatre sections :

La première contient l'*Hygiène des sens externes;*

La seconde, l'*Hygiène des organes encéphaliques;*

La troisième, l'*Hygiène de l'appareil locomoteur;*

La quatrième, le *Repos des organes de relation*, c'est-à-dire le *sommeil et tout ce qui s'y rapporte.*

PREMIÈRE SECTION.

Les sens externes sont au nombre de cinq : le *tact*, le *goût*, l'*odorat*, l'*ouïe*, la *vue*. Ils sont destinés à avertir l'homme de ce qu'il doit fuir ou rechercher. Leur usage commun est de recevoir et de transmettre au cerveau les impressions propres à lui faire juger les qualités des corps de l'univers. Ces sens doivent être perfectionnés, non dans le dessein d'augmenter directement la somme de l'intelligence, comme le croient les métaphysiciens et beaucoup de physiologistes, mais dans le dessein de servir cette intelligence avec plus de prestesse et de précision, ou tout au plus de lui apporter plus de matériaux. Ils ne sont guère plus, à l'égard du cerveau, que ce que sont les muscles à l'égard du même organe. L'athlète, dont les muscles sont bien exercés, n'a pas plus d'intelligence qu'un autre homme; seulement, quand il veut courir ou sauter, ses muscles servent mieux sa volouté. Il en est de même des sens : le sauvage de l'Amérique, dont les sens, continuellement exercés, sont si parfaits, n'a pas pour cela plus d'intelligence que l'Européen civilisé. Les sens ne sont donc, pour le physiologiste, que de simples instruments mis en œuvre par le cerveau. On conçoit que s'il en était autrement, que si la perfection des sens entraînait celle de l'intelligence, bien des idiots seraient des hommes de génie, car entre les sens de ceux-ci et les sens des premiers on ne remarque nulle différence :

c'est dans le cerveau seul qu'existe celle-ci. Ce que nous pourrions dire sur l'hygiène des sens, considérée d'une manière générale, ne pouvant être qu'une répétition de quelques-uns des principes généraux émis dans nos prolégomènes, nous passons à l'hygiène particulière de chaque sens.

CHAPITRE Ier.

Du tact et du toucher.

L'organe du tact est la peau en général ; celui du toucher, c'est-à-dire du tact aidé de la locomotion et d'une organisation nerveuse particulière, est spécialement la main, ce qui veut dire que cet organe peut nous faire apprécier quelques notions des corps, que le reste de la peau ne saurait donner. La peau a pour excitants propres tous les corps capables de produire une impression sur elle ; elle nous fait connaître leur température et leurs qualités les plus générales.

Mais la peau n'est pas seulement l'organe du toucher, elle est encore un organe sécrétoire, exhalant et absorbant ; elle appartient donc à la fois aux fonctions de relation et aux fonctions de nutrition. Nous ne devons la considérer, dans ce chapitre, que sous le premier rapport. Elle sera étudiée sous les autres, dans la seconde partie de ce travail.

Nous avons peu de choses à dire sur l'hygiène de la peau considérée comme organe de toucher. Tout ce que Galien, Helvétius, beaucoup de métaphysiciens et même de naturalistes ont attribué à ce sens, relativement à la supériorité de l'intelligence de l'homme sur celle des animaux, ne mérite pas même d'être réfuté. La main est sans

doute un instrument merveilleux pour l'exécution de
beaucoup de choses; mais cet instrument n'est rien si
le cerveau ne le dirige. Le toucher ne rectifie pas plus
les erreurs des autres sens, que ceux-ci ne rectifient les
siennes. La nature n'a pas édifié de sens pour commettre
des erreurs, qui fussent rectifiées par d'autres sens. Tous
se prêtent un appui mutuel. Tout ce qu'on a attribué
au toucher sous ces rapports, appartient donc à des organes plus relevés qui le mettent en œuvre.

Le tact, indépendamment des notions, ou plutôt par
les notions même qu'il transmet au cerveau, veille,
comme les autres sens, à la sûreté et à la conservation
de l'individu : Ebreard cite un cas dans lequel un malheureux, ayant perdu la sensibilité d'un bras qui avait
conservé sa mobilité, se le cassa sans s'en apercevoir.
M. Rullier a vu un autre malade, qui avait perdu le tact
dans les membres inférieurs, se brûler à deux reprises,
les genoux placés trop près d'un poêle, assez profondément pour qu'il se formât de larges escarres, et ne tenter rien pour se soustraire à un danger dont rien ne
l'avertissait.

L'exercice du toucher et du tact est, chez l'homme,
un puissant auxiliaire dans l'acte de la copulation.

La culture continuelle du toucher lui donne une délicatesse extrême. Nous en avons la preuve dans les
aveugles qui, forcés d'exercer beaucoup ce sens, et
surtout d'apporter beaucoup d'attention dans cet exercice, distinguent les couleurs par les impressions diverses que font sur la peau les inégalités différentes
qui constituent chacune d'elles. Il est inutile de donner
des règles pour l'exercice du toucher : nous apprenons
de nous-mêmes comment les diverses brisures de la main

doivent s'écarter, se rapprocher, s'étendre, se fléchir, pour se mouler en quelque sorte sur les corps extérieurs, et s'appuyer isolément ou simultanément sur tous les points d'une surface.

Les précautions à prendre pour conserver la finesse du tact sont : la propreté, les bains tièdes, les lotions, les onctions, le massage, toutes les recherches de la toilette, la finesse et la souplesse des vêtements (voyez pour tous ces objets les *Appareils sécréteurs*, t. ii), enfin l'éloignement de tout exercice capable d'épaissir l'épiderme du corps, et en particulier celui des doigts ; elles sont nécessaires aux personnes livrées à des travaux dans lesquels certains objets doivent être touchés avec légèreté et adresse, par exemple aux musiciens exécutant des morceaux difficiles sur des instruments à cordes, etc.

Les circonstances au contraire, qui enlèvent au tact sa finesse et sa susceptibilité, sont l'exposition du corps presque nu aux intempéries de l'atmosphère ; les professions dans lesquelles les ouvriers manient fortement les corps durs, les substances très-chaudes ; celles, en un mot, qui laissent la peau exposée à tous les agents extérieurs, et dont l'exercice épaissit l'épiderme : par exemple, les professions de conducteur de trains de bois, de débardeur, de forgeron, etc.

Disons ici par anticipation qu'il faut se garder de mettre le tact trop à l'abri des impressions, car ce serait le moyen d'y développer une sensibilité exagérée qui souvent pourrait devenir funeste.

L'exercice du tact, en nous fournissant la connaissance de la température ou du calorique libre, soit de notre propre corps, soit des objets qui l'environnent, indique parfaitement le degré de chaleur qui convient au maintien de la santé. Les nerfs cutanés qui président au tact, sont, pour cet objet, un thermomètre bien plus sûr que les instruments de physique. Lors donc qu'il y a désaccord entre ceux-ci et la sensation tactile, c'est toujours à cette dernière que nous devons nous en rapporter; ainsi, au thermomètre, la pierre a la température du bois; le chanvre celle de la laine; nos caves, la même en été et en hiver; cependant, marchons sur un plancher dallé, couvrons-nous de tissus de chanvre, entrons en été dans une cave, et nous éprouverons une sensation de froid, que ne nous causera ni le parquet, ni la laine, ni l'air de la cave en hiver. (Ce phénomène a lieu, pour les deux premiers cas, parce que la pierre a plus de capacité pour le calorique que n'en a le bois, et que le chanvre en a plus que la laine; et, pour le second, parce qu'à notre insu, nous comparons la température de l'air extérieur à celle de la cave.) Cette sensation de froid dont ne nous a nullement averti le thermomètre, dans ces diverses circonstances, ne nous causera pas moins, si nous n'y obvions, tous les dangers qui auraient pu résulter de corps réellement froids au thermomètre. Pour prendre encore un autre exemple, qui se présente chaque jour à notre observation, le bain nous paraîtra plus chaud ou plus froid, quoiqu'à la même température, au thermomètre, selon que nous aurons passé une bonne ou une mauvaise nuit, que nous serons plus ou moins bien disposés, et nous verrons, en parlant des bains, combien il peut être préjudiciable d'en prescrire thermométriquement la température. La conséquence à tirer de ce qui précède, c'est que les sensations tactiles, relatives à la température,

chez l'enfant, l'adulte et le vieillard, doivent être écou-
tées et servir de règles d'hygiène, relativement à l'emploi des *vêtements*, des *bains*, à la disposition des *habitations*, etc. (*Voyez* ces mots.)

Lorsqu'il s'agira d'endurcir l'homme contre les vicissitudes naturelles de température, il faudra toujours
avoir présent à l'esprit, que ce n'est pas contre la douleur ou les sensations désagréables qu'on doit l'endurcir, mais seulement contre les causes qui produisent la
douleur ou les sensations désagréables. En entendant
bien ce principe que nous avons émis dans nos lois générales d'hygiène, on procèdera toujours avec gradation, et l'on devra s'arrêter aussitôt qu'une sensation
désagréable sera éprouvée; par ce moyen, on ira beaucoup plus loin qu'en bravant la douleur, car on ne le
fait jamais impunément.

Le nouveau-né sera tenu chaudement parce que toute
impression de froid frappe douloureusement une peau
à peine couverte d'épiderme, et qui sort d'un liquide
d'une température de 20 à 30 degrés. L'*instinct*,
les *expériences physiologiques*, la *statistique*, sont
ici d'accord pour prouver la nécessité de ce précepte.

Une des manifestations de *l'instinct de l'amour de la
progéniture* (voyez ce mot) chez les animaux placés immédiatement au-dessous de l'homme, porte les mères à
soustraire avec soin leurs nouveau-nés à l'action des
vicissitudes atmosphériques, et de plus la nature évite
en général de produire en hiver ceux qui souffriraient
le plus du froid.

Les expériences physiologiques de M. F. W. Edwards
(*Influence des agents physiques sur la vie*, in-8°; Paris,

1824) établissent : 1° Que la faculté productrice de la chaleur est à son *minimum* chez l'enfant nouveau-né (sa température prise sous l'aisselle est de 34°,75 terme moyen) et qu'elle s'accroît successivement jusqu'à l'âge adulte (la température de l'adulte est de 36°,12). Le besoin de la chaleur doit donc être plus considérable là où le foyer intérieur n'a pas la même activité. 2° Que les plus jeunes sujets sont ceux qui se refroidissent le plus facilement, et que c'est de cette disposition à se froidir, que dépend leur mortalité. C'est donc encore un motif pour les mettre à l'abri du froid.

Des expériences faites postérieurement (1829) par M. Flourens, sur des jeunes oiseaux de basse-cour, montrent combien le froid est nuisible à ces animaux.

Les recherches statistiques sur les rapports qui existent entre la mortalité des enfants dans le premier âge de la vie, et l'état thermométrique de l'atmosphère, établissent que la mortalité des nouveau-nés est en rapport avec le froid.

Il résulte en effet des recherches de MM. Villermé et Milne Edwards, sur la mortalité des nouveau-nés en France pendant 1818 et 1819 :

1°. Que les décès des enfants au-dessous de trois mois sont plus nombreux dans les départements situés au nord du 49° de latitude, que dans ceux qui se trouvent au sud du 45°. La mortalité est aux naissances dans les premiers, comme 1 est à 7,96 et dans les seconds comme 1 est à 10,72, pour l'année 1818; et pour l'année 1819, la mortalité par rapport aux naissances est dans le nord, comme 1 est à 9,12, et dans le midi, comme 1 est à 11,70.

2°. Que les plus nombreux décès arrivent pendant la saison la plus froide.

De ces premiers résultats **on peut** conclure que le froid accroît les chances de mort pendant le premier âge de la vie.

Nous supprimons ici, à dessein, ce qui, dans le travail cité, a rapport à la mortalité des nouveau-nés pendant les grandes chaleurs, mortalité qui, suivant les auteurs, se rapproche de celle qui a lieu pendant l'hiver, quoiqu'elle soit un peu moins marquée, et nous faisons cette suppression : 1° parce que les statistiques des pays voisins de la France, ne fournissent pas ce résultat ; 2° parce qu'on peut attribuer la mortalité pendant l'été à d'autres causes qu'à la chaleur : la mortalité en effet dans l'été, en France, même suivant MM. Villermé et Milne Edwards, n'est pas aussi considérable dans le midi que dans le nord.

D'autres recherches faites en Italie par l'astronome Toaldo, savant prêtre de Padoue, par le docteur Trévisan, de Castelfranco, et rapportées par MM. Villermé et Edwards, établissent encore la funeste influence du froid sur les enfants nouveau-nés [1].

M. Herrmann, par ses calculs statistiques sur la mortalité des enfants en Russie, calculs qui embrassent un intervalle de douze ans, met à même de conclure que l'effroyable mortalité des enfants (600 décès d'enfants sur 1,000 décès totaux) dans certaines éparchies plutôt que dans d'autres est due au froid. Si M. Herrmann n'arrive pas lui-même à cette conclusion, c'est parce que

[1] Voyez *Influence de la température sur la mortalité des enfants nouveau-nés* (*Annales d'hygiène*, t. II, p. 291 ; Paris, 1829).

de l'identité de latitude de certaines contrées avec d'autres ou avec la Suède, il conclut à tort l'identité de température, ce qui est loin d'avoir lieu, au moins d'après le travail de M. Alexandre de Humboldt, sur les lignes isothermes et la distribution de la chaleur à la surface du globe [1].

Suivant M. Quetelet, directeur de l'Observatoire à Bruxelles, dont les calculs reposent sur douze années d'observations dans les Pays-Bas, pour deux enfants qui meurent en janvier, on n'en perd qu'un seul au mois de juillet [2].

Suivant M. le docteur Lombard, qui base son mémoire sur des faits extraits des registres de l'état civil de Genève, et comprenant 17,623 décès répartis dans un intervalle de vingt-quatre ans, le maximum des décès pour le premier mois de la vie, correspond au mois le plus froid (janvier) et le minimum aux deux mois les plus chauds (juillet et août). D'après les tableaux de M. Lombard, les mois les plus froids augmentent tellement les décès, qu'ils en doublent le nombre et même au delà [3].

Les recherches de M. le docteur Patin, sur les naissances et décès dans la ville de Troyes, recherches embrassant une période de dix ans, sont les seules qui *paraissent* faire exception aux précédentes. « Dans la vieillesse seulement, dit ce médecin, on voit le nombre des décès s'accroître constamment en raison directe du peu d'élévation de température........ Pour l'enfance,

---

[1] Voyez *Mortalité des enfants en Russie*, par M. HERRMANN (*Annales d'hygiène*, t. IV, p. 317).

[2] *Annales d'hygiène*, t. VII, p. 564.

[3] *De l'Influence des saisons sur la mortalité à différents âges* (*Annales d'hygiène*, t. X, p. 93).

au contraire, c'est la saison chaude qui paraît avoir eu l'influence la plus défavorable; car les mois d'octobre, de septembre et d'août sont ceux où la mortalité a été la plus grande, et le mois de janvier ne tient plus que le quatrième rang. » (*Annales*, t. XIV, p. 445.) Mais nous devons dire que M. Patin, en opérant sur la totalité des décès de chaque mois, a trouvé les mois de janvier et de février, les plus chargés; et qu'en divisant les décès par âges, il a établi de trop larges périodes pour pouvoir apprécier la mortalité dans les premiers mois de la vie : en effet des trois tableaux dont M. Patin tire ses conclusions, la période qui a trait à notre objet, comprend réunies les dix premières années de la vie; or, on sait que ce n'est que dans les premiers mois que le froid exerce sa funeste influence, et qu'il est au contraire favorable après la seconde année; l'exception apportée par M. Patin n'est donc qu'apparente.

D'après tout ce qui précède, on voit combien il est utile de défendre soigneusement le nouveau-né contre le froid. Toaldo, touché de l'état dans lequel étaient les enfants qu'on lui présentait pour le baptême, conseille d'ondoyer les nouveau-nés dans la maison de leurs parents et de ne les porter à l'église qu'au bout de trente ou quarante jours. Suivant ce savant prêtre, ce transport à l'église serait la cause de la mortalité si grande des enfants chrétiens, qui forme dans la Marche trévisanne, plus des deux cinquièmes des décès totaux, comparée à celle des juifs qui, dans Padoue et Vérone, malgré l'opération douloureuse de la circoncision, forme à peine un cinquième des décès. Enfin les auteurs que nous avons cités s'élèvent avec raison contre ce transport soit à l'église, soit à la mairie, et M. Villermé, entre autres, voudrait voir une disposition législative qui prescrivît à l'officier de l'état civil de constater les naissances, au domicile même du nouveauné, comme le médecin constate les décès au domicile du mort.

Après les six premières semaines, on devra habituer peu à peu l'enfant à l'air; on fortifiera cette habitude à mesure que la faculté productrice de la chaleur se développera. Pour les enfants d'un an ou de deux ans, l'hiver n'est pas plus dangereux que les autres saisons; et c'est même, suivant M. Villermé, pendant cette partie de l'année que les décès de ces enfants sont le moins nombreux [1]. Ce précepte d'habituer peu à peu l'enfant à l'air, ne doit pas être négligé; car il viendra un temps où, moins assidûment surveillé, il pourra souvent rester exposé au froid. Alors on sent combien il est utile qu'il soit, pour ce temps, formé à braver impunément toutes les impressions atmosphériques; c'est le seul moyen de lui épargner tous les maux qui affligent, à l'occasion de la moindre négligence ou du moindre changement dans l'air, les enfants habituellement trop bien vêtus, trop bien garantis contre toute influence extérieure, élevés, comme l'on dit, *dans du coton.* L'enfant, endurci de bonne heure, n'aura pas à redouter les accidents qui surviennent à l'époque de la dentition, ou du moins sera plus en état de leur résister. Si cette époque arrive avant qu'on ait pris le soin d'endurcir l'enfant à l'air, il ne faut rien entreprendre jusqu'à ce qu'elle soit passée, et continuer de le garantir contre le froid.

[1] *Annales d'hygiène*, t. II, p. 305.

Après la première dentition, on habituera peu à peu l'enfant à rester tête nue; on le couvrira de vêtements qui seront graduellement rendus plus légers; on le tiendra toujours éloigné du feu; on le nettoiera avec de l'eau qui, d'abord tiède, sera, par gradation, rendue froide (voyez *Lotions*). Par ces pratiques, l'épiderme s'endurcira; les papilles nerveuses se feront à l'impression du froid. Mais, je le répète, il faut aller par gradation, et si l'enfant éprouve une impression assez désagréable pour lui faire pousser des cris violents, c'est une preuve qu'on aura été trop vite. Une fois ces habitudes acquises, elles doivent être continuées pendant toute la vie; elles sont le plus sûr garant de la santé: elles sont une espèce de fonds mis en réserve pour lutter avantageusement contre les maladies dont les causes n'auront pu être éloignées.

Ainsi arrivé à l'âge de la puberté, âge où les facultés productrices de la chaleur sont à leur plus haut degré, et pendant lequel l'été est plus à redouter que l'hiver, l'adolescent, pour ne pas perdre plus tard la précieuse faculté de résister aux impressions de froid et de chaud, ne devra jamais, dans les pays froids ou pendant les saisons froides, s'habituer à rester dans des appartements bien fermés et bien échauffés. Par la même raison, dans les pays chauds ou pendant l'été, il ne devra pas s'habituer à rester enfermé dans des appartements très-frais, et se soustraire constamment et entièrement à la chaleur.

Si l'homme a négligé de s'endurcir contre les vicissitudes atmosphériques, il ne lui reste plus d'autre moyen que de s'y soustraire. Il devra être sur ses gardes à l'époque du changement des saisons, user de grandes

précautions lorsqu'il s'agira de changer la nature de ses
vêtements, etc. Nous reviendrons sur ce sujet (voyez
Peau, vêtements, etc.)

Quant aux changements brusques qui sont produits
par des températures artificielles, on devra toujours
s'en garantir, d'abord parce qu'il n'y a pas de nécessité
à les supporter, ensuite parce qu'ils sont plus pernicieux que les vicissitudes naturelles.

La sensation du froid plus facilement éprouvée par
l'adulte qui a dépassé quarante ans, l'avertit de la diminution des forces productrices de la chaleur animale;
l'hiver recommence à lui faire sentir sa funeste action,
et, suivant M. Quetelet, les effets en sont si sensibles
sur la mortalité, qu'après l'âge de soixante-cinq ans, le
froid est aussi à craindre pour les vieillards que pour
les enfants nouveau-nés, et qu'il le devient même davantage après quatre-vingt-dix ans, puisqu'il meurt de
deux à trois de ces vieillards en hiver, pour un seul au
mois de juillet. (Ouvrage cité, p. 565.) On doit donc,
à mesure qu'on s'approche davantage de la vieillesse,
éviter avec plus de soin la sensation du froid; car, si
d'un côté l'on se refroidit moins facilement que dans
l'enfance, d'un autre côté, les dangers du refroidissement sont plus irrémédiables.

Le fluide électrique transmettant, selon toute apparence, ses effets à l'économie par le moyen des nerfs
cutanés, ou étant au moins un des agents naturels
extérieurs qui d'eux-mêmes peuvent frapper la peau,
peut être étudié dans cet article où la peau est considérée comme organe d'impression. Quelques courtes
considérations physiques sur ce fluide feront apprécier et la manière dont il agit, et les moyens pro-

posés pour se mettre à l'abri de ses dangereux effets.

Tous les corps, à des degrés variables, selon leur nature, sont pénétrés de fluide électrique. Le globe terrestre en est une source inépuisable ; c'est pour cela que toutes les fois qu'on le fait intervenir dans l'explication des phénomènes électriques, on l'appelle *réservoir commun*. Le fluide électrique est composé de deux éléments, désignés sous les noms de *fluide positif* et de *fluide négatif*. Ces deux éléments, combinés ensemble dans l'état ordinaire et dans des proportions égales, ne se manifestent par aucun phénomène sensible. L'électricité ne développe, d'une manière appréciable, ses propriétés, que lorsqu'un des deux éléments est en excès, ou que lorsqu'ils ont été séparés. La chaleur et le frottement sont les moyens le plus généralement employés pour rendre les corps électriques. Mis à l'état de liberté, les éléments électriques de même nature se repoussent, et ceux de nature opposée s'attirent. Un corps électrisé mis en contact avec un corps conducteur, lui communique une partie de son électricité. Les métaux, beaucoup de substances animales, tous les liquides, excepté l'huile, sont *bons conducteurs* de l'électricité ; le verre, les résines, la soie, l'air sec, sont *mauvais conducteurs* de ce fluide. Les corps dans lesquels se trouve développée l'électricité, sont dits *isolés* quand ils n'ont aucune communication directe avec un corps conducteur.

Quand l'équilibre est parfait entre le fluide électrique du globe et celui de l'atmosphère, l'on n'aperçoit aucun phénomène électrique ; cependant l'électricité n'en a pas moins sur l'homme, comme sur les végétaux, une action quelconque. Cette action ne doit pas nous occuper ici ; elle n'excite aucune sensation.

Quand il existe une différence entre les proportions de l'électricité du globe et celle des nuages, une action électrique se manifeste par des signes plus ou moins sensibles, et qui font sur l'homme une impression plus ou moins forte, à moins pourtant que l'air ne soit très-sec et très-isolant, et les nuages placés à une très-grande distance du globe. Dans ce cas la communication est interceptée, et, malgré ce défaut d'équilibre, il ne se manifeste aucun phénomène électrique. Si ce cas n'a pas lieu, l'équilibre se rétablit ; il se rétablit sans secousse, si l'air acquiert des propriétés conductrices dans une grande étendue, comme lorsqu'il survient un brouillard épais, une forte rosée ; mais si l'air reste sec, et que des nuages, abondamment chargés d'électricité, avoisinent le globe, le fluide électrique n'est plus silencieusement conduit vers la terre, et l'équilibre ne se rétablit que par de violentes explosions avec production de lumière, qui donnent lieu à ce qu'on appelle *tonnerre*, *éclairs*. Quand l'orage consiste en des roulements sans éclat, la scène se passe entre les nuées dont les plus surchargées d'électricité se déchargent sur celles qui en sont le moins chargées. Quand la décharge électrique se fait de la nuée à la terre, on dit vulgairement que le *tonnerre tombe*; et quand, dans cette prétendue chute, on aperçoit l'étincelle électrique passée à travers l'atmosphère, on dit que la *foudre sillonne l'air*.

On conçoit maintenant que l'homme, placé au milieu de ces influences, doive en recevoir un effet quelconque. C'est aussi ce qui a lieu des deux manières suivantes :

Si les nuées chargées d'électricité restent quelque temps sans s'en décharger sur le globe, soit parce qu'elles ne contiennent pas encore assez de fluide pour que l'explosion ait lieu, soit parce qu'elles se bornent à s'équilibrer entre elles, les personnes nerveuses éprouvent un accablement singulier, qui leur fait prévoir l'orage avant qu'il ne se soit annoncé par aucun signe. Cet accablement ne ressemble pas à celui qui serait produit par une forte chaleur; il est accompagné d'une agitation intérieure, d'un malaise particulier, de tremblements dans les membres; d'un sentiment d'oppression, d'une anxiété pénible. D'autres personnes éprouvent des troubles dans la digestion, et surtout des borborygmes, quelquefois la diarrhée et même des vomissements. D'autres ressentent des douleurs vagues dans les articulations, sur les cicatrices d'anciennes blessures, aux moignons des membres amputés et aux cors aux pieds, lorsque ces durcissements de la peau sont anciens. Ces effets disparaissent quand l'équilibre commence à se rétablir, et, après les premières détonations, ils font place au calme. La frayeur peut en augmenter l'intensité, peut donner lieu à quelques-uns d'entre eux ; mais certainement la majeure partie ne sont pas dus à cette cause, et surviennent avant qu'on n'ait encore aucune espèce de pressentiment de l'orage, surviennent chez des hommes qui sont au-dessus de la crainte du tonnerre, surviennent chez les animaux, chez les fous. M. Nick, dans son mémoire sur les conditions qui font changer la fréquence du pouls, dit avoir observé qu'il prend un peu de fréquence à

l'approche des orages; que cette fréquence persiste
pendant la durée du météore et qu'elle cesse avec
lui [1]. Nous n'avons pas vérifié cette assertion, mais nous
croyons que si elle est vraie, elle pourrait bien ne l'être
que d'une manière relative, ainsi que presque toutes
celles contenues dans le mémoire de M. Nick, que nous
aurons encore occasion de citer en parlant des *exercices
de corps*, des *aliments*, etc. Sans vouloir préciser maintenant à quelle influence doivent être attribués les effets précités, nous remarquerons qu'au moyen de l'élec-
tromètre de Cavallo, on peut prouver que la sphère
de l'électricité atmosphérique s'étend des nuages jusqu'aux fenêtres de nos appartements; ce point de
science est mis hors de doute par des observations
qui remontent à l'antiquité, et par le fait suivant
qui se trouve dans l'ouvrage de M. Becquerel : Le
8 mai 1831, à Alger, après le coucher du soleil, toute
l'atmosphère étant en feu, et annonçant un orage violent, des officiers qui se promenaient sur une terrasse
furent très-étonnés de sentir leurs cheveux se dresser
et de voir une petite aigrette de lumière blanche à chacun de ceux de leurs camarades. En élevant leurs mains
il se formait également des aigrettes au bout de leurs
doigts. Toutes les personnes qui furent exposées ainsi à
l'action de l'électricité atmosphérique, éprouvèrent des
contractions nerveuses dans les membres et une lassitude générale, principalement dans les jambes. Il faut
attribuer cette grande quantité d'électricité dans l'atmosphère au peu d'eau hygrométrique qui s'y trouvait,
car l'air par lui-même étant un très-mauvais conduc-

---

[1] *Archives générales de médecine*, p. 115; mai 1831.

teur, conserve l'électricité que diverses causes lui ont fait acquérir, si l'eau ne la lui enlève pas pour la transmettre à la terre.

On s'endurcira d'abord contre les effets de l'électricité atmosphérique, par les moyens généraux qui détruisent la susceptibilité nerveuse, tels que les exercices musculaires, le sommeil, l'absence des stimulants fonctionnels du cerveau, les bains frais, l'habitation à la campagne, etc. On préviendra les effets qui dépendent de la peur, par une éducation morale appropriée (voyez *Éducation du courage*, deuxième section). Ensuite on diminuera, au moment même de l'orage, l'intensité du malaise éprouvé, en s'abstenant de se charger l'estomac de trop d'aliments, et d'aliments de propriétés opposées, en aidant la digestion par une conversation agréable, une promenade dans un appartement très-frais, etc.

Venons maintenant à l'autre effet du fluide électrique, sa rentrée subite du nuage dans le sol. Si l'homme fait partie des conducteurs qui établissent la communication entre le nuage et le globe au moment ou s'opère le brusque rétablissement de l'équilibre entre ce nuage et le globe, il reçoit la foudroyante décharge. La commotion peut être assez violente pour lui donner instantanément la mort; il peut aussi être foudroyé sans être tué, car son corps étant un médiocre conducteur, la matière électrique peut glisser sur lui sans y entrer en totalité, surtout quand sa surface n'est pas humide. La commotion peut être bornée à un ébranlement général très-fort, qui laisse quelquefois des traces plus ou moins durables; d'autres fois la foudre produit des escarres, des brûlures. Rien au reste n'est plus varié

et en même temps plus extraordinaire que les accidents produits par la foudre; pour se rendre compte
de beaucoup d'entre eux, il faut connaître les circonstances au milieu desquelles se trouvaient les individus frappés, et notamment la matière de leurs vêtements.

Pour prévenir les dangers qui résultent des décharges
électriques, il faut user de quelques précautions. La
première et la plus sûre de toutes, est de faire mettre
un paratonnerre sur la maison que l'on habite, et de
s'y tenir enfermé pendant l'orage (voyez *Paratonnerre*,
article *Habitation*).

A défaut de paratonnerres, les caves voûtées seront,
pour les personnes craintives, le plus sûr refuge de la
maison. La pierre est un trop mauvais conducteur du
fluide pour qu'il puisse la traverser. Il n'arriverait donc
aux caves que par l'escalier, circonstance bien rare,
à moins qu'une rampe de fer ou de bois ne conduisît à
ces lieux.

D'autres précautions un peu plus raisonnables que cette
dernière, résultent des principes généraux précédemment émis sur le fluide électrique. Ainsi, il faut fuir,
pendant les orages, les maisons et les lieux très-élevés
et terminés en pointes; se garder de chercher dans les
églises ou sous les arbres, quand même ceux-ci seraient
résineux, un abri contre l'orage : « Quand la foudre
tombe sur un bâtiment habité, dit M. Becquerel, c'est
toujours de préférence sur les tuyaux de cheminée, tant
à cause de leur élévation que parce qu'ils sont tapissés
intérieurement de suie qui conduit mieux l'électricité
que les briques et les pierres. Elle suit ordinairement
les ferrures qui se trouvent sur son passage. On doit

donc éviter de se placer, dans des temps d'orage, près des cheminées et des fenêtres[1]. »

Si ce que nous venons de dire ne suffit pas pour faire sentir combien était dangereuse la coutume de faire sonner les cloches des tours pour conjurer les orages, et d'exposer un malheureux aux effets réunis de l'action attractive des pointes et de l'action conductrice des cordes humides, nous ajouterons que, pendant la nuit du 14 au 15 avril 1718, le tonnerre tomba, en Basse-Bretagne, dans l'espace qui sépare Landernau de Saint-Paul-de-Léon, sur vingt-quatre clochers, et de préférence sur ceux dans lesquels on sonnait pour l'écarter; que le 11 juillet 1819, tandis qu'on sonnait dans le village de Château-Vieux, à l'occasion d'une cérémonie funèbre, la foudre fondit sur l'église, tua neuf personnes sur la place et en blessa quatre-vingt-deux; enfin que, dans l'espace de trente-trois ans, la foudre a frappé trois cents quatre-vingt-six clochers, et tué cent trois sonneurs. Ce résultat devrait bien faire ouvrir les yeux de l'autorité sur un préjugé encore maintenu, dit-on, dans certaines campagnes.

On doit s'interdire le plaisir du cerf-volant pendant les orages, surtout lorsque quelques gouttes de pluie ont déjà rendu l'air et la corde du cerf-volant meilleurs conducteurs de l'électricité.

On a évalué, par un calcul fondé sur la différence de vitesse avec laquelle se meuvent la lumière et le son, que le nuage est à cent soixante-trois toises de distance quand on peut compter une seconde ou un battement de pouls entre l'éclair et le bruit; à trois cents qua-

---

[1] *Traité de l'électricité et du magnétisme.*

rante-six toises, si l'on en peut compter deux, et ainsi de suite. Si l'appréciation, faite par ce moyen, de la distance du corps électrique n'est d'aucune utilité pour parer les accidents, elle peut du moins servir à rassurer les personnes craintives, en leur prouvant que lorsqu'elles ont vu l'éclair, elles ne doivent plus redouter l'explosion qui l'a causé.

L'homme peut encore être frappé par d'autres décharges électriques que par celles des nuages. Le gymnote, espèce d'anguille, se défend, lorsqu'on le pêche, par la décharge de sa batterie électrique, et cette décharge est assez forte, sinon pour tuer un cheval, au moins pour l'étourdir et le faire noyer. Dans la séance de l'Académie des sciences du 27 mars 1837, M. Savary, en rendant compte d'un travail de M. Masson, de Caen, rappelle qu'il est arrivé qu'une personne tenant le gymnote électrique dans la main, et recevant coup sur coup ses décharges, n'a pas pu lâcher l'animal, tant la contraction des muscles de l'avant-bras était violente.

Le moyen d'éviter les décharges électriques du gymnote, lorsqu'il est harponné, serait de le soulever dans l'air avec une corde bien sèche.

La torpille, autre anguille électrique, ne cause de commotions que lorsqu'elle est soulevée au-dessus de la surface de l'eau.

Une jeune femme de Douai vient d'accoucher, dit le journal *Libéral du Nord*, d'un enfant mâle, robuste, qui a donné à l'accoucheur une commotion électrique. Cet enfant, placé aussitôt après sa naissance dans un berceau d'osier supporté par un isoloir à pieds de verre, a donné des signes non équivoques d'électricité. Il a conservé, pendant vingt-quatre heures, cette propriété remarquable, à tel point que le médecin a pu charger une bouteille de Leyde, tirer des étincelles, et faire une foule d'autres expériences physiques.

CHAPITRE II.

Du goût.

Le goût a longtemps été regardé comme ayant pour organe la membrane qui revêt la surface supérieure de la langue et celle des parties avoisinantes, telles que : lèvres, joues, voile du palais, partie supérieure du pharynx, etc.; cependant on trouve, dans les Mémoires de l'Académie, l'histoire d'une fille, née sans langue, qui ne laissait pas de percevoir les saveurs; de plus, un chirurgien de Saumur a vu un garçon de huit à neuf ans qui avait totalement perdu la langue par la gangrène, à la suite d'une petite vérole, et qui cependant distinguait fort bien toutes sortes de saveurs; enfin, au commencement de 1830, MM. Guyot et Admirauld semblent avoir prouvé, par des expériences fort ingénieusement combinées, 1° « que les lèvres, la partie interne des joues, la voûte palatine, le pharynx, les piliers du voile du palais, la face dorsale et la face inférieure de la langue, sont tout à fait étrangers à la perception des saveurs; 2° que l'exercice du sens du goût n'a lieu que dans la partie postérieure et profonde de la langue, au delà d'une ligne courbe à concavité antérieure, passant par le trou borgne, et joignant les deux bords de l'organe en avant des piliers; sur les bords de la langue dans toute leur épaisseur, et sur une surface d'environ deux lignes qui les prolonge et les unit à la face dorsale; sur

4.

la pointe avec un prolongement de quatre à cinq lignes
sur la face dorsale, et de une à deux sur la face inférieure; enfin sur une petite surface du voile du palais
située à peu près au centre de sa surface antérieure. »

La surface gustative a pour excitant propre les corps
sapides.

Leur contact sur la membrane saine, enduite de
mucosité et lubrifiée par la salive, produit l'impression
qui fait naître dans le cerveau la sensation du goût.
L'usage de ce sens est donc de faire apprécier au cerveau la composition intime des corps, ou plutôt de lui
faire préjuger l'espèce d'affinité dont ils peuvent être
l'objet pour l'économie, de faire appéter ceux qui conviennent à l'estomac, de faire repousser ceux qui ne
conviennent pas à cet organe.

Les corps portés sur l'organe du goût sont, ou *insi-
pides*, c'est-à-dire ne faisant pas, ou plutôt faisant peu
d'impression sur l'organe du goût, ou *sapides* à divers
degrés, c'est-à-dire produisant une impression particulière plus ou moins forte sur l'organe, et différente, suivant la nature de la saveur : celle-ci est dite *âcre*, *aciæ*,
amère, *acerbe*, *douce*, etc., ou tout simplement *agréabæ*
ou *désagréable*.

En général, les corps peu sapides excitent peu la
membrane gustative, ménagent le sens du goût, et produisent une action douce sur l'estomac. Ils sont ordinairement peu réparateurs; ils conviennent à l'enfance,
à la jeunesse, aux tempéraments ardents, dans les climats tempérés, dans les saisons chaudes.

Les corps sapides et savoureux excitent fortement le
goût, excitent de la même manière les organes digestifs
et souvent les systèmes circulatoire et nerveux; ils con-

viennent au tempérament lymphatique, à la vieillesse,
aux habitants des pays froids. (Voyez *Appareil digestif*, t. II.) Ces derniers corps rendent impropre à la
perception de saveurs plus faibles; on ne saurait donc
en user avec trop de ménagement.

Quant à la nature des saveurs, on peut dire avec
M. Magendie, que quelques corps sapides paraissent
avoir une certaine action chimique sur l'épiderme de la
membrane gustative. Le vinaigre, par exemple, rend
cet épiderme blanc.

La nature nous indique elle-même dans quels instants et sur quels objets nous devons exercer le sens du
goût, puisque le plaisir suit cet exercice pratiqué dans
les circonstances convenables, tandis que, pris mal à
propos, celui-ci n'est accompagné que de répugnance.
Pour perfectionner, pour éduquer le goût, l'exercice
est nécessaire, est indispensable; mais s'il ne peut et ne
doit point avoir lieu lorsqu'on est gorgé d'aliments, il
faut avouer aussi qu'il ne se pratique pas avec assez
d'attention quand la faim se fait sentir. Si, dans le
premier cas, tout ce que nous voulons goûter nous répugne; dans le second, le plaisir est trop vif : le désir impérieux de satisfaire un besoin pressant, fait hâter l'opération gustative; et, d'ailleurs, la jouissance que nous
trouvons dans la satisfaction de la faim ou de la soif, peut
effacer, annuler le plaisir que le goût nous procure. Il faut
donc, pour l'exercice de ce sens, arrêter toute son attention sur chaque sensation qu'il nous fournit, et n'en être
distrait par rien. C'est au moins le moyen qu'emploient
ces gourmets qui reconnaissent non-seulement le goût
propre aux vins d'une province, mais encore distinguent
la saveur particulière qui caractérise la production d'un

coteau, d'une récolte, analysent, par la perfection de
ce sens, la saveur propre à quelques parties de vin
méridional noyées dans une grande quantité de vin de
Bourgogne.

Le sens dont nous traitons est particulièrement mis
en jeu dans les professions de dégustateurs de vins et
d'eaux-de-vie, de cuisiniers, etc.

Après l'exercice de l'organe du goût, les précautions
qu'il faut prendre pour maintenir ce sens dans l'état le
plus propre à ses fonctions, sont l'abstinence de tout
ce qui peut altérer l'organe, enflammer ou épaissir les
surfaces gustatives, comme les aliments trop chauds,
les acides, les alcooliques, les aromates, les épices, les
aliments âcres.

Les répugnances du goût doivent être respectées; il
est le gourmet et l'échanson de l'estomac, et généralement celui-ci digère mal ce qui répugne à l'autre. Mais
ce n'est pas seulement dans l'intérêt de l'estomac qu'on
doit écouter les salutaires indications du goût, c'est
dans l'intérêt de tout l'organisme. L'enfant dont le goût
repousse toutes les saveurs un peu fortes, digère parfaitement les aliments les plus doux qui lui sont aussi
les plus utiles. L'adulte, livré aux exercices de corps,
éprouve du goût pour les substances plus sapides qui
lui sont effectivement plus nécessaires; le vieillard désire des saveurs plus fortes, et le goût est en harmonie
avec le défaut d'excitabilité de ses organes, qui veulent
être stimulés. Le goût indique encore les saveurs qui
conviennent dans chaque climat, dans chaque saison,
à chaque tempérament; c'est ainsi que le goût se prononce en faveur des fruits acidulés, des boissons froides,
pendant les chaleurs, et chez les tempéraments bilieux;

en faveur des substances acerbes et âcres, pendant l'hiver, dans les climats froids et chez les tempéraments lymphatiques.

Si le goût est blasé par l'abus des saveurs fortes, le moyen de le ramener à sa délicatesse primitive est de faire un usage prolongé des saveurs douces, et surtout de l'eau pure pour boisson ordinaire.

Si le goût est tout à fait perverti, si toutes les saveurs alimentaires nous répugnent, la nature elle-même nous indique l'abstinence. Méconnaître cet avis et chercher à réveiller le goût, serait aggraver le mauvais état de ce sens, et plus encore celui des organes dont il est en quelque sorte l'active sentinelle.

Si, bien conservé, le goût est destiné à faire prévoir l'effet que doivent exercer sur l'estomac les substances qu'on se dispose à y faire entrer; si, une fois usé, le goût ne peut plus remplir cet office, on ne saurait prendre trop de soin pour conserver la pureté de ce sens chez les enfants; on ne saurait trop blâmer la sotte habitude qu'ont quelques personnes, de leur donner des liqueurs fortes, des aliments épicés, et de se faire un jeu de leur voir braver les saveurs les plus désagréables.

CHAPITRE III.

De l'odorat.

L'odorat a pour organe la membrane olfactive ou pituitaire, qui revêt les fosses nasales. Cette membrane a pour excitant propre les molécules des corps odorants appelés *odeurs*. Ces molécules, portées par l'air dans le mouvement d'inspiration, vont impressionner la membrane et sont la cause de la sensation. Les

molécules odorantes peuvent être en suspension dans
un liquide, et déposées immédiatement sur la membrane olfactive sans le secours de l'air. L'exercice du
sens de l'odorat est soumis à l'empire de la volonté, car
les fosses nasales sont abritées antérieurement par le
nez, espèce de chapiteau destiné à recueillir les odeurs.
Ce chapiteau, fixe dans sa partie supérieure ou racine,
est, dans sa partie inférieure, mobile et pourvu de petits muscles propres à ouvrir ou à resserrer le passage
destiné à l'entrée des odeurs. On peut croire que la
nature a placé l'odorat sur la route de la respiration,
pour que ce sens juge des qualités de l'air qui va être
introduit dans les poumons, comme elle a placé le goût
sur la route que parcourent les aliments, afin que,
sentinelle vigilante, il ne laisse passer que ceux qui
sont convenables à l'économie. Dans l'état naturel, en
effet, les substances qui répugnent à l'odorat et au
goût ne conviennent guère aux poumons et à l'estomac.
Sans l'odorat, l'homme exposé à des émanations délé-
tères, serait frappé par la mort avant de savoir par quel
chemin elle est arrivée jusqu'à lui.

Ce sens rend aux organes de la respiration et à l'ensemble de l'organisme un service marqué et de tous les
moments, dans certaines professions, notamment dans
celle des *égoutiers*, qui semblent avertis des dangers
qu'ils courent (défaillances, ophthalmies, asphixies, etc.),
tantôt par une odeur fade, tantôt par l'horrible et re-
poussante odeur d'hydrogène sulfuré, d'autres fois par
une odeur putride analogue à celle des pièces anatomiques macérées; d'autres fois enfin, par des odeurs spéciales, mais toujours repoussantes, appartenant aux divers produits altérés qui peuvent être apportés à l'égout.

L'odorat ne se borne pas à apprécier les qualités de l'air qui doivent servir à la respiration, il prête encore son aide au goût pour l'appréciation des aliments, et ajoute encore aux jouissances de celui-ci.

Les effets de l'exercice bien dirigé de l'odorat sont le perfectionnement de ce sens. Les chiens de même race ont l'odorat plus ou moins fin, selon qu'on les laisse plus ou moins de temps sans les faire chasser. Des nègres sont, dit-on, parvenus, par l'exercice de ce sens, à distinguer leurs semblables des hommes blancs. L'aveugle dont parle Chéselden, s'apercevait si sa fille s'était livrée aux plaisirs de l'amour, et les sauvages de l'Amérique sentaient, dit-on, les Espagnols à la piste, comme auraient pu le faire les chiens doués du nez le plus sûr.

Les odeurs fortes émoussent l'odorat ; elles peuvent enflammer la membrane pituitaire. Un trop long exercice épuise également ce sens ; mais il recouvre sa finesse par le repos.

Le tabac émousse l'odorat en épuisant l'excitabilité de la membrane pituitaire et en recouvrant cette membrane d'une crasse épaisse ; cependant il ne blase pas l'odorat comme le font les odeurs fortes, sans doute parce que cet excitant agit plutôt sur le système vasculaire de la membrane que sur son système nerveux (voyez *Sécrétion nasale*).

L'exercice du sens de l'odorat porte aussi ses effets sur le reste de l'économie, principalement sur l'encéphale, et de là sur le cœur, l'estomac, les muscles, etc. Le flair de certaines odeurs réveille la vie près de s'éteindre, arrête ou produit des mouvements nerveux désordonnés. Le premier de ces deux effets est causé par les odeurs fortes et pénétrantes ; le second est dû aux émanations de pétales et étamines qui portent une odeur fade et nauséeuse, telles que les lis, les narcisses, les tubéreuses, le safran et la plupart des liliacées ; beaucoup d'autres fleurs, telles que la rose, l'œillet, le chèvrefeuille, la violette, le jasmin et le sureau, sont dans le même cas. L'olfaction de plusieurs végétaux, comme la jusquiame, le stramonium, le pavot, le noyer, cause, dit-on, une espèce de sommeil et souvent de la céphalalgie; l'olfaction de la bétoine, l'ivresse; les plantes de la classe des labiées ne causent, au contraire, aucun effet malfaisant. L'expérience apprend assez à fuir les odeurs nuisibles.

Il est des cas où les émanations odorantes agissent pendant le repos de l'odorat, et n'en causent pas moins de graves accidents. Ces cas seront examinés à l'article *Appareil respiratoire* (t. II).

Les cas dans lesquels l'absorption des émanations est évidente, comme celui des matières purgatives répandues dans un appartement et occasionnant des effets purgatifs aux personnes qui s'y trouvent, ne doivent pas davantage être mentionnés ici.

L'exercice du sens de l'odorat influence encore, chez l'homme et chez les animaux, le penchant à l'union des sexes. Il n'est personne qui n'ait éprouvé combien certains parfums répandus sur la chevelure ou les vêtements d'une femme, augmentent le penchant aux plaisirs de l'amour, et quels puissants moyens ils deviennent pour réveiller des désirs éteints et leur rendre leur vivacité première. L'odorat ne sert pas autrement à l'homme dans l'acte amoureux. Il existe, au contraire, chez beaucoup d'animaux, entre l'odorat et les organes gé-

nitaux, la même corrélation qui existe chez l'homme
entre ces organes et le toucher. Chez eux, ce dernier
sens est remplacé par l'odorat qui agit avec la vue.

C'est sur les parfums de la nature et aux premiers
rayons du soleil que l'odorat doit être exercé. Est-il
utile de dire que, pour pratiquer cet exercice avec
fruit, il faut inspirer fortement, afin que les molécules
odorantes soient portées à la partie la plus supérieure
du nez, où est situé le nerf olfactif; faire plusieurs
inspirations successives, retenir son expiration, pour
que l'air ne remporte pas avec lui les molécules odorantes? l'expérience nous enseigne tout cela.

Ce que nous avons dit précédemment prouve assez
que l'abus des substances odorantes est très-contraire
aux personnes nerveuses, et qu'on ne saurait trop interdire aux femmes enceintes l'usage des fleurs odorantes
dont, avant leur grossesse, elles n'ont pas constaté
l'innocuité.

L'odorat est spécialement intéressé chez les droguistes
et les parfumeurs; ils sont sujets aux céphalées, quand
ils commencent à exercer leur profession; mais bientôt
l'habitude a blasé leur pituitaire, et l'affaiblissement du
sens finit par annuler l'effet qu'ils éprouvaient des parfums les plus pénétrants.

Les moyens de préserver l'odorat et en même temps les
organes respiratoires, consistent dans des masques confectionnés avec des éponges, ou dans d'autres appareils
particuliers qui seront décrits quand il sera question
de l'hygiène de l'appareil de la respiration. Le seul moyen
qui puisse être indiqué ici est l'aérage des magasins,
l'établissement d'un courant d'air.

CHAPITRE IV.

De l'ouïe.

L'ouïe a pour organe l'oreille ; celle-ci a pour excitant fonctionnel, dans l'état le plus ordinaire, les ondes sonores, c'est-à-dire les vibrations ondulatoires de l'air agité par le mouvement total ou partiel d'un corps. C'est de l'impression que font sur le nerf acoustique, ces couches d'air ébranlées, que naît la sensation du son. C'est ainsi que les choses se passent le plus souvent ; mais le mouvement vibratoire, d'où résulte la sensation du son, peut être apporté à l'oreille par tout autre corps élastique que l'air. L'exercice de l'ouïe est ou *involontaire*, lorsque les vibrations sonores frappent l'oreille sans la participation de la volonté, et qu'on *entend* sans *écouter* ; ou *volontaire*, lorsqu'on cherche à les recueillir et qu'on *écoute*. Tout le monde sait que pour pratiquer l'exercice de l'ouïe, ou l'auscultation, on contracte les muscles extrinsèques et intrinsèques du pavillon de l'oreille, pour le porter un peu au-devant des rayons sonores et augmenter le diamètre du conduit auditif.

L'exercice répété de l'ouïe fait acquérir à ce sens un prodigieux développement, une délicatesse étonnante. La physiologie est remplie d'observations de sauvages qui entendent à d'immenses distances, d'aveugles qui étonnent par la délicatesse de ce sens.

L'ouïe peut être impressionnée par divers sons doués d'une intensité différente.

1°. *Effets des sons intenses, des sons perçus dans une température sèche et froide.*

L'exercice de l'ouïe sur des sons trop intenses agit
comme l'exercice du goût sur des corps d'une sapidité
trop marquée ; il émousse la sensibilité de l'ouïe et cause
la surdité. Beaucoup de canonniers et de chaudronniers
nous offrent la preuve de cette proposition.

Si l'appareil auditif est heurté tout à coup par un son
trop intense, auquel il n'a pas été graduellement habitué, il s'y développe une phlegmasie ou s'y manifeste une
hémorragie. Dans ce cas, il y a surdité pendant un
temps plus ou moins long. Souvent, par la même cause,
la membrane du tympan se rompt, soit au centre, soit
sur ses bords. Lorsque cet accident a lieu, c'est ordinairement à la suite de la décharge d'une grosse pièce
d'artillerie, de l'explosion d'un magasin à poudre, d'un
coup de tonnerre très-fort. C'est cette rupture de la
membrane du tympan qui donne à beaucoup de canonniers la singulière faculté de faire sortir par l'oreille la
fumée de leur pipe. Quand cette rupture n'est pas trop
considérable, elle se cicatrise très-facilement : elle est
loin d'être toujours suivie de surdité; mais elle est souvent accompagnée et suivie d'accidents cérébraux plus
ou moins intenses. Elle expose l'oreille (ainsi que l'a
remarqué M. Itard, dans son traité des maladies de cet
organe) à l'otalgie, à l'inflammation de la caisse, à la
disjonction des osselets, à l'introduction des insectes
qui se logent dans le conduit; enfin, à l'affaiblissement
progressif de l'audition par l'action de l'air extérieur
sur les parties profondes de l'organe.

Un son trop intense peut encore opérer la désorganisation du nerf acoustique; dans ce cas, il y a surdité irrémédiable. Si le nerf est lésé à un degré plus faible, il en peut résulter une perception confuse de sons disparates.

MM. Itard et Deleau m'ont dit avoir observé, depuis l'invention des fusils à piston, beaucoup de cas de surdité et de bourdonnements produits dans l'oreille droite par l'explosion de la capsule. M. Itard m'a dit, en outre, avoir remarqué que ces accidents avaient surtout lieu quand la capsule était déchirée sans que l'explosion du canon eût eu lieu, sans que le coup eût parti. Si ces observations sont exactes, les chasseurs qui se servent de fusils à piston doivent prendre la précaution de porter du coton dans leurs oreilles.

Comme la transmission du son est plus complète et plus rapide lorsque la température est basse et l'air dense que dans les circonstances opposées, une explosion à laquelle on était habitué, peut, par l'effet de cet état de l'atmosphère, causer des accidents qui, sans lui, n'auraient pas eu lieu. Les personnes qui chassent peuvent remarquer que, par un temps de gelée, la détonation du fusil frappe plus vivement l'oreille que lorsque l'atmosphère est chaude ou qu'il existe du brouillard.

2°. *Effets des sons faibles, du silence, etc., etc.*

L'exercice de l'ouïe sur des sons faibles rend ce sens susceptible des moindres impressions, lui fait acquérir de la finesse.

Le *silence*, qui n'est que la soustraction de l'excitant

fonctionnel de l'ouïe, donne à ce sens le repos nécessaire pour réparer son excitabilité. S'il est trop prolongé,
il rend l'ouïe impropre à résister au choc d'un son un
peu intense.

Le silence, de même que l'absence de tout excitant
des organes de relation, est favorable au sommeil.

Le silence est encore favorable à la méditation; car
si le cerveau, pour se reposer, a besoin d'être soustrait
aux distractions que lui apportent les sens, il n'a pas
moins besoin d'être à l'abri de ces mêmes distractions,
lorsqu'il n'agit que sur des réminiscences, sur des impressions antérieurement perçues.

On peut conclure de ce que nous venons de dire
que l'exercice naturel de l'ouïe est celui qui n'expose ce
sens ni aux sons trop intenses, ni aux sons trop faibles.
L'homme doit donc s'habituer à un bruit modéré; sans
cela il se trouvera, dans mille circonstances, exposé à
ne pouvoir goûter le sommeil, ou forcé d'interrompre
à tout instant ses travaux intellectuels. J'ai connu une
dame qui, bien qu'habitant une maison religieuse située
au fond d'un impasse, faubourg Saint-Marceau, cou-
chait, pour éviter le moindre bruit, dans un pavillon
isolé, au milieu d'un vaste jardin, et ne pouvait dormir
quand, par malheur, son foyer, imparfaitement éteint,
faisait entendre le moindre craquement.

Le *son comparé* ou la *musique* est un moyen agréable
d'exercer l'oreille, comme il en est souvent un d'exercer
le larynx; mais, comme la musique est le produit d'un
organe particulier qui n'est pas l'oreille, nous renvoyons
à un autre chapitre, ce que nous avons à dire sur cet
objet.

3°. *Exaltation, perversion de l'ouïe; moyens de remédier à ces états.*

L'exaltation de l'ouïe, connue sous le nom d'*hyper-cousie*, n'est, la plupart du temps, que l'effet d'une affection cérébrale. Si l'hypercousie est idiopathique, les moyens hygiéniques qu'elle réclame sont, d'abord, le repos de l'ouïe obtenu par le tamponnement de l'oreille, ensuite l'exercice de ce sens sur des sons faibles rendus plus forts par gradation.

On peut dire la même chose de la *paracousie*, dépravation de l'ouïe caractérisée, ou par des bourdonnements d'oreille ou autres bruits qui n'existent que relativement à l'individu, ou par la perception discordante sur les deux oreilles, de sons réels et d'une intensité égale. Le premier cas est le symptôme d'une congestion sanguine locale, d'une artère anévrismatique, de la pléthore, etc. Ce sont ces états qu'on doit combattre. Le second cas vient de ce que l'une des deux oreilles se déprave, tandis que l'autre reste saine. Il suffit alors de boucher l'oreille malade pour obtenir une perception juste. Ces deux états, au reste, appartiennent à la thérapeutique.

4°. *Faiblesse de l'ouïe; moyens d'y remédier.*

Quand la thérapeutique est devenue impuissante pour remédier à la faiblesse de l'ouïe, l'hygiène possède encore certains moyens de faciliter l'exercice de ce sens.

Pour la faiblesse de l'ouïe, *non congéniale*, ces moyens, véritable prothèse hygiénique, sont les instruments acoustiques.

Pour la faiblesse de l'ouïe *congéniale* ou *survenue dès le bas âge*, ce sont, suivant le degré de l'infirmité, ou l'éducation directe de l'ouïe, ou le langage des signes.

A. *Faiblesse de l'ouïe non congéniale, dysécée, surdité incomplète.* — Ses inconvénients sont assez connus, je ne m'y arrêterai pas; j'arrive de suite aux circonstances dans lesquelles on peut recourir aux instruments acoustiques et à l'examen de ces instruments.

Suivant M. Itard, les instruments les plus parfaits d'acoustique n'apporteraient que de bien faibles secours à l'exercice difficile de l'ouïe, lorsqu'en même temps qu'il y a affaiblissement de la perception pour les sons forts et tranchés de la voix, tels que *ra, cha, fa*, il y a abolition de la perception en ce qui concerne les demitons de notre gamme alphabétique, tels que *ba, ga, va, an*; monosyllabes dans lesquels la voyelle seule se fait alors sentir à l'oreille, et cette espèce de surdité, la plus commune, serait celle de presque tous les sourds qui le sont de naissance ou qui le sont devenus dans l'enfance, la jeunesse, et même dans l'âge adulte; aussi, pendant trente ans, M. Itard n'aurait pas rencontré un seul sourd et muet, même parmi ceux qui ne sont affectés que d'une dureté d'ouïe *plus ou moins* prononcée, auquel ces sortes d'instruments aient pu être de la moindre utilité. Il en serait tout différemment dans la surdité survenue au déclin de l'âge et dans la vieillesse; des cornets appropriés au degré de cette infirmité jouiraient d'un avantage égal à celui que procurent aux presbytes les lunettes convexes, car, pour cette catégorie de sourds, tous les sons de la voix seraient encore perceptibles sous certaines conditions données, celles surtout d'être émis sur un ton plus ou moins élevé et à une proximité plus ou moins grande de la conque auditive.

Pour ce qui est des instruments acoustiques, ils sont bien imparfaits et le seront vraisemblablement encore longtemps. Disons ce que nous apprend l'expérience de M. Itard à ce sujet : les premiers instruments acoustiques sont les cornets; leur action consiste à recueillir une plus grande quantité d'ondes sonores que ne peut le faire la conque auditive, à les renforcer de toutes les vibrations qu'elles excitent dans les parois de l'instrument, à les transmettre, ainsi accumulées et renforcées, au méat auditif. De ces trois effets, le second, le renforcement du son par l'écho, en tant qu'il est applicable au son articulé, est le plus difficile à obtenir, car il y a opposition constante entre l'intensité du son et sa netteté. Ce renforcement du son réside dans la matière et la forme de l'instrument : les matières les plus propres à le produire sont certains métaux dont on a augmenté l'élasticité par le travail du marteau : par exemple, l'argent, la tôle et le fer-blanc battu.

Plus la surdité est prononcée, plus les instruments doivent être retentissants; et si, dans les cas de surdité peu intense, on peut faire le sacrifice de quelques degrés de force dans le son, dans les surdités trop prononcées, le retentissement de l'instrument ne nuit pas à la perfection d'un son qui eût été très-confus pour une oreille saine ou peu affectée de surdité.

La forme la plus favorable au retentissement du son est la spiroïde, surtout si l'on y conserve le décroissement progressif de la cavité infondibuliforme. Voilà pourquoi cette disposition, qui est celle des coquillages univalves, de la classe des *enroulés* ou des *purpurifères*, tels que les vis, les buccins, les cônes, a été utilisée pour la construction de cornets très-retentissants. Il a suffi, pour les rendre propres à cet usage, d'entamer la petite extrémité du spire, d'y adapter un tube d'argent légèrement recourbé dont l'extrémité terminée en olive percée, est calquée, pour le diamètre, sur le conduit auditif; enfin, de garnir le grand orifice du coquillage, d'un pavillon métallique qui lui donne plus d'évasement pour recueillir les sons.

Pour donner plus de résonnance encore aux cornets acoustiques, on n'a emprunté que la forme des coquillages, et on a construit les cornets avec le cuivre ou l'argent, matières plus élastiques que le carbonate calcaire.

Pour diminuer au contraire la résonnance et la mettre en rapport avec la sensibilité qui reste encore au sens auditif, et rendre plus net le son transmis par les cornets à coquille, M. Itard a placé à leur orifice une cloison membraneuse qui représente celle du tympan et modifie avantageusement, suivant ce médecin, l'action des ondes sonores.

Une forme qui, suivant M. Itard, produit des effets fort approchant de ceux qu'on doit à la forme spirale, est celle qui résulte de trois ou quatre segments d'un tube conique, réunis en faisceau au moyen de deux ou trois coudes soudés à leurs extrémités. Le mugissement non interrompu qui en résulte et qui, pour des oreilles bien entendantes et peu sourdes, rend l'usage de ces sortes de cornets plus contraire que favorable à la perception des sons, la facilite au contraire dans d'autres.

surdités, particulièrement dans celles qui affectent les personnes avancées en âge.

Pour les sujets dont la surdité est peu intense ou accompagnée de bourdonnements, on fait choix de matières moins retentissantes que les métaux, et l'on ramène l'instrument à des formes simples, tel qu'il ne représente qu'un réceptacle des ondes sonores, propre à les rassembler sans les modifier. Je ne dois pas omettre de dire ici que M. le baron Larrey, ayant constaté une espèce de surdité due à l'oblitération, à la déviation ou au changement de direction que font subir au conduit auditif, soit les condyles de la mâchoire, lorsque l'extraction des molaires a changé leurs rapports, soit la tuméfaction de glandes voisines de ce conduit, a imaginé, pour rétablir le libre passage des rayons sonores, de petits cornets acoustiques en gomme élastique enduite d'un vernis couleur de chair, disposés de manière à ce que le rebord se trouvât en rapport avec les replis de l'anthélix, du tragus et de l'antitragus, et qu'il fût retenu sans aucun lien extérieur.

Après les cornets viennent les instruments qui ébranlent les arcades dentaires et transmettent en même temps les ondulations sonores par la trompe d'Eustache. Jorissen et Winkler ont conseillé l'usage de lattes minces qu'on place entre les dents du sourd. M. Itard a notablement perfectionné cet instrument, en le transformant en une sorte de porte-voix pyramidal également en bois, terminé, du côté que doivent saisir les dents du sourd, par une extrémité aplatie, taillée comme le bec d'une clarinette, et de l'autre, par un pavillon dans lequel la personne qui parle place seulement la bouche, sans y toucher avec les mains. L'instrument doit être suspendu au plafond par un fil, ou soutenu par une fourche en bois, posant sur le plancher. L'épaisseur de ses parois ne doit pas être moins de deux pouces.

Un autre instrument imaginé par M. Itard, réunit la double propagation du son, et par le conduit auditif, et par l'ébranlement des os du crâne. « C'est, à proprement parler, dit M. Itard, un réceptacle de son, formé par deux calottes métalliques réunies par leurs bords et écartées par leurs faces correspondantes. L'une s'applique exactement sur la voûte du crâne et la touche dans tous les points ; l'autre, beaucoup plus saillante, et par conséquent plus concave que la première, s'en trouve écartée, vers son centre, de près de trois pouces. La cavité qui résulte de cet écartement présente, du côté du front, une ouverture oblongue, garnie d'un pavillon demi-circulaire, et du côté des tempes, un conduit qui va gagner le méat auditif. » (*Voyez*, pour ces objets, le tome II des *Maladies de l'oreille*, et les planches qui y sont jointes.

Suivant ce que M. Deleau a bien voulu nous communiquer touchant les instruments acoustiques, les meilleurs, et même les seuls pour les personnes affectées de dureté d'oreille qui augmente d'année en année, seraient les simples tubes conducteurs des sons. Ils ne dénaturent pas les sons vocaux, et n'ont pas, comme les cornets en métal, le grand inconvénient d'aggraver l'irritabilité de l'organe de l'ouïe. Les cornets en métal, en coquillage, avec ou sans diaphragme, les lattes, les grands cornets en bois, etc., ne seraient bons que pour faire des expériences, mais ne conviendraient pas à l'usage des sourds.

M. Itard, au reste, paraît avoir, depuis la publication de son traité, simplifié les cornets ; car, dans ses

derniers écrits, loin de mentionner le cornet dans la
composition duquel entrent deux diaphragmes de Bau-
druche, il n'indique l'emploi d'un diaphragme ou l'emploi d'un flocon de coton, que pour le cas où la résonnance du cornet aurait dépassé ses prévisions. Il est
bien plus simple, en effet, de recourir à la matière
la plus commune, la corne ou le bois, et à la forme
la plus simple, la conique droite ou peu courbe, matière et forme qui donnent le moins d'écho, que de
chercher avec de grandes difficultés, ou à grand prix,
une matière et une forme très-retentissantes, pour se
voir ensuite obligé à modifier l'intensité du retentissement. Il faut, au reste, se garder de repousser aucune
innovation en fait de cornets ; car il n'est pas sans exemple
que tel sujet qui n'entend rien avec les cornets les plus
usités, perçoive quelques sons avec d'autres instruments
quelquefois très-bizarres, de même que certains sourds
ne recouvrent la faculté d'entendre la parole que pendant le bruit produit par le roulement d'un tambour.

B. *Faiblesse de l'ouïe congéniale ou survenue dès le
bas âge.* — La surdité plus ou moins incomplète de naissance, ou survenue dans l'enfance, a des résultats et demande des moyens dont l'étude appartient davantage encore à un ouvrage d'hygiène que les prothèses que nous
venons de faire connaître. D'abord elle entraîne nécessairement le mutisme.

On a, dit-on, remarqué que ce résultat survenait
même à la suite d'un faible degré de surdité, si l'on
n'y remédiait pas, parce que l'enfant, pour *écouter*, étant
contraint à un travail fatigant, ou plutôt à un effort
continuel, y renonçait bientôt, ne trouvant encore
nulle jouissance à *entendre*. Ce mutisme, qui laisse dans

un repos absolu le larynx, n'est pas sans inconvénient sur les organes respiratoires.

La surdité de naissance exerce aussi son influence sur les fonctions du cerveau, et d'une manière toute négative. Une barrière puissante empêche une partie de nos connaissances d'arriver jusqu'au sourd, et une partie de ses sentiments, d'arriver jusqu'à nous. Son intelligence végète isolée, sans relations, sans moyens de perfectionnement; en un mot, la surdité s'oppose au développement plus ou moins complet des facultés intellectuelles et nuit encore, quoique beaucoup moins, au perfectionnement des qualités morales.

Deux moyens remédient à cette surdité de naissance: le premier employé est le langage des gestes, langage naturel, comme nous le verrons à l'article *Mimique* (seconde section), mais dont l'application aux sourds-muets, quoique entrevue, quoique tentée même, n'a véritablement été faite à l'art de les instruire, que par l'abbé de l'Épée. Les principes de cet art, si glorieux pour l'humanité, si honorable pour la France, ne peuvent trouver place ici.

Le second moyen est l'éducation directe de l'ouïe sur ceux de ces infortunés qui ont conservé une partie de ce sens. Le hasard a fourni à M. Itard l'idée de mettre en usage cette éducation. Assistant, en 1802, à des expériences d'acoustique faites sur les sourds-muets, il découvrit que plusieurs d'entre eux avaient paru entendre les sons très-retentissants de l'instrument qu'avait apporté un physicien. M. Itard fit diminuer l'intensité de ces sons: d'abord quelques-uns des élèves qui avaient entendu les sons forts ne donnèrent aucun signe d'audition; mais, au bout de quelques minutes, ils té-

moignèrent, par le signal convenu, qu'ils étaient devenus sensibles aux nouveaux sons. Ce trait de lumière
montra à M. Itard la route à suivre pour développer
un sens trop faible, ou, comme il le dit : « faire revivre
un sens né paralytique. »

Les moyens mis en usage pour l'éducation physiologique de l'ouïe ne dispensèrent pas de procéder, par le
langage des signes, à l'instruction du sourd-muet. Cette
éducation fut même regardée comme indispensable,
puisqu'il semblait nécessaire que le sourd-muet rendît
compte de chaque sensation auditive qu'il éprouvait
pendant l'éducation de son oreille. Les exercices employés furent les suivants :

*Première série, destinée à exciter la sensibilité de
l'ouïe.* — Pour cet effet, on eut recours au son reten-
tissant d'une grosse cloche placée dans l'appartement
où se trouvait le sourd. Chaque jour on diminuait l'intensité du son, soit en éloignant davantage le sourd-
muet de la cloche, soit en percutant celle-ci avec un
corps mou. On passa graduellement des sons forts aux
sons faibles; on augmenta, on soutint la susceptibilité
de perception des sons, en faisant vibrer un corps près
de l'oreille du sourd, et en l'éloignant lentement de
lui. M. Itard plaçait ses sourds-muets sur une même
ligne dans un vaste corridor, marquait sur la muraille
les divers points de distance où chaque sourd cessait
d'entendre. Cette échelle comparative servait de journal, donnait la somme des succès obtenus et celle des
succès à espérer. Pour prévoir ceux-ci, on jetait les
yeux sur les derniers degrés par lesquels étaient désignées, pour chaque enfant, les dernières acquisitions
de l'ouïe. Si l'intervalle qui séparait ces degrés dimi-

nuait, chaque jour, au point de se réduire à quelques pouces, on concluait que l'organe était parvenu à son plus haut point de développement possible. Le sourd-muet, arrivé à ce terme, perdait fréquemment tout ce qu'il avait gagné dans la dernière séance.

Deuxième série d'exercices. — Après la perception des sons, on faisait saisir au sourd-muet la différence qui existe entre un son fort et un son faible. Pour cela on graduait l'intensité des sons et on les entremêlait. Tout cela s'exécutait d'abord de très-près, et ensuite dans l'éloignement.

Troisième série d'exercices. — Quand le sourd pouvait juger de l'intensité du son, on l'exerçait à en connaître la direction. Pour arriver à ce but, on bandait les yeux du sourd, on agitait une clochette; bientôt il indiquait du doigt le point où était placé le corps sonore.

Quatrième série d'exercices. — Dans cette série on rendait le sourd-muet sensible au rhythme musical; d'abord à l'aide du tambour, jusqu'à ce que le sourd-muet répétât la mesure avec précision, ensuite à l'aide de la flûte, pour lui faire saisir la différence des tons bas et des tons hauts.

A cette époque, l'oreille du sourd-muet (ou plutôt du *muet*, car l'élève ne mérite plus le nom de *sourd*) avait plus de sensibilité qu'il ne lui en fallait pour percevoir les sons vocaux; mais il ne suffit pas d'entendre ces sons, il faut les distinguer.

Sixième série d'exercices. — Elle consistait à faire entendre et distinguer les sons vocaux dans leur état de simplicité, en prononçant successivement les cinq voyelles, et en les écrivant au fur et à mesure sur un

tableau disposé devant l'élève; puis, en les lui faisant
écrire sur le tableau à mesure qu'on les prononçait;
car, encore incapable d'imiter ces sons, les sourds, à
cette époque de leur éducation, n'en rendaient que
d'informes et sans aucun rapport avec ceux dont on
sollicitait l'imitation. A dater de ce moment, on commençait à exercer la voix à rendre les sons que percevait
l'oreille.

Septième série d'exercices. — Après avoir éveillé
dans l'ouïe la susceptibilité de percevoir les voyelles, on
commençait à y développer celle de percevoir les con-
sonnes, et cela sur des tons de moins en moins forts.
La marche suivie pour cette série d'exercices variait
beaucoup. Telle consonne, pour être entendue, avait
besoin d'être associée avec telle voyelle, tandis qu'une
autre demandait une autre association. Il est mille sons
compliqués et analogues que l'élève confondait toujours,
tels que ceux-ci : *gla* et *cla, pré* et *bré, fré* et *vré.* Alors
on appelait la vue au secours de l'oreille, c'est-à-dire
qu'on accoutumait en quelque sorte l'élève à lire les
sons sur les lèvres, à distinguer par les yeux ceux qui
se confondaient dans son oreille.

Huitième série d'exercices. — Dans celle-ci on faisait répéter les sons par l'élève, non en commandant
l'imitation, non en faisant observer au sourd-muet tout
ce qu'il y a de visible dans le mécanisme des sons, mais
bien en tâchant d'obtenir ces mêmes sons du larynx du
sourd, par l'entremise de ses oreilles. On procédait à
cette série d'exercices comme lorsqu'il s'agissait de
former l'oreille à la perception des sons, c'est-à-dire
que les premiers mis en répétition étaient les cinq
voyelles, plus l'*e* muet, et les deux diphthongues *ou,*

en ; de là on passait aux sons articulés simples, puis composés, etc. Dans cette série d'exercices on était souvent obligé de faire concourir le toucher pour distinguer certains sons qui se confondaient dans l'oreille ; par exemple, on faisait remarquer au sourd-muet que l'air qui sort de la poitrine pour produire le son *va*, vient expirer sur les lèvres, tandis que l'air qui sert à exprimer le son *fa*, s'échappe de la poitrine avec une sorte d'explosion, et vient frapper la main placée à quelque distance des lèvres.

Il se présentait, pour cette série d'exercices, une multitude d'obstacles ; par exemple, le sourd ne pouvait entendre sa propre voix, quoiqu'il pût parfaitement entendre celle d'une autre personne : d'abord parce que sa voix était voilée ; ensuite parce que le son était obligé de parcourir, pour aller du larynx de celui qui l'émettait jusqu'à son oreille, un trajet circulaire. On surmontait cet obstacle à l'aide d'un cornet courbé en fer-blanc, dont la grosse extrémité s'adaptant au pourtour des lèvres, recevait tous les sons qui s'en échappaient, tandis que la petite extrémité, introduite dans le canal auditif, les y transmettait en totalité. Par ce moyen, le sourd était mieux frappé de ses propres sons, devenus plus intenses et mieux conduits. Mais, pour qu'il pût leur comparer exactement ceux qu'il recevait du maître, celui-ci devait, à son tour, lorsqu'il parlait, conduire en totalité, à l'aide d'un cornet droit, ses propres sons, de ses lèvres à l'oreille du sourd.

Un autre obstacle résultait de l'absence absolue, dans le sourd-muet, de cet instinct qui, pour l'émission de différents sons, leur prolongement, etc., nous fait faire, sans que nous y donnions attention, une suffisante provision d'air. Pour suppléer à cet instinct, il fallait apprendre au sourd-muet à précipiter l'inspiration, à ménager l'expiration et à trouver, dans les différentes modifications de l'air les sons forts ou faibles, accélérés ou précipités.

Un troisième obstacle était le peu de flexibilité du larynx longtemps resté dans l'inaction, la prodigieuse quantité de mucosités que faisait secréter dans cet organe la stimulation inusitée produite par l'exercice de fonctions nouvelles. Cet obstacle se détruisait par l'exercice gradué des organes vocaux.

Après avoir surmonté beaucoup des difficultés que présente l'éducation de l'ouïe ainsi dirigée, après avoir rendu la parole à quelques sourds-muets, M. Itard a cru devoir renoncer à cette éducation, et, en avril 1837, m'a paru convaincu, et m'a exprimé cette conviction, que la langue des signes est la seule qui doive être mise en usage pour ceux de ces malheureux que la nature a trop profondément mutilés.

M. le docteur Deleau, en 1829, a de nouveau insisté sur l'éducation auriculaire et orale qu'il avait mise en pratique avant 1824; mais l'éducation auriculaire ne devait plus présenter à ce médecin les difficultés que M. Itard avait eues à surmonter. M. Deleau dit en effet avoir constaté que, sur neuf sourds-muets, trois seraient atteints d'obstruction des trompes d'Eustache; et comme ce ne sont que ceux-là qu'il veut se charger de traiter (M. Deleau déclare les autres incurables) et d'instruire, il ne s'agit, pour leur rendre l'ouïe pleinement et en quelque sorte instantanément, que de porter des douches d'air dans l'oreille moyenne (l'air entre dans la composition de l'organe de l'ouïe, comme agent in-

dispensable à l'audition), et, après cela, de leur apprendre à distinguer le langage articulé, et ensuite à
parler. Il n'y a plus à développer graduellement, par
une gymnastique auditive, par des exercices métho-
diques, la sensibilité acoustique, ainsi que le faisait
M. Itard, qui n'excluait pas, comme M. Deleau, de l'éducation auriculaire, ceux des sourds-muets qui avaient
la trompe libre. Ceci peut en partie expliquer l'opposition d'opinion qui règne aujourd'hui entre ces deux
médecins, touchant la préférence des éducations auriculo-orale et mimique. Pour revenir maintenant à la
première, nous venons de dire que, l'ouïe recouvrée,
il faut apprendre à l'élève à distinguer le langage articulé. Ce langage est en effet pour lui ce que serait
une langue étrangère pour celui qui ne connaît que la
langue maternelle, et de plus, dominé par l'habitude,
le muet qui vient de recouvrer l'ouïe reste longtemps
inattentif aux sons dont il ne connaît pas la valeur,
leur préfère ses anciens moyens de communication (je
suppose qu'on ne lui avait pas antérieurement appris à
lire sur les lèvres et à parler). Confondu avec les sourds-
muets et instruit comme eux à l'aide du langage des
signes, bientôt il négligera l'exercice de l'ouïe et oubliera
tout à fait ce nouveau sens, pour porter toute son
attention sur le langage mimique. C'est cette direction
de l'attention qu'il faut d'abord changer et fixer sur
l'oreille, afin de développer l'art d'écouter. Voici les
bases de cette éducation du jeune muet, telles qu'a bien
voulu nous les communiquer M. Deleau : Après avoir
mesuré le degré d'ouïe que l'enfant possède, il faut,
1o l'éloigner des sourds-muets et de toutes les personnes
qui sont habituées à ses signes; 2o lui faire répéter

les mots qu'il sait prononcer, et lui faire connaître les actions et les objets auxquels ils se rapportent; 3º émettre à son oreille les éléments de la parole et les représenter en même temps par l'écriture; 4º si ces premiers exercices ne suffisent pas pour lui inculquer les sons simples, il ne faudra pas hésiter à lui faire connaître, à l'aide de la vue et du tact, les mouvements des organes vocaux; 5º enfin, l'art de lire viendra faciliter l'étude de la langue et toute l'instruction que l'on désire communiquer à l'élève.

Depuis les nouvelles tentatives faites avec succès par M. Deleau, tentatives dans lesquelles ce médecin a été encouragé et pécuniairement aidé par l'Académie des Sciences, et dont les résultats enfin ont fait beaucoup de bruit, M. Morel, professeur et secrétaire archiviste à l'Institution royale des Sourds-Muets, s'exprime ainsi : « La médecine n'a pas entièrement abandonné la guérison de la surdité; quelques médecins entreprennent des cures; mais, il faut en convenir, ils obtiennent peu de succès. D'autres, renonçant à rendre l'ouïe par des moyens médicaux, cherchent à développer les faibles germes d'audition que manifestent quelques individus, et à faire l'éducation de l'ouïe, en la soumettant à une sorte de gymnastique; mais les résultats obtenus n'ont pas été permanents. » (*Quatrième circulaire de l'Institut royal des Sourds-Muets de Paris*, 1836.) Ce passage de M. le secrétaire archiviste ne sera pas lu sans étonnement. Il prouve combien il serait utile de créer une division spéciale pour le traitement et pour l'éducation auriculaire et orale des sourds-muets, et combien il serait prudent de n'abandonner entièrement aux professeurs du langage mimique, que les élèves qui sont

jugés tout à fait incurables, sauf encore à en appeler plus
tard pour ces malheureux, d'une première décision, à
un tribunal compétent, chaque fois que la science fera
un pas de plus dans l'étiologie de la surdi-mutité.

L'instruction simplement orale des sourds, qui consiste à leur apprendre à lire sur les lèvres et à articuler, est, comme l'instruction auriculo-orale, un objet
de controverse. M. Fabriani, instituteur à Modène, ne
pense pas que les faibles résultats qu'on en obtient com-
pensent les peines qu'exige ce genre d'enseignement.
M. Scagliotti, instituteur à Turin, espère, au contraire,
qu'un jour toutes les opinions seront favorables à cette
méthode. Plusieurs observations rapportées dans un mémoire de M. le docteur Borom, médecin à Vézélise, ayant
pour objet le traitement et l'éducation des sourds-muets,
incomplets et complets, guéris ou restés sourds, établissent d'une manière péremptoire l'avantage d'en-
seigner le langage de la parole même aux sourds-muets
complets. Cette opinion était celle de l'illustre abbé de
l'Épée; malheureusement elle ne fructifia point chez son
successeur, l'abbé Sicard, plus occupé de sa vanité et du
soin de faire parader ses élèves, que de rechercher ce
qui leur était réellement utile. M. Laurent de Blois,
regarde comme d'une haute importance de faire acquérir aux sourds-muets l'usage de la parole, et en
prouve la possibilité par l'exemple de son fils, sourd-
muet dont il fait lui-même l'éducation.

Le langage oral est, dit-on, aujourd'hui repris dans
l'institution de Paris, de même que dans les établissements
d'Angleterre, de Hollande, de Pologne, de Suisse, etc.;
il nous semble que c'est là un progrès, et quand ce ne
serait pas comme moyen de communication qu'aurait

lieu l'apprentissage de l'articulation artificielle, et nous ne faisons pas cette concession, ce serait au moins comme exercice gymnastique, et pour l'hygiène des organes vocaux, respiratoires et même digestifs. (*Voyez* PHONACIE).

6°. *Soins qu'exige l'organe de l'ouïe.*

Pour que l'ouïe se conserve intacte, l'oreille ne demande d'autre précaution que d'être débarrassée du cérumen et de la poussière qui quelquefois s'y accumulent, et qui, lorsqu'ils sont assez abondants pour former un tampon au fond de l'oreille, peuvent causer la surdité. L'extraction de ces matières se fait avec un cure-oreille ordinaire. Si elles sont trop compactes, il faut préalablement les ramollir avec des douches d'eau tiède, données avec une seringue à lavement.

Un autre soin qu'il n'est pas inutile de prendre, lorsqu'en se livrant à l'exercice de la natation on se dispose à plonger, c'est de placer dans les oreilles un bourdonnet de coton imprégné d'huile. Il serait sage d'user du même moyen lorsque l'on est sur le point de soumettre l'oreille à un exercice violent et inusité, lorsqu'on se trouve exposé à recevoir l'ébranlement d'un son très-retentissant, d'une explosion de canon, etc.

CHAPITRE V.

De la vue.

La vue a pour organe l'œil. L'excitant fonctionnel de cet organe est la lumière, fluide subtil qui, suivant la théorie de Newton, *émane* des corps nommés lumineux, tels que le soleil, les étoiles fixes, les corps en ignition, les corps phosphorescents, et dont les molécules se meuvent si rapidement, qu'elles parcourent environ soixante-dix mille lieues par seconde. C'est la lumière qui, placée intermédiairement dans l'espace entre l'œil et le corps lumineux qui la projette ou qui la réfléchit, produit la vision de ce corps, c'est-à-dire la sensation de certaines de ses qualités extérieures, et principalement de celles de sa couleur.

Suivant la théorie de Descartes, à laquelle on paraît revenir, les corps dits *lumineux* se borneraient à *mettre en ondulations* un *éther* répandu dans l'espace, lequel éther serait la lumière.

L'exercice modifie beaucoup la puissance de la vision ; il donne à l'œil le pouvoir d'embrasser un immense horizon ou de pénétrer dans les détails des objets les plus ténus. C'est à force d'exercer l'œil que le chasseur et le marin parviennent à distinguer les objets aux plus grandes distances, que le Hottentot du cap de Bonne-Espérance jouit de la faculté de découvrir, à l'œil nu, des vaisseaux en haute mer, d'aussi loin que les Hollandais avec leurs lunettes ; c'est, en partie, de l'exercice de l'œil que l'artiste tient le pouvoir d'apprécier, avec une rapidité qui nous étonne, les modifications les plus légères de la forme et de la couleur des corps, les distances qui existent entre eux, etc. Mais pour que l'exercice des yeux ne soit pas préjudiciable à la conservation de la vue, ces organes ne doivent être impressionnés par une lumière ni trop éclatante ni trop faible ; ils ne doivent pas être continuellement en action, ni être exercés sur des objets trop petits ou trop éloignés ; ils ne doivent pas prendre un trop long repos, c'est-à-dire être trop longtemps soustraits à leur excitant propre ;

enfin cet excitant, qu'il soit décomposé ou artificiel, requiert encore, pour le bon état de la vue, quelques conditions.

1°. *Effets d'une lumière trop vive, d'un exercice trop continu de l'œil.*

Une lumière trop vive, directe ou réfléchie, surexcite l'organe de la vision, affaiblit la vue, et finit par produire la cécité. L'on sait avec quelle rapidité la pupille se contracte et se ferme presque entièrement, lorsqu'une lumière trop intense vient frapper l'œil. Cette contraction n'a d'autre but que de préserver la rétine d'un excitant trop actif pour sa sensibilité. Bien que ce soit sur cette expansion nerveuse qu'agisse le stimulus, ses effets n'en frappent pas moins, le plus ordinairement, les autres parties de l'œil, surtout la conjonctive, la glande lacrymale et quelquefois l'iris : c'est même par ces parties que commence la phlegmasie; souvent elle s'y borne, et la rétine est épargnée. Suivant M. Rognetta, l'action d'une lumière trop intense ne provoquerait des larmes que par suite de la contraction spasmodique des muscles droits sur la sphère oculaire, contraction qui obligerait mécaniquement l'humeur aqueuse de sortir par les pores de la cornée. (*Leçons d'ophthalmologie*, 1837.)

Les murs blanchâtres, le sol couvert de neige, d'une poussière blanche, d'un sable fin, réfléchissent une grande quantité de lumière, et produisent sur l'œil l'effet de ce fluide venant directement du soleil ou d'un foyer incandescent quelconque. Rien n'est donc plus défavorable à la vue que tout travail exécuté à la clarté d'une lumière trop intense, en face d'un feu trop ardent ou sur des métaux incandescents. C'est à ce travail que doivent être attribuées les ophthalmies et les cataractes capsulaires qui surviennent aux cuisiniers, aux verriers, aux fourbisseurs et à beaucoup d'autres individus exposés, par des professions analogues, aux mêmes influences.

Si l'appareil de la vision est tout à coup frappé par une lumière trop intense à laquelle il n'est pas habitué, ou s'il est frappé de cette lumière après être resté quelque temps dans l'obscurité, il peut perdre à jamais le pouvoir d'exercer ses fonctions. Dans ce cas, l'éclat subit de la lumière a paralysé la rétine. Ce fut, suivant M. Rognetta, le cas d'Attilius Régulus, aveuglé par les Carthaginois, qui l'exposèrent à une lumière vive après lui avoir retranché les paupières; ce fut aussi le cas des coupables d'état de Denis de Syracuse, qui les faisait aveugler en les exposant à la vive lumière du soleil.

Un pareil accident peut aussi être produit par ces éclairs qui, dans les moments d'orage, succèdent tout à coup à la plus profonde obscurité. Dans tout autre cas, l'effet subit d'une lumière trop vive est une impression désignée sous le nom d'*éblouissement*, par laquelle la rétine, trop fortement choquée, perd, pour quelques instants, le pouvoir de transmettre au cerveau l'impression de la lumière.

L'exercice trop continu de l'œil à une lumière ordinaire a des résultats semblables à ceux que produit sur l'œil une lumière trop vive; mais le mécanisme de leur production est différent. Il dépend d'une congestion sanguine analogue à la congestion encéphalique qu'on observe après de longs travaux de cabinet. Ainsi, les

6.

yeux se fatiguent, deviennent douloureux; leur surface se couvre de larmes; le bord des paupières devient piquant, rougit, se tuméfie; on éprouve dans les
yeux une sensation de pesanteur, une douleur obtuse
et tensive; on n'aperçoit plus les objets que d'une manière confuse, quelquefois ils paraissent doubles. Ces
effets disparaissent si l'on accorde à l'œil le repos qu'il
demande si clairement. Si au contraire on continue le
travail, ils s'accroissent, et une inflammation se déclare. Si l'excès d'exercice est récidivé, il survient des
ophthalmies chroniques, des ulcérations du bord libre
des paupières, des cataractes, des amblyopies et des
amauroses, etc.

L'exercice de l'œil peut, sans avoir lieu pendant un
temps trop long, ou sur une lumière trop forte, épuiser
la sensibilité d'une partie de la rétine. Cet effet a lieu
lorsqu'un même point de cette membrane est seul et
pendant un certain temps en action. Par exemple,
lorsque l'œil reste pendant quelques minutes invaria-
blement fixé sur une tache blanche placée au centre
d'un fond noir, et qu'on le dirige ensuite sur un fond
blanc, on voit sur ce fond une tache noire. Ce phénomène résulte de ce que le point de la rétine, qui avait
été fatigué par les rayons lumineux que réfléchissait la
tache blanche, n'a plus le pouvoir d'être impressionné
par les rayons lumineux du fond blanc. Alors il n'existe
réellement pour ce point de la rétine, que du *noir*,
c'est-à-dire qu'il y a, pour ce point, privation de lumière, ou plutôt privation d'impression : la rétine est
devenue insensible dans ce point. Sauvage pourtant explique autrement ce phénomène.

2°. *Effets d'une lumière trop faible, de l'obscurité, etc.*

Une lumière habituellement très-faible a pour effet
de tenir la pupille continuellement dilatée, et peut, à la
longue, occasionner la myopie. Mais ce sont les efforts
seuls que l'on fait pour *voir* à l'aide d'une lumière trop
faible, qui rendent celle-ci préjudiciable. Sans cela elle
n'aurait d'autre effet que celui de reposer la vue et de
conserver la sensibilité de l'œil.

L'obscurité, étant la privation plus ou moins complète de l'excitant naturel de l'œil, repose cet organe et
convient dans ses inflammations. Si l'obscurité dure trop
longtemps, elle augmente la susceptibilité de l'œil, le
rend plus impressionnable et plus disposé à s'irriter
aussitôt qu'il est exposé à son excitant propre. C'est alors
que, si l'on vient à reparaître au grand jour sans ménagement, les rayons lumineux frappant la rétine devenue susceptible, et que ne garantit plus la pupille, qui
ne se contracte alors que difficilement, peuvent occasionner dans cette rétine une paralysie subite d'où résultera une irrémédiable cécité.

L'obscurité agit sur le cerveau d'une manière négative, et en le privant des impressions variées que lui
fournit l'œil. De cette privation naît le sommeil, quand
tous les organes de relation sont fatigués. Dans le cas
contraire, et lorsque l'excitabilité cérébrale n'est pas
épuisée, le cerveau, n'ayant plus à percevoir les impressions que lui fournissait la vue, n'ayant plus à répondre
à ces impressions, concentre avec bien plus d'avantage
toute sa puissance sur les objets de son attention, de ses
affections ou de ses craintes, etc. Il résulte alors de cette

concentration des facultés encéphaliques plus de facilité de conception, plus d'aptitude à produire; il en résulte l'explosion de beaucoup de sentiments que la lumière du jour eût contenus dans de justes bornes; il en résulte enfin, chez certains hommes, une affection connue sous le nom de frayeur. Les autres effets de la privation de la lumière seront indiqués en parlant de la peau (voyez *Appareil sécréteur,* t. II).

3°. *Effets de l'exercice de la vue, considéré relativement au volume et à la distance des objets sur lesquels s'exerce l'œil.*

Si les corps sur lesquels la vue s'exerce sont trop petits et trop rapprochés, et que l'exercice sur ces objets soit souvent répété, il en résulte la myopie ou l'amblyopie, ainsi que cela s'observe chez les horlogers, les bijoutiers, les brodeurs en or, les microscopistes, les géographes.

Un exercice opposé produit la presbytie, et souvent aussi l'amblyopie, ainsi qu'on peut le remarquer chez les télégraphistes, les capitaines de marine, les astronomes, etc. Ces effets ne peuvent être dus qu'à ce que l'œil est différemment modifié par ces deux espèces d'exercices, et il est probable, en effet, que son diamètre antéro-postérieur est allongé ou raccourci pour s'accommoder à la distance des objets; qu'il est allongé par les muscles obliques, pour la vision des objets trop rapprochés, et cela afin que la rétine, devenant plus éloignée de la cornée et du cristallin, ne soit pas frappée par les rayons lumineux avant que ceux-ci ne soient tous réunis pour former un sommet de cône; qu'au contraire, il est raccourci par l'action des quatre muscles droits, pour voir les objets éloignés ; et cela, afin que la rétine se trouve précisément au point de réunion des rayons lumineux qui, sans ce raccourcissement, ne la frapperaient qu'après s'être réunis, s'être croisés et s'être éparpillés. Quelques personnes attribuent aux seuls muscles droits ces effets opposés.

Quoi qu'il en soit de ces suppositions, c'est, la plupart du temps, l'exercice exclusif de l'œil sur des corps rapprochés, qui nous fait perdre le pouvoir de distinguer les corps éloignés. On trouve bien moins de vues courtes, si toutefois il en existe, chez les peuples barbares, chez les paysans et les marins, que dans les grandes villes et que dans les quartiers destinés aux arts mécaniques. Ceux qui exercent ces arts ont continuellement la vue emprisonnée par les murailles de leur appartement, quand elle n'est pas dirigée sur des objets extrêmement ténus ; comment ces hommes ne perdraient-ils pas le pouvoir de distinguer des corps tant soit peu éloignés ? « Les appartements étroits, la broderie, le dessin, chez les gens aisés, produisent la myopie. » (Rognetta.)

4°. *Effets de la lumière décomposée.*

Réfractés par un prisme, les rayons lumineux se décomposent en une infinité de couleurs qui se succèdent par des gradations insensibles, et parmi lesquelles on distingue sept couleurs primitives, qui sont : le *rouge*, l'*orangé*, le *jaune*, le *vert*, le *bleu*, l'*indigo* et le *violet* ; de la réunion de ces couleurs naît le *blanc*, et de leur absence, le *noir*. Les couleurs ne sont donc autre chose que la lumière décomposée. Elles deviennent pour l'œil un excitant d'autant plus énergique, qu'elles sont plus éclatantes, c'est-à-dire qu'elles réfléchissent un plus grand nombre de rayons lumineux, ou bien que l'œil est moins habitué aux rayons réfléchis. Ainsi, à raison du plus grand nombre de rayons lumineux réfléchis, le *blanc*, réunion de toutes les couleurs, occupe la première ligne, fatigue la vue, et cause la rougeur des yeux et la cécité qui affecte si souvent les habitants du pôle, continuellement impressionnés par un sol couvert de neige. Relativement à la quantité de rayons réfléchis, le *rouge*, premier rayon du spectre solaire, ne vient qu'après le blanc; cependant il fatigue davantage la vue, parce que l'œil y est moins habitué. Les couleurs éclatantes produisent donc des effets analogues à la lumière trop intense, de même que les couleurs obscures, telles que le *violet*, l'*indigo*, produisent des effets analogues à ceux de l'obscurité.

Le rapprochement de deux couleurs tranchées produit sur l'œil plus d'excitation et de fatigue que lorsque ces couleurs frappent ce sens isolément : aucune lecture ne fatigue plus la vue que celle qui a lieu sur ces belles éditions dont les caractères, bien noirs, forment un contraste marqué avec un papier très-blanc et satiné.

Conséquences déduites des quatre articles précédents.

De ce que nous venons de dire on peut conclure ce qui suit : l'exercice naturel de la vue est celui qui n'expose ce sens ni à une lumière trop intense, ni à une lumière trop faible. On devra toujours graduer, par quelques précautions, le passage de l'obscurité à la lumière. On s'opposera à l'action malfaisante d'une lumière trop intense, par des rideaux, des persiennes, des voiles, des visières, des lunettes-conserves. On donnera à ces objets, et même à ceux de l'ameublement, celles des couleurs qui occupent le milieu du spectre solaire, c'est-à-dire le *jaune*, le *vert*, le *bleu*, et l'on choisira de préférence le *vert*, qui est la couleur la plus douce, et qui se trouve sur notre globe le plus abondamment répandue. On ne fera usage de lunettes vertes que lorsqu'elles seront absolument indispensables, que lorsqu'on sera attaqué de photophobie, ou que lorsqu'on ne devra être soumis que passagèrement à une lumière intense; car s'habituer à leur usage serait le moyen de ne plus pouvoir supporter une lumière ordinaire, et, de plus, l'exercice de la vision avec des verres coloriés est pénible, et fatigue la rétine au point d'occasionner l'amblyopie.

Quant à la lumière trop faible, on y remédiera par la *lumière artificielle*, dont nous allons bientôt parler.

Pour éviter l'inconvénient de l'exercice de la vue sur des objets rapprochés, l'œil devra être exercé de toutes manières, sans que l'exercice soit jamais porté au point de produire les signes de fatigue indiqués précédemment. Ainsi, les hommes adonnés aux arts mécaniques, et forcés d'exercer la vue sur les objets les plus ténus, devront loger assez haut pour se conserver un point de vue un peu étendu, interrompre fréquemment leur travail par de courts intervalles, plutôt que de le prolonger longtemps pour se ménager ensuite un repos de plus longue durée. Ce précepte doit surtout être suivi quand on travaille à la lumière artificielle, c'est-à-dire qu'il vaut mieux travailler deux heures le soir et deux heures de grand matin, que de travailler quatre heures de suite le soir à la chandelle. Comme la fatigue et la congestion sanguine se manifestent plus vite dans les yeux, si en exerçant ces organes sur des objets ténus on courbe beaucoup la tête, on obviera à ces inconvénients en ne travaillant qu'à une table, un établi ou un pupitre très-élevés. Cette position du tronc influera sur l'exercice des viscères de la poitrine et du ventre, d'une manière non moins avantageuse encore que sur l'exercice des yeux. C'est aussi pour diminuer l'afflux du sang vers ces organes, qu'on devra débarrasser le cou de toute espèce de compression.

5°. *Moyens de suppléer à la lumière des astres.*

Diverses substances ont été mises en combustion pour remplacer la lumière sidérale. Elles agissent sur l'œil de la même manière que la lumière naturelle ; mais elles présentent quelques inconvénients dont celle-ci est à l'abri. Ces inconvénients sont, dans certains cas, la vacillation continuelle du corps lumineux, l'inégalité dans la projection des faisceaux de lumière, le peu d'abondance de celle-ci, l'odeur désagréable du combustible destiné à l'éclairage, la fumée plus ou moins abondante qu'il répand en brûlant. Ces résultats des lumières artificielles fatiguent et usent prématurément la vue, en soumettant l'œil à un stimulant moins doux, moins uniforme que celui que nous offre la nature, et en exigeant souvent de cet organe une action trop forte. La fumée, en irritant continuellement la conjonctive et les paupières, donne lieu à des phlegmasies chroniques de ces parties. Je ne fais pas ici mention de l'altération de l'air par la combustion des corps qui donnent la lumière :

cet objet sera traité dans l'hygiène de l'*Appareil respi-ratoire*.

Lorsqu'on fait usage d'une lumière artificielle, on doit faire son possible pour se préserver des inconvé-nients précités et obtenir une lumière abondante, égale, immobile, et fournie par un combustible qui dégage le moins possible de fumée. L'huile remplit assez bien ces conditions lorsqu'elle est pure, lorsque la lampe qui lui sert de réservoir est bien confectionnée. Le meilleur mode d'éclairage artificiel pour les appartements est donc celui qui résulte de la combustion d'une huile pure, placée dans une lampe mécanique. Cette espèce de lampes dans lesquelles l'huile monte d'une manière continue et uniforme, au moyen de ressorts intérieurs semblables à ceux d'une pendule, a, sur les lampes or-dinaires, l'avantage d'émettre une lumière toujours égale, toujours immobile, et qui, jaillissant d'un bec de dix lignes de diamètre, réunit une intensité égale à celle de onze bougies et demie. Le foyer lumineux de la lampe garnie de son verre peut être recouvert d'un chapiteau opaque de tôle vernissée et blanche dans la partie concave destinée à réfléchir et à rassembler les rayons lumineux. De cette manière, la lumière, sans faire trop d'impression sur les yeux, auxquels elle n'ar-rive que plusieurs fois réfléchie, frappe pourtant plus directement les objets sur lesquels on dirige la vue. Si l'on a besoin d'une lumière moins rassemblée, et qu'on veuille la répandre plus généralement dans l'ap-partement, à la place du chapiteau opaque, on place sur le foyer de la lampe une demi-sphère de gaze ou de papier vélin, ou bien une sphère entière de verre dépoli.

Après l'éclairage par l'huile, vient celui des bougies. La lumière qu'elles fournissent est très-douce, très-égale; leur combustion n'exhale pas, comme celle du suif et de l'huile mal purifiée, une odeur qui porte à la tête.

Le gaz hydrogène semble plus convenable à l'éclairage des vastes appartements, des lieux publics, des salles de spectacle, des rues, etc., que des lieux circonscrits dans lesquels on se livre au travail. Sa lumière est d'une rare beauté, d'une pureté dont rien n'approche; mais son intensité, son éclat, l'oscillation qui l'accompagne, doivent produire une grande fatigue des yeux, si l'on ne mitige pas l'action de cette lumière par quelque corps transparent.

6°. De la trop grande excitabilité de l'œil; des moyens d'y remédier.

La trop grande excitabilité de l'œil est le résultat de certaines professions qui obligent à un séjour plus ou moins prolongé dans un lieu obscur. Les effets de cette trop grande excitabilité sont toutes les impressions pénibles indiquées comme signes de la fatigue des yeux, et ces impressions sont produites par une lumière un peu intense, par un travail un peu soutenu, etc. Cette excitabilité peut être portée au point de donner la sensation visuelle d'objets placés dans les lieux les plus obscurs, de faire discerner dans le faisceau des rayons solaires quelques-uns des rayons lumineux (le rouge et le violet, par exemple), qu'un œil ordinaire ne saurait isoler des autres. Le moyen de remédier à cette trop grande excitabilité est l'exercice gradué de l'œil à la lumière naturelle. Si la vue est trop sensible, on usera préalablement de lunettes colorées en bleu ou en vert, que l'on quittera pour s'accoutumer à la lumière ordinaire, toutes les fois qu'on ne sera pas exposé à une clarté trop vive; en un mot, on mettra en pratique les préceptes précédemment indiqués pour se préserver d'une lumière trop intense.

7°. *Myopie et Presbytie; moyens de remédier à ces dispositions de l'œil.*

Un homme doué d'une bonne vue distingue à la distance de six pouces, comme à celle d'un pied et demi, les caractères typographiques d'une édition ordinaire, par exemple ceux de cet ouvrage. S'il ne les voit qu'imparfaitement au delà de six pouces, il a la vue courte, il est myope; s'il ne peut les distinguer qu'à la distance de deux pieds et demi, il est presbyte.

La myopie, suivant l'opinion généralement admise, est due à la trop grande force réfringente de l'œil, c'est-à-dire au pouvoir qu'il a de réunir les rayons lumineux avant qu'ils soient parvenus à la rétine.

La presbytie est due au trop peu de force réfringente de l'œil, à l'impuissance où il se trouve de rapprocher assez les rayons lumineux, pour qu'ils forment sur la rétine le sommet du cône dont la base est à l'entrée de l'œil. Cette impuissance est une faiblesse réelle, une espèce d'atrophie de l'œil, principalement attribuée à la diminution de ses humeurs.

La myopie pouvant être, comme nous l'avons déjà dit, produite souvent par l'habitude de fixer de petits objets très-rapprochés, habitude qui résulte des professions d'horloger, de graveur, etc., etc., on préviendra cet état de la vue par un exercice continuel sur des objets éloignés. Lorsqu'on s'apercevra qu'un enfant a de la tendance à rapprocher tous les objets de ses yeux (ce qui arrive souvent à cause de l'abondance, propre à l'enfance, des humeurs qui entrent dans la composition de l'œil); on s'opposera à cette habitude, et à ce qu'il ne fixe ses yeux sur aucun corps trop petit. Lorsqu'on lui apprendra à lire, on rendra sa tête immobile, et on placera devant lui, à une certaine distance, le livre, qu'on éloignera graduellement jusqu'à ce que la vue soit rendue à la portée ordinaire. Quand l'enfant aura atteint l'âge de raison, il prendra de lui-même l'habitude de considérer les objets lointains : mille jeux pourront être mis en usage pour cet effet. Dans ses voyages, Levaillant raconte que, dans sa jeunesse, il avait la vue si faible et si basse, qu'il était obligé d'approcher très-près de son nez le livre qu'il lisait; mais que les courses, la chasse et la nécessité où il se trouva de fixer de loin les objets qu'il désirait, lui rendirent la vue aussi bonne que celle de qui que ce soit. Si l'on oppose à l'exemple de Levaillant et de mille autres, que la disparition de la myopie est un effet naturel de l'âge, qui seul produit l'aplatissement de l'œil en en diminuant les humeurs, je citerai l'exemple des peuples nomades, chez lesquels, même dans l'extrême jeunesse, il est si rare de rencontrer des myopes.

La presbytie, lorsqu'elle est due à quelque cause qui a passagèrement diminué la quantité des sécrétions du globe de l'œil, disparaît avec cette cause. Il suffit, par exemple, du retour de l'embonpoint après une grande maigreur. On peut aider, dans la presbytie qui survient chez les adultes, le retour de la vue à son point ordinaire par un exercice méthodiquement dirigé de l'œil. Dans le cas où la presbytie arrive par les progrès de l'âge, il faut se résoudre à l'emploi des lunettes.

Si les deux yeux ne sont pas égaux en force réfringente, et que cette inégalité, ne tenant point à un vice de conformation, soit telle, que l'un soit myope et l'autre presbyte, on les exercera séparément, c'est-à-dire qu'on tiendra l'un fermé, tandis qu'on fera entrer l'autre en action; ensuite, on exercera l'œil myope sur des objets éloignés, et l'œil presbyte sur des objets rapprochés.

Outre l'exercice de l'organe de la vue, il existe, pour remédier à son imperfection, des instruments analogues à ceux dont il vient d'être parlé en traitant de l'ouïe. Ces instruments sont les différents verres: on n'en doit faire usage que quand le besoin est devenu urgent; car l'exemple de la plupart des hommes qui ne se livrent à leurs travaux qu'armés d'instruments d'optique, prouve que rien n'est plus propre à détruire la vue que ces instruments. L'exemple des conscrits qui, pour se faire réformer, usaient, quelques années avant le tirage, de lunettes concaves, prouve qu'en peu de temps des yeux excellents peuvent parvenir à lire avec des lunettes destinées à constater la myopie la plus prononcée. Enfin, il existe des exemples de presbytes qui, pour avoir successivement et en trop peu de temps usé de verres de plus en plus convexes, ont été conduits, par cet abus, à ne pouvoir plus lire qu'avec des lunettes destinées aux personnes opérées de la cataracte.

Nous avons dit dans quel cas on pouvait faire usage

des verres coloriés. Ajoutons ici que ces verres ne doivent pas être fortement coloriés; car, en ne laissant passer qu'une très-petite quantité de rayons, et en n'admettant que ceux dont l'intensité est la plus faible, ils obligeraient l'œil, pour distinguer les objets, à une contention fatigante. C'est ce qui, suivant Béer, arrive aux dames qui, par coquetterie, font un usage habituel de voiles devant leur figure.

Lorsque par l'exercice des yeux sur des objets éloignés l'on n'a pu remédier à la myopie, la prothèse offre dans les lunettes à surfaces plus ou moins concaves un secours à l'aide duquel on peut voir les objets à la distance naturelle aux yeux bien conformés. Ces lunettes écartent les rayons lumineux, et les empêchent de se réunir avant d'être arrivés à la rétine et de produire une confusion dans la vision. « On choisira des verres qui permettent de lire facilement et sans fatigue à la distance de 15 pouces; on aura soin de ne les garder qu'autant qu'on en aura besoin, pour ne pas détruire l'espoir de voir un jour la vue se rétablir par les progrès de l'âge. (Sanson; art. MYOPIE, *Dictionnaire de médecine pratique.*)

Les lunettes qui conviennent dans la presbytie sont les lunettes à verres convexes; elles augmentent la convergence des rayons. On n'en doit faire usage que lorsque le point de vue commence à s'éloigner, que lorsqu'on place instinctivement les objets à une plus grande distance, afin de les mieux apercevoir; que lorsque pour les voir on les approche tout près de la lumière; enfin que lorsqu'après le moindre exercice, les yeux deviennent impropres à exercer leurs fonctions.

Il est inutile de dire que si les myopes doivent quitter leurs lunettes pour regarder les objets rapprochés, les presbytes doivent quitter les leurs pour voir les objets éloignés.

Si une personne, myope ou presbyte, fait elle-même choix de ses lunettes, elle saura bien, en les essayant, si le sommet du cône oculaire, c'est-à-dire du cône que forment les rayons lumineux dans l'œil, se trouve précisément sur la rétine, ou va plus ou moins loin; en un mot, elle pourra déterminer le point visuel de son œil, et choisir dans un grand nombre de verres de foyers différents, ceux qui lui font distinguer les objets avec le plus de netteté; mais il arrive souvent que des personnes éloignées des grandes villes ne peuvent elles-mêmes choisir leurs lunettes chez les opticiens : elles sont obligées de se servir des verres qu'on leur envoie sur l'indication qu'elles ont donnée du numéro dont elles font usage. Ce numéro désigne la distance à laquelle les rayons solaires sont rassemblés par un verre; c'est ce que l'on doit appeler le *foyer*. Si les opticiens s'assuraient, par une épreuve, du numéro de chaque verre qu'ils envoient, on pourrait ajouter une entière confiance à leurs indications numériques; mais ils inscrivent ces numéros d'après la courbure du bassin où ont été confectionnés les verres; et comme cette courbure varie souvent, les indications sont quelquefois inexactes. Il résulte de cette inexactitude que les personnes auxquelles sont envoyés ces verres, éprouvent, en s'en servant, tous les phénomènes qui résultent de l'exercice trop continu des yeux, etc. Pour remédier à cet inconvénient, les personnes chargées d'acheter les lunettes devraient elles-mêmes vérifier le numéro des verres. Pour cela, elles approcheront ou reculeront le verre, d'une surface blanche telle qu'une feuille de papier placée verticalement, jusqu'à ce que les objets éloignés soient nettement représentés sur la surface. Alors la distance qui existera entre l'image de ces objets le plus nettement dessinée possible, et le verre, constituera exactement le numéro de celui-ci. Cette distance sera mesurée par pouces, quand elle en dépassera six, et par lignes lorsqu'elle se trouvera en deçà de six pouces.

Ce procédé est propre en même temps à indiquer si les verres sont bien travaillés, s'ils sont parfaitement diaphanes. S'ils ne jouissent pas de ces qualités, ils donnent aux rayons qui les traversent une fausse direction; l'image est mal représentée sur la surface, et de pareils verres ne sont propres qu'à altérer la vue. Ce qui précède n'est applicable qu'aux verres convexes, qui exigent plus de précautions, qui sont plus indispensables et beaucoup plus usités que les verres concaves.

Lorsque les deux yeux sont inégaux, on doit donner à chaque œil un numéro approprié. Sans cette précaution, l'un des deux yeux sera toujours en action, et l'autre en repos, et l'on sait ce qu'auront de préjudiciable pour la conservation de la vue ces deux excès opposés.

Si les yeux presbytes ou myopes sont en même temps doués d'une trop grande excitabilité, on devra colorier les lunettes convexes ou concaves, comme il a été dit.

L'usage des lorgnons, qu'on ne place que devant un seul œil, est préjudiciable en ce que c'est presque toujours l'œil le meilleur qu'on exerce de préférence.

Ajoutons à ce que nous venons de dire, que les lunettes affaiblissent la vue par l'aide qu'elles lui prêtent, de sorte que, lorsqu'on est habitué à certains verres, on ne peut s'en passer sans éprouver une diminution sensible dans l'étendue de la vision. Souvent même, après un usage un peu continu de certains verres, on est obligé de leur en substituer de plus forts, pour que la vision ne s'exécute pas plus mal. Il sera donc bon, dans l'emploi des lunettes, de commencer par les numéros les moins avancés, et de ne passer à des numéros plus forts que lorsque ceux dont on se sert fatiguent l'œil. Dans ce cas, il faut prendre le numéro qui vient immédiatement après celui auquel on est forcé de renoncer.

8°. *Strabisme, et moyens d'y remédier.*

L'exercice de la vue dans le *strabisme* ou *loucher* demande des règles particulières. Les moyens que nous allons indiquer s'appliquent au strabisme par inégalité de force des muscles de l'œil. Dans les autres cas, on y a recours lorsque le traitement, dirigé vers les nombreuses causes de cette difformité, a été sans succès; car alors, bien que déterminé par une cause étrangère aux muscles de l'œil, le strabisme qui dure depuis longtemps réclame les mêmes moyens que celui qui tient à l'inégalité de force de ces muscles. Si le strabisme dépend d'un vice du globe de l'œil, ou de la perte totale du mouvement d'un de ses muscles droits, il est impossible d'y remédier par l'exercice. S'il dépend d'une irrégularité dans la direction des parois qui constituent la pyramide de l'orbite, ou de l'insertion d'un des muscles droits dans un point différent de son attache habituelle (circonstances révélées à M. le professeur Rossi par l'autopsie cadavérique de sujets affectés de strabisme congénital et morts dans l'âge adulte), il doit être soumis aux mêmes moyens que celui qui dépend d'un excès d'action d'un des muscles moteurs de l'œil.

Cette espèce de strabisme se développe presque toujours dans la première enfance, et vient de ce que l'on oblige un des muscles droits à un exercice répété, en donnant, par exemple, à l'enfant dans son berceau, une position telle que la lumière lui arrive latéralement. ou qu'il ne puisse voir que d'un seul œil les objets qui attirent son attention. Dans ce cas, si la lumière arrive à l'enfant du côté droit, le globe de l'œil de ce côté est, par un mouvement instinctif, fortement dirigé en dehors, et le muscle droit externe de l'œil droit acquiert une prédominance marquée sur le droit interne du même œil. Le moyen de remédier à cet inconvénient est de condamner au repos l'œil gauche, de faire venir la lumière du côté gauche, et de présenter de ce côté, aux regards de l'enfant, les divers objets sur lesquels on veut exercer sa vue. De cette manière, le droit interne recouvrera des forces assez considérables pour s'opposer à l'action de son antagoniste le droit externe, et l'équilibre sera rétabli.

Si les deux yeux se dirigent en dedans, on fixe sur eux deux coquilles de noix, dans lesquelles on a pratiqué un trou correspondant au milieu de l'orbite. Si l'enfant tourne la tête de côté et ne lit que d'un œil, on enlève les coquilles, on condamne un œil au repos, et on place au côté externe de l'autre orbite un objet qui invite l'enfant à tourner l'œil de ce côté. Quand cet œil a acquis une assez grande divergence, on le condamne au repos, et on use de la même pratique pour l'autre œil. Si les deux yeux divergent, c'est en dedans et sur le côté du nez qu'on place l'objet. On y fixe, par exemple, une mouche de taffetas noir.

Pour rétablir le juste équilibre entre les puissances musculaires de l'œil, M. Rossi conseille des lunettes ainsi confectionnées : les verres sont planes, d'une circonférence égale à celle de la base de l'orbite, recouverts d'un vernis noir ou d'un carton mince de la même couleur; sur chacun d'eux on pratique deux ouvertures linéaires dirigées de manière qu'elles se croisent au centre du verre dans le point qui correspond à la pupille. Une de ces ouvertures est dirigée horizontalement, tandis que l'autre est oblique dans le même sens que celui où l'œil est entraîné vicieusement, commençant du côté vers lequel le strabisme a lieu, et se prolongeant vers le côté opposé en s'élargissant progressivement, de manière à former de ce côté une ouverture arrondie de quatre à six lignes de diamètre. Par suite de cette disposition des verres de lunettes, la plus grande masse de lumière qui vient frapper l'œil pénètre par un point directement opposé à celui vers lequel il est habituellement porté; et comme les muscles moteurs de l'œil dirigent cet organe au devant de la lumière, celui qui détermine le strabisme agira alors avec une force bien moindre que son antagoniste, qui ramènera et maintiendra ainsi le globe de l'œil dans une direction opposée à celle qu'il conserve dans l'état de strabisme. En outre, par la disposition des seules parties transparentes du verre, la force contractile des muscles reprendra peu à peu son équilibre, et le strabisme se dissipera. Il est très-important que l'ouverture oblique corresponde exactement à l'obliquité causée par le strabisme; autrement on n'obtiendrait aucun résultat, ou bien, en détruisant la déviation existante, on en ferait naître une autre non moins défectueuse. Quant à la durée de l'emploi des lunettes ainsi confectionnées, elle est prolongée selon la persistance du strabisme et les progrès de l'amélioration qu'on peut obtenir. (*Mémoire de l'Académie des sciences de Turin.*)

M. Rognetta pense que les différents moyens énoncés ci-dessus, et à l'aide desquels on prétend remédier au strabisme par l'accroissement de force de ceux des muscles de l'œil supposés les plus faibles, échouent le plus souvent, parce que la cause la plus ordinaire du strabisme consiste dans une faiblesse de la rétine. Ce médecin adopte par conséquent les idées de Buffon à ce sujet. Il a néanmoins modifié le procédé curatif du grand naturaliste, en ajoutant la lecture latérale à la simple obturation temporaire de l'œil sain, conseillée par Buffon.

L'œil, dans certaines professions, dans celle des fondeurs, des forgerons, des ouvriers employés à casser les pierres qui servent à l'entretien des routes, etc., peut être exposé à l'action de corps vulnérants. Pour l'en mettre à l'abri, il suffit de recouvrir la figure d'un masque fait entièrement en toile métallique, ou d'un masque ordinaire dont les ouvertures correspondantes aux yeux sont garnies d'un tissu de fil de fer ou de cuivre. Ce masque est attaché au moyen d'une charnière au chapeau de l'ouvrier, ou fixé à la tête par un fil de fer, comme les masques d'armes.

DEUXIÈME SECTION.

HYGIÈNE DE L'ENCÉPHALE.

L'hygiène de l'encéphale n'est autre chose que la direction des fonctions exécutées par la masse nerveuse contenue dans le crâne, fonctions qui constituent ce qu'on appelle le *moral* de l'homme.

Mais quelles sont ces fonctions? comment les divise-t-on? quel est leur nombre? quelles dénominations conviennent soit aux groupes principaux qu'elles peuvent former, soit à chacune d'entre elles prises isolément?

Si l'on était d'accord sur tous ces points, nous procéderions à l'étude de la direction des fonctions encéphaliques, de suite et sans préliminaires, comme nous l'avons fait pour les fonctions des sens externes; mais il n'en est pas ainsi, et nous devons préalablement faire connaître quelles fonctions encéphaliques nous nous proposons de soumettre aux préceptes de l'hygiène.

Les fonctions qu'aujourd'hui nous rapportons à l'encéphale, et auxquelles on a aussi donné une autre source, ont assez généralement été divisées en deux groupes :

L'un comprenant tous les sentiments qui, principaux mobiles de notre conduite, nous entraînent d'une manière analogue aux besoins des organes intérieurs, et constituent ce qu'on appelle le *caractère*. On l'a désigné sous les noms de *qualités morales*, *qualités du cœur*, *qualités affectives, affections de l'âme, penchants, passions.*

L'autre embrassant toutes les facultés par lesquelles nous acquérons nos connaissances et reproduisons les diverses idées qui en sont la représentation, facultés qui comprennent les aptitudes et les talents divers, et que l'on désigne sous les noms de *facultés intellectuelles, facultés de l'esprit*, ou sous les dénominations collectives : *intellect, entendement, intelligence.*

Cette première division établie, certains moralistes, Volney, par exemple, ont fait dériver tous les actes de la première classe d'un seul sentiment, l'*amour de soi* : cette idée, admise comme vraie, n'apprend rien sur les actes si différents que l'*amour de soi* fait exécuter à l'homme, et ne nous est conséquemment d'aucune utilité pour étudier la direction de ces actes. L'homme, en effet, vole, tue, se livre aux plaisirs de l'amour ou aux inspirations de la bienveillance, poursuit la gloire, et cela, toujours par *amour de soi*, et cependant tous ces actes sont d'une nature différente. On les a donc divisés en les désignant improprement sous les noms de *passions* et d'*affections*, en affections *agréables* ou *pénibles, gaies* ou *tristes* ; en passions *qui résultent* de l'*état social*, et passions qui résultent des *besoins animaux* ; mais ces dénominations, comme ces divisions, sont également défectueuses. Les premières confondent avec les sentiments naturels l'*exagération* de ces sentiments, qui seule constitue les passions, ou leur *modification accidentelle* qui constitue les affections. Quant aux divisions, elles supposent certains sentiments résultant de l'*état de société*, comme si la source de tout sentiment et l'état social lui-même n'étaient pas le résultat de l'organisation. Nous reviendrons sur tous ces points : passons aux divisions admises pour le second ordre de fonctions de l'encéphale.

A l'exemple des moralistes, certains idéologistes, Locke, par exemple, ont réduit à une seule faculté (celle de sentir) toutes les facultés intellectuelles ; cette idée est très-juste. Mais, de même que l'*amour de soi* n'expliquait pas les actes si différents du caractère de l'homme, de même aussi la faculté de sentir n'explique en rien la variété si tranchée des actes de son intelligence. *Sentir* est un acte de la totalité de l'encéphale ; mais l'encéphale produit des actes extrêmement différents, sans doute parce que chaque partie de cet appareil *sent* à sa manière, ou plutôt ne *sent* que les impressions qui sont de son domaine, de même que chaque système nerveux des sens externes ne reçoit que les impressions qui lui sont propres, et est insensible à celles qui sont destinées aux autres sens. Le nerf optique, en effet, ne reçoit pas l'impression des sons ; le nerf acoustique, celle des couleurs.

Les idéologistes ont donc aussi compris la nécessité de diviser les actes qui constituent l'entendement. Condillac a admis comme facultés primitives, la *sensation*, l'*attention*, la *comparaison*, le *jugement*, la *réflexion*, l'*imagination*, le *raisonnement* ; M. de la Romiguière, l'*attention*, la *comparaison*, le *raisonnement* ; M. Destutt-Tracy, la *perception*, la *mémoire*, le *jugement* et la *volonté*.

Voilà où en était la science des facultés morales et intellectuelles de l'homme, lorsque Gall, qui déjà leur cherchait des signes extérieurs, s'apercevant qu'il ne pouvait vérifier, par l'observation de la nature, les facultés décrites dans les ouvrages des métaphysiciens, et reçues par la philosophie des écoles, s'arrêta à la manière commune de saisir et de nommer les divers penchants, sentiments et talents des hommes et des animaux. « Jamais, dit ce physiologiste, je n'ai entendu parler autrement d'un homme à grand talent, d'un homme d'un caractère prononcé, qu'à peu près dans ces termes : C'est un musicien-né, un poëte-né ; il a un talent inné pour les mathématiques ; il a la passion de bâtir, de voyager ; il est très-porté pour les femmes ; il a une ambition insatiable ; il est d'une fierté révoltante ; c'est un entêté, etc. » (Tome III, page 133.)

Gall se résigna donc à laisser de côté les facultés admises par les moralistes et les idéologistes, à suivre une route plus rapprochée de la nature qu'ils n'avaient pu le faire, et à tenir compte des facultés par lesquelles se distinguent communément les hommes de toutes les classes, soit dans les familles, soit dans les colléges, soit dans les différents postes qu'ils occupent ; il s'éclaira aussi de la comparaison de l'homme avec les animaux, et décrivit vingt-sept facultés fondamentales. Sans prétendre qu'il ait compris dans les facultés dont il donne l'histoire naturelle, tout ce qui a rapport au moral et à l'intelligence, nous pouvons pourtant dès à présent avancer, 1° qu'à l'aide des facultés admises par Gall, on explique plus complétement l'homme, on se rend mieux compte de ses diverses actions et des motifs de sa conduite, qu'on ne pourrait le faire à l'aide des facultés admises par ses prédécesseurs ; 2° que Gall nous paraît n'avoir admis, pour la plupart au moins des facultés qu'il décrit comme fondamentales, que celles que tout le monde reconnaît sans effort de pensée, que tout le monde est à même d'observer journellement,

dont le peuple se rend compte, par la simple observation, tout aussi bien que les gens les plus instruits; que
celles dont le plus simple bon sens ne peut contester
l'existence, et que la nature nous offre en plus ou
moins grande partie, et en des degrés plus ou moins
élevés, dans les animaux les plus rapprochés de l'homme.
Il désigna ces facultés sous les noms de : *instinct de propagation* (amour physique), *amour de la progéniture,
instinct de propre défense*, *sentiment de propriété*, *instinct de construction*, etc., etc. Nous n'achèverons pas
cette énumération de facultés, parce que nous serons
obligés de faire une histoire sommaire de celles dont
nous traiterons l'hygiène.

Mais, d'après les idées de Gall, et en admettant comme
réellement existantes les facultés qu'il décrit, que sont
donc la *perception*, l'*attention*, la *mémoire*, et les autres prétendues facultés admises par les idéologistes?
Suivant le physiologiste allemand, au lieu d'être des
facultés radicales, fondamentales, primitives, elles ne
sont que les attributs généraux des véritables facultés
fondamentales. Laissons-le parler :

« La faculté des *rapports de l'espace*, et la faculté des
rapports des tons, sont deux talents particuliers, deux
facultés primitives, fondamentales. Or, dans la faculté
des rapports de l'espace, il y a *perception*, puisqu'il
faut d'abord *percevoir* ces rapports; il y a *attention*,
sans quoi ces rapports ne fixeraient aucunement l'individu; il y a *souvenir* et *mémoire*, autrement aucun animal ne retrouverait l'endroit de son séjour; il y a *comparaison* et *jugement*, autrement l'individu confondrait un
lieu avec l'autre; et le paysagiste, qui combine ou qui
invente des sites, doit en avoir l'*imagination*. De même,

le musicien ne serait pas musicien, surtout pas musicien compositeur, s'il ne *percevait* pas les rapports des tons, s'il n'en avait ni le *souvenir* ni la *mémoire*, s'il n'en jugeait pas les rapports ou la mélodie et l'harmonie, s'il n'avait pas l'imagination pour en inventer de nouvelles combinaisons.

« Ainsi, l'attention, la perception, le souvenir, la mémoire, le jugement, l'imagination, ne sont autre chose que les divers modes d'exercice d'une faculté fondamentale quelconque. Ils sont essentiels à chacune de ces facultés, quand elles sont graduées jusqu'à la puissance de créer, jusqu'à ce que l'on appelle *génie*. Quand elles sont faibles, il y a un faible degré d'attention, de perception, de mémoire, un jugement défectueux, et point d'imagination.

« Ceci explique comment l'on peut avoir une forte attention, une perception très-facile, une mémoire tenace, un jugement extrêmement juste, une imagination inventive et brillante dans un certain talent, et être presque imbécille dans un autre.

« Il en est ainsi de tous les talents, de toutes les facultés. La perception, l'attention, le souvenir, la mémoire, le jugement, l'imagination, l'intellect, l'intelligence, la pensée, la comparaison, la réflexion, la préférence, l'entendement, ne sont donc pas des forces existantes par elles-mêmes ; elles sont nécessairement attachées à un objet, à un talent déterminé, et n'en sont que des attributs. » (Page 133.)

Ces attributs généraux manquent là où n'existe pas la faculté fondamentale, le talent déterminé dont ils ne désignent que des modes d'existence, d'activité, d'exercice. Le chien, qui n'a pas, comme le rossignol ou le merle, le talent inné de la musique, ne peut être doué d'attention, de mémoire ni d'imagination pour la musique comme le rossignol et le merle.

Ces attributs peuvent manquer relativement à une faculté, et se trouver tous réunis relativement à une autre. Un homme peut, en effet, sur un point, manquer de perception, de mémoire, de jugement, d'imagination, et jouir de tous ces attributs sur un autre point. On peut avoir de la mémoire pour les *nombres*, et n'en point avoir pour les *lieux*. On peut avoir de l'imagination pour la *peinture*, pour la *poésie*, et n'en point avoir pour la *musique*, et *vice versa*. Si le mot *imagination* désignait une force fondamentale réelle, lorsqu'un homme aurait de l'imagination pour un objet, il devrait en avoir pour tous; or cela n'existe pas.

Ce que nous disons de l'imagination et de la mémoire peut s'appliquer également aux autres attributs; ils sont comme les adjectifs, qui n'ont de valeur réelle qu'autant qu'ils sont joints au substantif, et ne désignent, nous le répétons, que les modes d'activité ou d'exercice d'une faculté quelconque.

1°. *Source des qualités morales et des facultés intellectuelles.*

Exagérant les idées de Pythagore et de Platon, les métaphysiciens imaginèrent, pour la production des seuls actes moraux et intellectuels, une entité qu'ils dotèrent de qualités négatives, qu'ils firent invisible, impalpable, impondérable, sans étendue, insaisissable, immatérielle, entité qui est encore une idée sans modèle, ou plutôt une absence d'idées, et que repousse la sévérité de la science. Par une contradiction difficile à comprendre, les mêmes métaphysiciens qui rap-

portaient les actes intellectuels si divers de l'homme
à une cause unique et surnaturelle, soutinrent que les
mêmes actes chez les autres animaux étaient le résultat
d'un aveugle mécanisme, et cela sans considérer que
la raison et l'expérience veulent que les mêmes causes
produisent partout les mêmes effets, que la bile soit
produite dans le foie du chien comme dans celui de
l'homme, et que celui-ci ne présente plus de sentiments
et d'intelligence, que parce que son cerveau a un plus
grand volume et un plus grand nombre de circonvolutions, que parce que, en un mot, la cause de ces facultés
est plus manifeste. Avec un peu d'étude de la nature, ils
eussent vu sans efforts que depuis l'animal le plus simple,
le *zoophyte*, jusqu'au plus compliqué, l'*homme*, l'accroissement insensible et gradué des facultés, de quelque
nature qu'elles soient, correspond toujours partout, et
sans exception, au perfectionnement des organes.

Si nous admettions l'opinion des métaphysiciens,
nous serions dispensés de faire l'hygiène des actes
moraux et intellectuels; car faire l'hygiène d'un acte
veut dire faire l'hygiène de l'agent qui le produit, donner le moyen de le modifier : or, il ne peut y avoir
de prise sur un principe surnaturel, immatériel : l'éducation, les préceptes de la morale, ceux de la religion,
l'influence de l'exemple, tout donc deviendrait inutile.
On voit dans quelles conséquences nous jetterait
l'admission d'un pareil principe. Mais il n'en est
pas ainsi : nous voyons, au contraire, les facultés intellectuelles et morales dans une grande dépendance
de tous ces objets. Elles se développent avec un organe, se dérangent quand celui-ci s'altère, s'affaiblissent quand il se dégrade, sont influencées quand il l'est

par un peu de café, de vin, de calorique, d'électricité atmosphérique, etc.; cessent tout à fait pendant le sommeil, s'étendent quand l'organe prend plus de développement par l'exercice, varient dans chaque individu, homme ou animal, dans chaque sexe, cessent subitement quand l'action de l'organe qui les produit est neutralisée par la compression, reparaissent quand l'organe cesse d'être comprimé, et cela sans laisser le moindre souvenir de ce qui s'est passé pendant la compression, etc., etc.

Tous les physiologistes sont aujourd'hui d'accord sur la source des *facultés intellectuelles*. Quant à ce qui est des *qualités morales*, quelques auteurs, au nombre desquels on doit citer Bordeu, Buffon, Lacaze, Cabanis, et avant eux Platon, ont prétendu en trouver la cause dans des viscères affectés aux fonctions nutritives et tout à fait automatiques. Ils ont fait dériver l'ambition du foie, le courage du cœur, etc. C'est là, suivant nous, une opinion erronée, bien qu'elle ait pour elle encore des penseurs distingués.

Gall a prouvé que l'encéphale est seul, et à l'exclusion des autres organes de l'économie, l'instrument non pas seulement des facultés intellectuelles, mais encore des qualités morales. On peut consulter dans ses ouvrages l'immense quantité de preuves dont il étaie cette opinion.

Mais cet encéphale est-il un organe unique, ou est-il composé d'un certain nombre d'organes? en d'autres termes, agit-il tout entier pour produire un acte intellectuel ou moral quelconque, ou chacune de ses parties agit-elle séparément dans la production des actes essentiellement différents dont il est l'organe? Albert-le-

Grand, évêque de Ratisbonne, Willis, Sœmmering ont laissé entrevoir cette dernière opinion ; Charles Bonnet l'a énoncée d'une manière assez précise. Les physiologistes n'en ont pas moins continué d'envisager l'encéphale comme un organe unique, et ne lui ont reconnu pour fonctions que les prétendues facultés élémentaires admises par les métaphysiciens. Alors Gall le premier a cherché à établir, d'après des observations faites sur l'homme et les animaux, que l'encéphale est composé d'autant d'organes qu'il existe de penchants et de talents essentiellement différents. Sans la pluralité des organes composant l'encéphale, comment, en effet, se rendre compte, dans le même individu, de la prédominance d'un talent, d'une faculté, et de l'infériorité des autres; du pouvoir de suspendre la fatigue de certaines facultés en en exerçant d'autres ; d'une folie partielle, c'est-à-dire roulant sur toute la sphère d'une faculté, tandis que toutes les autres sont saines; enfin, de la perte absolue d'une faculté par une lésion d'une partie de l'encéphale, tandis que les autres facultés restent dans l'état où elles se trouvaient avant la lésion, et de mille autres faits analogues à ceux-ci?

Relativement au mécanisme des opérations intellectuelles, Aristote, et, depuis lui, Bacon, Locke et Condillac, ont regardé le cerveau comme une table rase, où ne s'imprime que ce qui arrive par les sens. Cabanis a ajouté aux impressions venues des sens externes celles qui viennent, des sens internes, c'est-à-dire les impressions que donnent à l'encéphale les divers viscères. La première proposition n'expliquera jamais comment des individus, nés avec les mêmes sens, offrent des résultats si variés dans les opérations intellectuelles, surtout

quand l'éducation a été la même pour ces individus.
L'assertion de Cabanis n'ajoute guère de valeur à celle
de Condillac; car il nous vient bien peu d'idées des viscères, qui, dans l'état sain, n'avertissent l'encéphale de
ce qui se passe dans leurs actes, que lorsqu'ils ont des
besoins. Les résultats si variés que présentent les dispositions et les actes intellectuels et moraux chez les divers
individus, tiennent donc aux modifications qui existent
dans l'organisation encéphalique; et c'est encore là un
point que Gall a mis hors de doute. Les *dispositions* intellectuelles et morales sont donc innées, et les sensations diverses qui résultent d'impressions reçues par les
sens externes ou par les viscères, sont seulement pour
l'encéphale, l'occasion, l'excitant propre qui font entrer
cet organe en action.

Dans l'assignation de la source des qualités morales
et des facultés intellectuelles, Gall a prétendu aller plus
loin que ne l'avaient fait ceux de ses devanciers qui
avaient énoncé, soit vaguement, soit d'une manière po-
sitive, la pluralité des organes. D'abord il s'est efforcé
de la prouver, ainsi que je viens de le dire; ensuite il a
désigné vingt-sept parties de l'encéphale comme affectées aux vingt-sept facultés fondamentales différentes
qu'il admet. De plus, il a donné les moyens de reconnaître à la surface du crâne, et par les saillies que le
cerveau imprime à cette enveloppe le plus ou moins de
développement de ces organes, et conséquemment le
plus ou moins d'étendue des facultés auxquelles ils président. C'est là la partie des travaux de Gall sur laquelle
on ne peut se prononcer de prime-abord, et pour la
confirmation ou le rejet de laquelle il faut, comme il l'a
fait, longtemps et attentivement observer. Comme dans

cette partie il s'agit de faits et d'inductions, et non de raisonnements *à priori,* on ne peut opposer à Gall que des faits : or, toute la réfutation doit consister à lui en présenter de contradictoires à ceux qu'il émet.

Depuis Gall, la science des actes intellectuels et moraux n'est point restée stationnaire. Si ses disciples ont religieusement adopté les principes fondamentaux de sa doctrine, s'ils ont respecté la distinction si lumineuse qu'il a établie entre les facultés spéciales et leurs attributs généraux; s'ils n'ont rien retranché du nombre des facultés spéciales qu'il a admises et rien changé relativement aux parties affectées à ces facultés; ils ont pourtant modifié sa nomenclature, établi parmi les facultés spéciales une sorte de classification, ajouté quelques facultés nouvelles à celles que Gall avait admises, restreint l'étendue d'action de quelques-unes de celles-ci, donné entrée définitive dans la science à quelques facultés que Gall ne regardait point comme suffisamment établies, mais dont il avait fait pressentir l'existence; enfin, moins difficiles peut-être sur les preuves que ne l'était le maître, ils se sont hâtés d'assigner à l'exercice de ces facultés quelques portions encéphaliques dont l'usage était resté indéterminé.

Quelques-unes des modifications précitées ont peut-être, pour nous servir de l'expression de M. Leuret, *bourré la phrénologie de ridicule;* mais certainement d'autres sont un progrès réel. Ainsi, pour citer un exemple de ces dernières, le sentiment, dans la sphère d'exercice duquel Gall a compris les actes de bienveillance et de justice, a été, avec beaucoup de raison, divisé, et l'étendue de son action restreinte; car, chaque jour, on rencontre des gens très-bienveillants qui n'ont pas le moin-

dre sentiment de justice, et, *vice versa*, des gens extrêmement justes qui ne sont animés d'aucun sentiment de
compassion et de bienveillance à la vue de la souffrance
d'autrui lorsqu'elle est méritée.

Quant à l'ordre adopté aujourd'hui pour la description des facultés, c'est, à peu de modifications près,
celui que, du vivant de Gall, avait établi Spurzheim,
qui avait divisé toutes les facultés spéciales de l'encéphale en facultés *affectives* et facultés *intellectuelles*,
subdivisé les premières en *penchants* et *sentiments;* les
secondes en facultés *perceptives* et facultés *réflectives.*

2°. *Conséquence des deux articles précédents. Détermination des
attributs des facultés intellectuelles et morales.*

Des détails dans lesquels nous sommes entré sur les
doctrines des facultés morales et intellectuelles, détails
trop courts, trop imparfaits, relativement au sujet considéré en lui-même, mais trop longs déjà relativement au
genre de travail qui nous occupe, on a pu inférer, 1° que
les opinions de Gall sur les fonctions de l'encéphale
sont celles qui nous paraissent se rapprocher le plus de
la nature, et découler le plus immédiatement de l'observation; 2° qu'avant les travaux de ce physiologiste, nous
n'avions rien sur quoi nous pussions raisonnablement baser une hygiène spéciale des fonctions encéphaliques, et
que c'est là la raison pour laquelle cette partie était,
avant la première édition de notre travail, ou omise, ou
si incomplétement exposée dans les ouvrages d'hygiène,
dont les auteurs se guidaient moitié sur les abstractions
des métaphysiciens, moitié sur les opinions erronées reproduites par Cabanis; 3° enfin, que ce doit être des
facultés admises par Gall, de celles du moins d'entre

8.

elles qui ne sauraient être méconnues, que nous étudierons la direction. Il nous reste maintenant, avant d'entrer en matière, à spécifier d'une manière bien précise différents termes qu'on emploie souvent sans y attacher de signification exacte.

Nous avons à étudier l'hygiène de l'encéphale, c'est-à-dire de l'organe le plus important de l'économie, composé d'un certain nombre de parties différentes, desquelles est dépendante la manifestation de tous les actes intellectuels et moraux.

L'excitant propre de l'encéphale est toute impression capable d'être *perçue*, c'est-à-dire *reçue avec conscience* par cet organe. Mais, comme chaque faculté essentiellement différente a, de même que chaque sens externe, son organe différent, elle a aussi un excitant fonctionnel différent. Les impressions propres à mettre en jeu la vanité ne sont pas celles qui mettent en jeu l'amour.

On entend par *attribut général* ce qu'il y a de commun dans les qualités et les facultés fondamentales, comme, par exemple, l'attention, la perception, la mémoire. *Attribut général* est, pour les facultés fondamentales de l'encéphale, ce qu'est pour les corps de la nature l'expression *propriétés générales*. Ainsi, *pesanteur*, *étendue*, *impénétrabilité*, indiquent des propriétés générales des corps, et ne désignent pas des corps particuliers, comme les mots *fer*, *or*, *plomb*, etc. De même, *attention*, *perception*, *mémoire*, indiquent des attributs, mais ne désignent pas des facultés particulières, comme le font les mots *sens de la musique*, *du calcul*, etc.

Les attributs des différentes qualités morales et facultés intellectuelles sont les suivants :

Perception. C'est la réception, par une partie encéphalique quelconque, des impressions faites par les objets qui lui sont relatifs.

Attention. C'est la réaction active d'une faculté sur un objet de son domaine.

(Quand je me sers des mots *faculté* ou *qualité*, c'est comme si je disais : *partie* ou *organe encéphalique. Faculté* est en effet le pouvoir qu'a un organe de fonctionner; *faculté intellectuelle*, pouvoir qu'a le cerveau de comprendre; *faculté digestive*, pouvoir qu'a l'estomac de digérer, etc.)

Mémoire. C'est l'action par laquelle un organe renouvelle les modifications que lui ont imprimées les objets de son domaine, et cela sans nouvelle influence de la part de ces objets, ou lors même qu'ils sont absents.

Jugement. C'est l'action d'une partie encéphalique comparant entre elles les modifications qu'elle reçoit ou qu'elle réveille en elle-même, afin d'en découvrir les rapports et les effets.

Réflexion. Exercice du pouvoir qu'a le cerveau de se modifier lui-même et de considérer ses propres opérations.

Imagination. C'est le pouvoir qu'a une faculté de se former, de se créer, par sa propre énergie, par sa propre activité, des perceptions nouvelles (relatives aux objets de sa sphère), sur le modèle de celles qu'elle a reçues par l'action des objets extérieurs sur les sens.

Génie signifie à peu près la même chose : c'est le développement assez fort d'un organe pour découvrir, par sa seule énergie, les lois des objets qui lui sont relatifs.

Volonté. C'est la possibilité qu'a l'encéphale d'être disposé à l'action par des motifs, c'est-à-dire par des objets extérieurs, des idées ou des sentiments intérieurs qui font naître cette disposition.

Beaucoup d'hommes croient leur volonté parfaitement libre, parce qu'ils n'aperçoivent pas les motifs qui la déterminent, tandis qu'une volonté parfaitement libre, c'est-à-dire sans motifs, ne pourrait être le partage que d'un fou; encore me trompé-je, car ce fou a, pour se porter à des actes de folie, des motifs qui, à la vérité, sont erronés, mais qui n'en sont pas moins des motifs. Il croit voir un ennemi sur lequel il se jette, il croit être inspiré par un être supérieur, etc.: voilà les motifs qui le déterminent.

Désir. Ce mot dit moins que *volonté*; il signifie même autre chose, suivant Gall. Le *désir*, dit ce physiologiste, n'est que l'impulsion résultant de l'activité d'un seul organe, tandis que, pour qu'il y ait *volonté*, il faut le concours de l'action de plusieurs facultés intellectuelles supérieures; il faut que les motifs soient pesés, comparés et jugés, et c'est la décision résultant de cette opération qui s'appelle *volonté*.

Passion. Ce mot désigne le degré le plus élevé d'une qualité morale et même d'une faculté intellectuelle quelconque, degré porté jusqu'à l'état de souffrance (*pati*), et dans tous les cas nuisible à l'individu qui éprouve cet état.

Ce n'est ordinairement qu'à l'exaltation des qualités morales qu'on donne le nom de *passion*; cependant l'exaltation des facultés intellectuelles peut aussi être montée à un degré d'entraînement assez élevé pour faire souffrir, pour constituer une passion. Le sens du *rapport des tons*, qui constitue le talent du musicien, ne peut-il pas être excité au point de pousser l'individu qui en est doué à faire continuellement de la musique? Il en sera de même pour la poésie, etc.

Goût, *penchant*, *désir*, *passion*, expriment donc des degrés divers d'énergie d'un organe encéphalique quelconque.

Affection. C'est la modification d'une qualité morale par l'effet d'une influence venue du dehors ou née au dedans de l'individu. La *peur* est une affection de l'instinct de la *propre défense*; le *repentir* est une affection du *sens moral*; la *jalousie* est une affection pénible du sentiment de *vanité*, qui naît chez une personne à l'occasion d'une préférence dont une autre est l'objet (*voyez* ces mots dans les chapitres qui suivent). Le *plaisir* et la *peine* sont des affections communes à toutes les qualités fondamentales, parce que toutes peuvent s'exercer avec bien-être ou malaise. Et nous pouvons dire ici des affections ce que nous avons dit des passions, savoir : que les deux ordres de facultés ne peuvent, en quelque sorte, être atteintes; que, par exemple, le *sens du rapport des tons* peut être affecté désagréablement chez le musicien qui entend de mauvaise musique. L'affection est une modification propre à toute la matière nerveuse; c'est le commencement de l'état pathologique; c'est l'*irritation* de M. Broussais.

Instinct. Ce mot, dans l'acception que lui donne Gall, est un sentiment, un mouvement intérieur indépendant de la réflexion et d'une véritable volonté, une impulsion qui pousse à certaines actions un être vivant, sans que celui-ci ait une idée distincte ni de moyens ni de but.

Il y a autant d'instincts que de facultés fondamentales spéciales : l'homme et tous les animaux ont l'*instinct de propagation*; le lion a l'*instinct carnassier*; l'homme et le castor ont l'*instinct de construction*. Ce ne sont certainement point les mêmes organes qui déterminent des instincts si opposés, produisent des phénomènes si différents. Un effet particulier nécessite une cause particulière. Les instincts existent donc chez l'homme comme chez les animaux. Le mot *instinct* ne désigne donc pas une force générale créant les actes différents des animaux; il ne désigne que l'activité dès différentes facultés fondamentales.

Ce langage est différent de celui des métaphysiciens. L'instinct est, pour eux, quelque chose d'*occulte*, de *mystérieux*, qui produit *tous* les actes encéphaliques des animaux, quelque différents qu'ils soient, comme l'âme produit tous ceux de l'homme.

Maintenant que nous avons déterminé la valeur des mots qui désignent les attributs des qualités et facultés fondamentales, on peut sentir combien sont inexactes ces expressions, *passions gaies*, *passions tristes*, ainsi que ces assertions banales dans lesquelles on regarde certaines passions comme *un bien*, *une source de bien*, *une source de mal*, comme *affectant le cerveau*, comme *agissant sur le physique*, etc., etc. Une passion, n'étant que l'action trop élevée d'un organe, ne peut jamais être une disposition favorable à l'organisme, quand même ce serait la passion de la *bienveillance* (*voyez* ce mot). La qualité fondamentale, au contraire, dans son degré modéré, ne peut jamais être un mal, cette qualité fût-elle l'*instinct carnassier*, source de tant de crimes. Mais ce qui est un mal, ce qui constitue les vices, les délits, les crimes, les maladies, ce sont les exagérations des facultés naturelles, ou plutôt les actions auxquelles nous entraînent de trop grands développements organiques. Ainsi l'instinct de propagation, mouvement intérieur qui rapproche un sexe de l'autre dans le but de la procréation, est un sentiment naturel aussi nécessaire à la conservation des espèces que la sensation de la faim l'est à celle des individus. On ne peut donc nier que, contenu dans de justes bornes, il ne soit un bien : cependant le même instinct exagéré constitue un mal, un vice, qu'on appelle *libertinage*, et devient la source d'une foule de désordres. Il en est de même de *l'instinct de propriété*, sentiment naturel, et qui, porté trop loin, peut devenir passion et constituer l'avarice ou le vol, etc., etc.

5°. *Effets de l'exercice encéphalique, considéré d'une manière générale.*

L'encéphale est passible d'éducation et susceptible de perfectionnement : l'exercice le modifie profondément, lui donne une grande activité, rend faciles les actes qu'il exécute. Les parties encéphaliques les plus exercées augmentent de volume, comme les moins exercées en diminuent. Ce dernier fait est moins appréciable ici que dans les autres organes, parce que les changements dans l'organisation nerveuse sont loin d'être apparents comme dans l'organisation celluleuse musculaire, etc. Je n'ai pas besoin de dire que l'exercice de l'encéphale est nécessaire pour la conservation de l'individu et de l'espèce; ce point sera mis hors de doute à mesure que nous avancerons dans l'étude isolée des diverses facultés encéphaliques.

L'exercice de l'encéphale, porté à l'excès, produit d'abord le développement et l'excitation exclusifs de cet organe; il en dénature ensuite les fonctions, et jette le trouble dans celles du cœur, de l'appareil digestif, etc. Il est nuisible à la nutrition des muscles et à la nutrition générale, qui ne peuvent avoir lieu quand les organes nutritifs sont entravés dans leurs fonctions. Il est nuisible aux actes de tous les organes, puisque ceux-ci ne peuvent se perfectionner par l'exercice, quand l'encéphale, concentré sur l'objet qui l'occupe, les force tous à une inaction plus ou moins complète, et quand, la plupart du temps, les besoins qu'ils manifestent ne sont pas écoutés.

L'espèce de phénomène d'érection qui a lieu dans l'encéphale pendant ses exercices divers, portés trop loin, détermine une irritation qui se manifeste de mille manières et à mille degrés différents. Chaleur, douleur de tête, phlegmasie aiguë ou chronique, folie, paralysie, apoplexie, et même épilepsie, tels sont les phénomènes qui peuvent survenir dans l'encéphale, suivant l'espèce d'impressions et leur manière d'agir lente ou rapide.

Les autres effets de l'exercice encéphalique porté à l'excès ont lieu dans les divers points de l'économie. Le premier de tous est une irritabilité plus grande de toutes les parties, tant de celles qui concourent aux fonctions de nutrition que de celles qui concourent aux fonctions de relation. Les viscères, comme les sens externes, deviennent susceptibles. A ces effets se joignent la faiblesse des muscles, la langueur ou le trouble des fonctions viscérales. Les organes thoraciques et abdominaux deviennent le siége d'affections d'autant plus difficiles à guérir qu'elles se forment plus lentement et qu'on y donne moins d'attention. Elles restent longtemps sans produire de fièvre, amincissent, épaississent, en un mot, désorganisent les tissus.

L'encéphale réagit de préférence sur ceux des viscèrès qui sympathisent le plus avec lui, et surtout sur ceux qui sont le plus irritables. Ainsi, chez les individus doués du tempérament sanguin, ce sont les poumons et le cœur qui deviennent malades; chez les bilieux, ce sont l'estomac, le duodénum, le foie, qui s'affectent de préférence; chez les lymphatiques, les glandes mésentériques, et même quelquefois les glandes lymphatiques sous-cutanées. J'ai vu chez quelques personnes l'intestin s'irriter et la diarrhée continuer, tant que durait le travail intellectuel d'une manière trop active. Ce dernier cas est le plus rare.

Si l'encéphale, au lieu d'être exercé longtemps, est modifié subitement par une impression forte (*affection*), les phénomènes sont différents, ou plutôt la marche en est rapide, instantanée; elle revêt un caractère aigu. Ainsi, le cerveau, au lieu de s'échauffer et de s'irriter graduellement, devient de suite le siége d'une congestion qui peut donner la mort, comme le ferait un coup de massue; le cœur, au lieu de devenir lentement anévrysmatique, peut se rompre dans une palpitation violente; les petits vaisseaux du poumon, au lieu de rester longtemps injectés, peuvent se déchirer; enfin, l'estomac, le foie et même l'intestin peuvent manifester les plus grands désordres : il n'est pas jusqu'aux reins qui ne puissent être affectés. La mort arrive d'autant plus subitement que les organes qui auront le moins résisté au choc reçu ou transmis seront plus importants.

Il est impossible de préciser davantage les effets de l'exercice encéphalique porté trop loin, quand on se borne à l'envisager d'une manière générale. Il y a une différence trop immense entre l'état de l'encéphale mis en jeu par les impressions qui produisent la manifestation des actes moraux, et l'état de l'encéphale mis en exercice par les impressions qui donnent lieu à la manifestation des actes intellectuels.

L'inaction des organes encéphaliques rend leurs actes difficiles, et aucun usage n'est plus pernicieux aux facultés intellectuelles, que ces longues vacances qu'on donne dans les grandes institutions publiques. L'inaction encéphalique intellectuelle et morale ne se rencontre jamais complétement que chez un individu tout à fait idiot; mais quand l'encéphale forme rarement des combinaisons intellectuelles, quand ses actes moraux ne s'élèvent jamais à l'état de passion, quand il n'est pas ou presque pas susceptible d'éprouver ces modifications passagères appelées *affections;* quand, en un mot, il existe inactivité intellectuelle et morale, les fonctions assimilatrices possèdent alors la plénitude d'énergie que partageait ou que leur enlevait l'encéphale, dans les circonstances opposées. L'appétit est toujours complaisant, la digestion facile, le sommeil parfait, le pouls plein et régulier. C'est ce que l'on observe plus particulièrement chez l'enfant au berceau, dont les occupations consistent à boire, manger et dormir.

Mais ce dernier état doit cesser d'exister quand l'organisation est complète. L'homme se doit aux liens de la famille et à ceux de la société, parce que ses facultés sont disposées pour ce but (voyez *Sociabilité*). Il doit donc choisir un juste milieu entre les extrêmes opposés, et sagement combiner les exercices des facultés intellectuelles et des qualités morales avec ceux des organes de la locomotion et des viscères. Alors il n'en résulte aucun inconvénient pour l'économie, et l'on tend vers la seule perfection désirable. A combien d'avantages pour la santé, pour le bonheur et pour l'embellissement de la vie, ne faudrait-il pas renoncer s'il fallait laisser dans l'inaction les qualités morales, et négliger la culture des facultés intellectuelles!

On avance généralement que l'exercice de l'encéphale affaiblit les forces musculaires et les forces nutritives : c'est son abus seul qui cause cet affaiblissement; car, en alternant les deux espèces d'exercice, on trouve le moyen de fortifier à la fois les deux ordres d'organes. Il y a plus : c'est que, si l'exercice des muscles est nécessaire pour les rendre forts, celui de l'encéphale ne l'est pas moins, je ne dis pas pour utiliser la force, ceci est trop clair, mais pour que la force, quelque grande qu'elle soit, ne fasse pas défaut dans certaines occasions. Ainsi, par exemple, si l'observation a démontré que les forces sont quelquefois anéanties par la peur poussée à l'extrême, n'est-il pas avantageux, pour prévenir un aussi fâcheux effet, d'exercer et de développer le sentiment du courage par une éducation cérébrale appropriée? Cette opinion sera mise hors de doute aux articles *Instinct de propre défense* et *Vanité*.

Mais quand l'exercice de l'encéphale, alterné avec celui des muscles, s'opposerait au développement d'une constitution athlétique, ce qui peut être vrai, serait-ce une raison pour renoncer à établir le plus possible l'équilibre dans les forces organiques? Non : cet équilibre seul fonde la santé et le bonheur : les développements partiels et extraordinaires de certains organes s'opposent à l'un et l'autre. Les peuples barbares et les nations qui croient avoir reculé la civilisation jusqu'à son dernier période, tombent les uns et les autres dans l'extrême. Chez les premiers, la perfection des forces musculaires et des sens externes est le premier mérite ; chez les seconds, le premier rang est départi au plus grand perfectionnement que puissent atteindre les facultés intellectuelles. Dans l'un et l'autre cas, le bonheur est limité par l'exercice trop borné des facultés ; la destination de l'homme n'est pas remplie, et le problème de son perfectionnement n'est pas résolu.

L'homme qui médite n'est pas un animal dépravé, comme le prétend Rousseau. Si ce philosophe eût dit : « L'homme qui ne fait autre chose que méditer, etc., » l'assertion serait vraie, tandis qu'elle n'est que paradoxale, puisque l'homme a un cerveau pour méditer, comme il a un estomac pour digérer.

Il n'est pas seulement utile d'alterner l'exercice de l'encéphale avec celui des muscles, il est encore utile d'alterner entre eux les exercices des différentes facultés encéphaliques, de varier l'objet des travaux intellectuels. C'est le moyen de donner aux différentes parties de l'encéphale le repos et l'action qui leur sont nécessaires, et d'économiser beaucoup de temps.

Avant d'entamer la direction spéciale des facultés fondamentales, disons que, si beaucoup d'elles se manifestent dès l'enfance, d'autres ne se manifestent que plus tard ; que, quelle que soit l'époque de leur manifestation, il importe d'abord qu'on se pénètre bien de ces vérités : que l'exercice ne crée aucune faculté, mais suppose l'existence de celle-ci, puisqu'on ne saurait exercer ou mettre en action ce qui n'existe pas ; ensuite qu'on ne doit tenter la direction d'aucune faculté sans que le plus ou moins de développement qu'elle manifeste, n'ait été apprécié et jugé dans l'état le plus parfait de liberté et d'indépendance. Pour savoir si vous devez développer ou réprimer chez un enfant l'*instinct de propre défense* ou bien la *vanité*, il faut que vous ayez laissé manifester en liberté ces sentiments, sans quoi vous vous exposerez à réprimer ce que la nature aura déjà fait trop faible, ou à développer ce qu'elle aura fait trop fort. Laissez donc l'enfant donner en liberté les premières manifestations de son caractère, de ses dispositions morales ou intellectuelles, après quoi vous ajouterez ou vous retrancherez. Mais ne hâtez rien : commencez par observer les dispositions de votre élève, et ne jugez jamais des siennes par les vôtres propres.

REMARQUE RELATIVE AU NOMBRE DES FACULTÉS DONT L'HYGIÈNE VA ÊTRE TRAITÉE, ET A L'ORDRE SUIVI.

L'appareil encéphalique préside à plus de fonctions que je n'en devrai mentionner. Pour s'en convaincre, il suffit de se rappeler que cet appareil est l'aboutissant de toutes les sensations, et qu'il perçoit toutes les impressions. Il doit donc exister dans l'encéphale, 1° des parties correspondantes à chacune des impressions que fournissent les sens externes, donnant, par exemple, la connaissance du chaud, du froid, de la pesanteur, de la résistance, de l'étendue, des couleurs, de la configuration, etc.; 2° des parties percevant les impressions nées dans certains viscères, par exemple dans l'estomac, par la privation d'aliments; dans le pharynx, par la privation de boissons, etc., et ordonnant des actes relatifs à l'accomplissement de ces besoins, présidant, par exemple, au choix des divers aliments, etc.; 3° des parties manifestant quelques sentiments ou facultés reconnus, depuis les travaux de Gall, comme essentiels à l'explication de certains phénomènes présentés par l'homme intellectuel et moral, comme, par exemple, le sentiment de l'espérance, l'instinct qui indique aux animaux à peine nés le lieu de leur séjour, qui fait chérir à l'homme son pays natal, la faculté qui donne l'ordre ou l'esprit méthodique, etc., et un certain nombre d'autres.

Mais d'abord l'hygiène de quelques-unes de ces actions organiques a été ou sera rattachée à celle des appareils qui leur donnent lieu; ensuite, pour beaucoup de bons esprits encore, manque, par rapport à l'existence de certaines autres récemment admises, l'évidence démonstrative; enfin, l'hygiène de beaucoup d'actes encéphaliques, de ceux qui se rattachent par exemple à la classe des facultés intellectuelles, n'exige aucun précepte spécial et qui ne se déduise facilement de ce que nous avons exposé sur les effets de l'encéphale considéré en général.

Nous ne voulons pas être accusés de passer, à dessein, sous silence les travaux de quelques observateurs modernes, parmi lesquels nous comptons des amis; mais les limites physiologiques de ce travail sont déjà fort étendues, et nous ne devons tracer l'hygiène que des facultés les plus généralement reconnues, et de celles surtout qui, par leur bonne ou leur mauvaise direction, exercent le plus d'influence sur la santé. La direction des autres rentre plus naturellement dans le ressort des livres élémentaires d'éducation. Nous renvoyons, pour leur histoire naturelle, aux ouvrages de phrénologie de Spurzheim et de MM. Georges Combes, Ottin, Fossati, Vimont, Broussais, etc., ou à la nature même, toujours à la portée de tout le monde, puisque, pour cet objet, on peut l'observer tout aussi bien dans les salons que dans les amphithéâtres.

Quant à ce qui est de l'ordre dans lequel nous examinerons les diverses actions encéphaliques, celui de Gall, pour l'objet qui nous occupe, vaut tout autant que celui de Surzheim, suivi, à bien peu de modifications près, par les phrénologistes, et nous ne voyons pas l'utilité de changer celui que nous avons admis dans notre première édition.

CHAPITRE Ier.

De l'instinct de la propagation.

Cet instinct est celui qui, dans chaque espèce animale, sollicite les individus de sexe opposé à se rapprocher pour effectuer l'œuvre de leur reproduction. La nécessité de cet instinct, aussi indispensable à la conservation des espèces que la sensation de la faim l'est à celle des individus, est trop évidente pour que nous nous arrêtions à prouver qu'il est indépendant de l'éducation, des circonstances extérieures, etc. Je pense que personne ne contestera à Gall que l'instinct de propagation ne soit véritablement une faculté fondamentale. Elle est, en effet, indépendante des autres facultés, se manifeste plus tard et disparaît plus tôt qu'elles, peut être seule active au milieu des autres, ou seule languissante, etc.

On ne peut faire dépendre l'instinct de propagation des organes génitaux externes; car bien des différences dans ces organes n'en apportent aucune dans le penchant; car on a vu souvent des enfants qui n'ont point ces organes développés, et chez lesquels il n'existe aucune sécrétion, être portés impérieusement vers un sexe opposé au leur, et s'adonner aveuglément à l'exercice de la volupté; des vieillards chez lesquels la source du

prétendu excitant est tarie, être tourmentés par des désirs que le flasque rétrécissement de leurs parties sexuelles
ne permet plus de satisfaire; des castrats et des eunu-
ques continuer de rechercher avec ardeur les jouissances
vénériennes; des femmes privées, par vice de conformation primitive, d'ovaires et de matrice, n'en ressentir
pas moins l'aiguillon de la chair, etc. C'est sur ces faits
et mille autres semblables, que Gall s'appuie pour ranger
l'instinct de propagation au nombre des forces fondamentales encéphaliques. Georget a soutenu cette opinion, en démontrant, dans sa *Physiologie du système
nerveux*, la manière dont naissent la plupart du temps
les désirs vénériens.

Gall regarde le cervelet comme l'organe de l'instinct
de propagation, et voici quelques-uns des faits sur lesquels il fonde son opinion. Les animaux dont la propagation ne s'effectue pas par le concours des deux
sexes n'ont rien qui ressemble au cervelet. La partie
encéphalique, placée immédiatement au-dessus de la
moelle épinière, n'existe que chez les animaux qui se
reproduisent par accouplement, et qui conséquemment
doivent avoir l'instinct dont nous traitons. Il y a une
parfaite coïncidence entre l'époque à laquelle l'instinct
de propagation se manifeste et le développement du
cervelet. Il y a dans chaque espèce animale et dans chaque individu un rapport entre le volume du cervelet et
l'énergie du penchant: il en est de même dans chaque sexe;
aussi le mâle a-t-il toujours le cervelet beaucoup plus
volumineux que la femelle, et le penchant beaucoup
plus impérieux. Le développement du cervelet est arrêté
par la castration pratiquée dans la première jeunesse;
si la castration a lieu à une époque où le cervelet est

en grande partie développé, elle n'empêche pas toujours la manifestation de l'instinct de propagation, ni ne détruit la faculté d'exercer le coït. En général, cependant, toutes fois qu'on a enlevé un testicule à un animal de quelque espèce qu'il soit, le lobe du cervelet du côté opposé (il y a entrecroisement des fibres qui remontent de la moelle épinière pour former le cervelet) s'atrophie visiblement, ou est altéré dans sa substance, d'une manière quelconque. Des blessures du cervelet ont rendu impuissant, ont éteint les désirs amoureux, ainsi que le prouvent les observations de M. le baron Larrey, consignées dans l'ouvrage de Gall. Des lésions d'un côté du cervelet ont visiblement modifié la nutrition du testicule correspondant, etc., etc. Les faits précédents expliquent pourquoi des vésicatoires placés à la nuque irritent les parties génitales, pourquoi des applications réfrigérantes, faites au même lieu, deviennent d'excellents moyens contre le priapisme, le satyriasis, la nymphomanie; pourquoi les pendus ont de violentes érections; pourquoi, chez les hommes morts d'une apoplexie occasionnée par les efforts d'un coït trop voluptueux, on trouve presque toujours du sang épanché dans le cervelet; pourquoi, d'après les observations de M. Serres, confirmées, depuis leur publication, par celles de beaucoup d'autres médecins, les personnes atteintes d'apoplexie ou d'inflammation cérébelleuse meurent en érection, etc., etc.

C'est d'après une multitude de preuves de cette nature, que Gall établit que le cervelet est l'organe de l'instinct de propagation; que les parties sexuelles, différentes dans les deux sexes, ne sont destinées qu'à l'exécution de la fonction; qu'on reconnaît à l'extérieur

de la tête le développement du penchant par la largeur
et le renflement de la nuque, plus bombée chez les
mâles que chez les femelles, chez les animaux non châtrés, les taureaux, par exemple, que chez les animaux
châtrés de jeune âge.

Historien seulement, et rien de plus, pour ce qui a
rapport à l'assignation des organes, je dois dire que
si, depuis la publication des écrits de Gall, beaucoup d'observations ont encore concouru à établir
que le cervelet a des rapports avec les organes génitaux, il est aussi quelques faits et quelques autorités qui sont moins favorables à cette opinion. Ainsi,
Béclard citait dans ses leçons plusieurs exemples de
lésions du cervelet sans phénomènes d'excitation des
organes génitaux; M. Olivier (d'Angers) a rapporté
des cas d'érection du pénis dans les lésions trau-
matiques de la moelle épinière, sans altération du
cervelet; M. Duplay (*Archives de Médecine*, no-
vembre 1836) a rapporté quatre cas de maladies du
cervelet observées chez des hommes, savoir, un ramollissement dans le lobe gauche, un ramollissement du
lobe droit, un kiste rempli de pus, développé dans l'hémisphère gauche, des tubercules dans le lobe gauche
coïncidant avec des tubercules dans les poumons, sans
que, dans aucun de ces quatre cas, ce médecin ait observé de phénomènes particuliers du côté des organes
génitaux. M. Rolando (de Turin) regarde le cervelet
comme la source de toutes les contractions musculaires,
parce que les mouvements diminuent en raison de la
quantité de cervelet enlevée, et cessent tout à fait quand
tout l'organe est enlevé. L'expérience faite par M. Rolando ne serait pas, il est vrai, concluante contre Gall,

même quand le résultat signalé se représenterait toujours; mais, d'ailleurs, M. Magendie fait voir, dans ses
cours, des animaux auxquels il enlève le cervelet et qui
exécutent des mouvements très-réguliers, qui, par
exemple, quand on leur met un flacon de vinaigre
sous le nez, se le frottent avec leurs pattes de devant.

Quoi qu'il en soit du siége de l'instinct de la propagation, quel qu'en soit l'organe dans l'encéphale,
comme cet instinct n'en est pas moins pour tout
homme de bon sens une faculté fondamentale réelle,
j'en dois examiner les effets et la direction dans toutes
les circonstances possibles. J'étudierai ici les effets de
l'instinct et de l'acte auquel il conduit, afin de traiter de suite tout ce qui, dans la reproduction, est du
domaine des fonctions de relation, et de ne laisser
pour la seconde partie de mon travail que ce qui, dans
les actes de la même fonction, rentre tout à fait dans
les fonctions végétatives. Je n'ai pas besoin d'avertir le
lecteur qu'il ne peut être question dans ce chapitre, des
effets et de la répression de ces attachements portés à
l'extrême, qu'on appelle *amour violent, passion de l'a-
mour*, etc. C'est d'un sentiment tout différent que nous
traitons; c'est de celui que, dans le langage du monde,
on nomme improprement *amour physique, amour des
sens*.

L'organe que l'on assigne à l'instinct de propagation
n'acquiert tout son développement et ne remplit la
fonction qui lui est départie, que beaucoup plus tard
que les organes étudiés dans les chapitres précédents.
Les fibres nerveuses du cervelet sont même, de toutes
celles de l'encéphale, les dernières à se montrer bien
distinctes. C'est ordinairement à l'age de douze à seize

ans que l'organe a acquis le développement suffisant pour produire ce penchant qui entraîne les deux sexes l'un vers l'autre. Son plus haut degré de développement n'est acquis que de la dix-huitième à la vingt-sixième année : ce développement varie, au reste, selon les climats, selon les individus.

L'excitant propre de l'instinct de propagation est, chez l'homme, la femme; et réciproquement, chez la femme, est l'homme.

1°. *Effets de l'instinct de propagation dans ses divers degrés de développement.*

Le but de l'instinct de propagation contenu dans de justes bornes ne saurait être méconnu; c'est sur cet instinct que reposent l'existence et la durée des espèces, et l'on peut juger quel intérêt le créateur attache à leur conservation, par le seul degré de plaisir qu'il a attaché, dans tous les êtres, à l'acte sans lequel elle ne saurait avoir lieu. Vainement quelques philosophes de l'antiquité, véritables apôtres du néant, ont voulu flétrir des épithètes d'*impurs, grossiers, sensuels, animaux*, les plaisirs que cet instinct fait goûter à l'homme; vainement ils ont honoré du nom de *vertu* la transgression de l'une des plus douces lois de la nature et du premier commandement fait aux êtres créés : *Fructifiez et multipliez, et remplissez la terre* (GENÈSE, chap. 1, vers. 28). Les individus ne s'en reproduiront pas moins éternellement, parce que les rêveries creuses de quelques hommes doivent s'écrouler devant les lois immuables de la sagesse divine; parce que la nature n'a point donné d'organes pour ne point entrer en fonction, parce qu'elle n'a point placé sans but, dans le monde, les excitants propres de ces organes ; parce qu'elle n'a point, pour se jouer de l'homme et pour qu'il trouvât son malheur dans la satisfaction d'un besoin naturel, attaché à l'accomplissement de la fonction la plus importante pour elle, le plus enivrant de tous les plaisirs.

Mais si l'instinct de propagation, développé dans de justes mesures, est un don précieux fait à l'homme pour devenir un germe de vie et une source de bonheur, le même instinct, lorsqu'il n'est pas contenu dans de justes bornes, a des effets bien différents. Il dégénère en lubricité désordonnée, en véritable manie ; il n'est pas nuisible seulement à la santé des individus, il l'est encore à celle de leur postérité : enfin, il produit le libertinage, l'adultère, l'inceste et autres turpitudes moins fréquentes heureusement de nos jours que chez nos aïeux, vérité dont on peut se convaincre en consultant l'histoire, et principalement en lisant l'article *Libertinage* (*Dictionnaire des Sciences médicales*), dû à l'érudition de M. Virey.

Les individus chez lesquels l'instinct dont nous nous occupons est nul, comme les enfants et quelques adultes, sont tout à fait indifférents pour les femmes. Gall rapporte à ce sujet plusieurs observations prises chez des individus dont les organes génitaux étaient parfaitement conformés.

2°. *Effets des plaisirs de l'amour, pris dans de justes mesures.*

Le premier point qui doit régler la mesure dans laquelle l'homme doit user d'un agent quelconque est le *besoin.* Les plaisirs de l'amour ne doivent donc être goûtés que lorsque l'homme en éprouve un véritable besoin; mais ce besoin doit venir naturellement et n'être pas éveillé par des excitants intérieurs, par des caresses indiscrètes, des images et des lectures lascives, des spectacles voluptueux, des conversations obscènes, etc. Sans cette précaution, le besoin trop souvent renouvelé donne lieu à des jouissances trop souvent répétées et aux effets nuisibles que nous en verrons résulter. Mais quels signes annoncent le besoin de la copulation? Lorsqu'un homme est parvenu à l'âge de puberté, et qu'il s'est écoulé un intervalle plus ou moins long, selon l'organisation de l'individu, son tempérament, son genre d'occupation, la nourriture dont il fait usage, etc., depuis qu'il n'a éprouvé la sensation vénérienne, toutes ses pensées lui rappellent cette sensation, toutes ses idées sont absorbées par le désir de la renouveler. Il est tourmenté pendant la nuit par des érections continuelles; son sommeil est agité, souvent perdu; il éprouve un désir brûlant de s'approcher des femmes; toutes lui paraissent ravissantes. La moindre partie de leurs formes, restée à découvert, enivre ses regards; leur approche fait palpiter son cœur et circuler dans ses membres un feu dévorant. Tels sont à peu près les phénomènes qui indiquent un véritable et urgent besoin de copulation.

Si ce besoin est satisfait, tout rentre dans le calme. Ainsi, les plaisirs de l'amour pris dans les circonstances que nous venons de mentionner, éteignent des désirs qui troublaient la raison, rendent aux facultés intellectuelles la possibilité de s'exercer et ramènent le sommeil. D'agité qu'il était, il redevient paisible et réparateur; enfin, l'économie entière, qui était dans un

état d'excitation, de souffrance, est rendue à une tranquillité parfaite.

5°. *Effets d'une trop grande continence.*

Tous les organes sont créés pour être exercés. S'ils ne
le sont pas, ils tombent dans l'atrophie; la fonction dont
ils étaient les agents s'éteint; l'homme ne jouit plus
du complément de ses facultés. Cette règle générale serait tout à fait applicable à l'exercice de la copulation,
si, en condamnant à l'inaction les instruments destinés
à l'accomplissement de la fonction, on pouvait en même
temps faire taire les désirs, les penchants, l'impulsion
qui entraînent à l'union des sexes. Dans ce cas, l'homme
jouirait du repos, et tout l'inconvénient qui résulterait
de la continence, qui porte alors le nom de *chasteté*,
serait la perte d'une faculté, serait l'inaptitude à la génération. Les testicules s'atrophieraient, si on en croit
les observations de Haller, faites sur de pieux cénobites,
et celles de Galien, faites sur des athlètes, qui les uns
et les autres observaient la continence et se gardaient
d'aucune pensée voluptueuse.

Mais il n'en est point toujours ainsi, et un autre cas
se présente. Il existe une autre espèce de continence,
qui est un état violent par lequel on résiste au penchant
qui porte au plaisir de l'amour. Cette continence, résultat de la morale d'un peuple et de ses croyances religieuses, consiste donc à s'abstenir des plaisirs de l'amour,
quand on sent le plus grand besoin de s'y livrer; c'est
là la continence qui, quand elle est observée par un
sujet bien organisé sous le rapport de la faculté géné-
ratrice, produit les plus déplorables résultats. Ceux-ci

seront d'autant plus prononcés, que la partie encéphalique qui préside à l'instinct de propagation sera plus développée; que le sujet sera doué d'un tempérament plus énergique, comme le bilieux et le sanguin; que la diversion produite par les exercices musculaires ou les travaux intellectuels sera plus faible; que les causes qui portent à l'amour se présenteront plus fréquemment; qu'enfin l'individu aura déjà usé de la jouissance vénérienne, tous les actes nerveux ayant la plus grande tendance à devenir des habitudes difficiles à surmonter.

Dans ces circonstances, on remarque les effets suivants, qui pourtant sont loin d'exister chez tous les individus. Les érections sont presque continuelles, les testicules deviennent très-irritables, et la moindre cause y produit une inflammation; la nuque devient chaude, brûlante, ainsi que je l'ai observé sur plusieurs célibataires déjà avancés en âge, qui, pendant la nuit, se trouvaient dans un priapisme continuel; l'homme est en proie à des désirs effrénés qui le dévorent, qui ne lui laissent aucun repos ni nuit ni jour. Son attention ne peut bientôt plus être détournée des images voluptueuses qui le poursuivent. Il tombe alors dans une manie partielle, qui dégénère souvent en manie générale, puis est suivie de la mort. D'autres fois, au lieu de monomanies et de manies, il survient d'autres maladies aiguës, des apoplexies du cerveau, et particulièrement du cervelet, etc. Tels sont en général les accidents qui résultent d'une trop grande continence.

4°. *Effets d'une incontinence immodérée.*

« Les plaisirs de l'amour, dit Georget, pris immodérément, et lorsque les organes nerveux n'ont pas acquis
le complément de leurs forces, ou sont mal disposés
pour supporter l'ébranlement qui les affecte, détério-
rent les facultés de ces organes, et par suite de toute
l'économie, occasionnent des maladies graves, ou bien
rendent telles celles qui chez tout autre individu ne
seraient que locales ou sans symptômes cérébraux très-
inquiétants.... Comme toutes les affections morales vives
et soutenues, ils augmentent l'irritabilité cérébrale, et
causent les vapeurs hystériques, l'hypochondrie, la
chlorose, la folie, la démence, l'épilepsie [1]. »

Les organes des sens partagent cette irritabilité maladive; les nerfs ne peuvent être étrangers à l'irritabilité
encéphalique. La vue s'affaiblit, les yeux deviennent
ternes, se couvrent de larmes, sont importunés par
l'éclat de la lumière, sont tourmentés par des bluettes,
des objets qui semblent voltiger devant eux, et finis-
sent quelquefois par cesser leurs fonctions : ce dernier
effet n'est pas rare chez les hommes qui se livrent aux
plaisirs de l'amour dans un âge avancé. Tissot cite un
homme de soixante ans, devenu aveugle trois semaines
après avoir épousé une jeune femme. M. Réveillé-Parise
cite un sexagénaire mis en huit jours dans le même
état par une jeune Messaline italienne. L'ouïe s'affaiblit
comme la vue, et l'oreille est quelquefois tourmentée de
bourdonnements. Les muscles deviennent faibles; c'est

[1] *Physiologie du système nerveux*, t. I, p. 394; Paris, 1832.

le plus fréquent inconvénient de l'excès vénérien : c'en est le moindre, si la faiblesse n'est pas causée par une irritation viscérale, ce qui a souvent lieu.

Les fonctions assimilatrices sont loin d'être soustraites aux troubles qui agitent toute la vie de relation. Les digestions sont perverties; les aliments, mal digérés, ne sont point absorbés : de là une nutrition incomplète, une grande maigreur. Les fonctions pulmonaires et cardiaques, fréquemment troublées par les secousses qui résultent du coït immodéré, donnent lieu à des hémoptysies, à des pneumonies aiguës ou chroniques, selon les individus, et aux anévrismes, maladies qui surviennent toujours par l'appel du sang, pendant le coït, dans les tissus du poumon et du cœur.

Chez les vieillards, souvent les accidents cérébraux ne donnent pas le temps aux troubles de la vie organique de se manifester. Des apoplexies foudroyantes leur ravissent la vie au sein même des jouissances qui la donnent, ou bien la démence sénile vient anéantir chez eux les plus nobles facultés.

Je dois observer que les plaisirs de l'amour n'occasionnent tous ces accidents que lorsqu'ils sont pris immodérément et dans un temps peu opportun; car leur effet le plus ordinaire, même quand ils sont fréquemment renouvelés, n'est souvent autre que celui que produit l'exercice trop continu des autres facultés encéphaliques, c'est-à-dire l'excitabilité du système nerveux et l'épuisement du reste de l'économie. Observons aussi qu'il est au moins inexact, pour ne pas nous servir d'une autre expression, d'attribuer aux pertes de liqueur séminale les accidents occasionnés par les excès vénériens. Ces accidents ne sont dus qu'à la fatigue, aux secousses, à la surexcitation qu'éprouve l'encéphale, et qu'il fait partager au reste de l'organisme. Depuis qu'on n'attribue plus aux prétendues propriétés merveilleuses de la sécrétion spermatique les accidents énoncés, on se rend compte de leur mode d'action, et l'on peut mieux trouver les vrais moyens d'y remédier.

Les excès vénériens, comme tous les autres actes encéphaliques, peuvent être soutenus au moyen d'excitants, et voilà ce qui fatigue le plus. Ensuite, comme toutes les facultés s'influencent réciproquement, ils peuvent être prolongés par l'aide que la *vanité* ou l'*attachement* prêtent à l'instinct de propagation. C'est, par exemple, un jeune vaniteux qui veut prouver à sa maîtresse combien il est puissant dans les combats de Vénus; c'est un vieillard débile qui, craignant l'abandon et le mépris de la jeune épouse qu'on lui a sacrifiée, veut montrer qu'il peut encore faire entendre le chant d'amour quand l'âge de la retraite a sonné; enfin, c'est un homme dominé par un préjugé universellement répandu, qui croit naïvement devoir, pour s'attacher une femme, satisfaire de prétendus désirs qu'il lui suppose. Voilà encore autant de causes d'épuisement.

5°. *Effets de la masturbation; signes qui la font reconnaître.*

Georget pense que la plupart des auteurs, et entre autres Tissot, ont beaucoup exagéré les effets de la masturbation; que la cause de cette exagération vient de ce qu'on n'a constaté ceux-ci que lorsqu'ils méritent de fixer l'attention du médecin : d'où l'on a inféré que le vice de la masturbation n'existe que lorsqu'il se présente entouré du cortége effrayant que certains auteurs lui ont donné. Suivant celui que nous citons, il est peu de personnes qui ne se soient adonnées à la masturbation, et la plupart n'en éprouvent point de grands inconvénients, si elles ne s'y livrent point avec excès : les enfants s'adonnent ordinairement depuis long-temps à la masturbation quand on s'en aperçoit ; aussi les signes suivants, donnés par Georget, ne sont-ils propres à faire reconnaître que l'excès dans le vice. « Les petits enfants de quelques années, dit-il, sont pâles, malingres, maigres, quoique mangeant beaucoup ; ils ont la tête souvent chaude et douloureuse, les pupilles dilatées : le gland du garçon et la vulve de la fille sont ordinairement rouges et écorchés. J'ai vu une petite fille être affectée d'une inflammation assez intense de cette partie. Si l'on ignore la véritable cause de ces désordres, on les attribue le plus souvent à la présence des vers, et l'on médicamente en conséquence ; les accidents ne font qu'augmenter. Il survient des convulsions ; l'appétit et la digestion se dérangent, et une cachexie consomptive les entraîne au tombeau. Les enfants de dix, douze ans et plus, sont pâles, débiles, solitaires, peu aptes aux travaux de l'esprit ; les filles ont des fleurs blanches, des gastralgies. Un accident très-fréquent, et qui ne m'a jamais trompé sur sa nature, ce sont des palpitations de cœur, accompagnées de gêne dans la respiration, de légers étouffements. Quelquefois d'autres symptômes hystériques ou hypochondriaques s'adjoignent à ceux-là : le moral tourne aux affections tristes ; les pleurs viennent souvent et sans sujet ; des syncopes, des tremblements partiels ou généraux se manifestent à la moindre contrariété et souvent sans sujet ; enfin, dans des cas, la chlorose, l'hystérie, l'épilepsie, la démence, la

folie stupide, la phthisie, naissent après un temps plus
ou moins long [1] ».

Les suites des excès vénériens, qu'ils soient éprouvés
dans le coït ou la masturbation, sont les mêmes. Si,
comme l'ont observé la plupart des auteurs qui ont
traité ce sujet, les excès de la masturbation sont plus nuisibles que les excès du coït, cela tient à ce que les mas-
turbateurs ont plus souvent l'occasion de se procurer
la sensation vénérienne que les personnes qui se livrent
au coït, puisqu'il suffit aux premiers d'être un instant
seuls ; cela tient encore à ce que chez ceux-ci l'encéphale
est dans une tension prodigieuse, et forcé, pour éprouver la sensation vénérienne, de se créer un excitant qui
lui manque, de se former des perceptions, d'éprouver
des réminiscences, en un mot, de se représenter des
peintures voluptueuses qui ne sont pas sous les yeux
dans le moment pendant lequel a lieu la masturbation.

6°. *La sensation vénérienne produit-elle les mêmes effets chez
la femme que chez l'homme?*

Comme la fatigue éprouvée par la répétition de la
sensation vénérienne ne tient pas aux pertes de la sécrétion spermatique, sécrétion qui manque chez la
femme, mais bien à l'exercice violent du système nerveux, il est clair que, si cette sensation a chez les deux
sexes le même degré d'intensité, et que la femme l'éprouve
autant de fois que l'homme, soit par le coït, soit par la
masturbation, il est clair, dis-je, qu'elle doit ressentir,
comme lui, les effets pernicieux des excès vénériens.

---

[1] *Physiologie du système nerveux.*

Mais c'est précisément ce qui n'a pas lieu, et nous devons établir ce point de physiologie afin que, dans les
applications des règles d'hygiène au sexe féminin, on
ne commette pas la méprise d'attribuer à la privation
du plaisir vénérien ce qui est dû au besoin d'attachement : les lois et coutumes ne créent pas les actes de
nos organes; elles n'en sont que le résultat; elles
peuvent cependant les modifier, mais toujours la nature a l'initiative. Or, qu'observons-nous dans les pré-
ludes du combat amoureux? Est-ce la femme qui pro-
voque l'homme, et celui-ci fuit-il ses attaques? Non :
généralement le contraire a lieu : l'homme attaque, la
femme se défend. Qu'on ne dise pas que c'est le résultat de nos coutumes; c'est évidemment celui de l'organisation. Pourquoi la femme n'attaque-t-elle pas l'homme ?
pourquoi celui-ci n'est-il pas réduit au rôle de la défense? et, dans les espèces animales qui sont sous nos yeux,
pourquoi voyons-nous les choses se passer de la même
manière? pourquoi la jument se dérobe-t-elle d'abord
aux caresses de l'étalon, qui franchit, pour l'atteindre,
toute espèce d'obstacles? pourquoi est-on obligé de con-
tenir cette génisse pour la soumettre aux étreintes amou-
reuses du mâle? Pourquoi ce chien, toujours disposé à
remplir l'acte de la copulation, poursuit-il avec tant
d'ardeur sa femelle, souvent si froide? Pourquoi, dans
beaucoup d'espèces, le mâle est-il toujours prêt à obéir
à l'instinct de la propagation, tandis que la femelle ne
peut le satisfaire et même ne l'éprouve qu'à certaines
époques de l'année, qu'à celles qui causent dans tous
les êtres animés une sorte de surcroît de vitalité? Sont-
ce aussi des convenances qui retiennent ces animaux?
ou plutôt ces prétendues convenances, attributs uni-

versels de tout un sexe, ne sont-elles pas le résultat des intentions immuables de la nature?

Par quelle fatalité l'homme seul, dans les deux sexes, ne peut-il comprimer cette impulsion dévorante qui qui le porte au plaisir, et à laquelle il succombe si souvent, lui dont la raison est plus forte que celle de la femme, ordinairement livrée à une vie plus sédentaire, et qui donne plus de prise aux désirs vénériens, lui qui ne languit point, comme sa compagne, étranger aux sciences, aux affaires publiques et privées, aux travaux corporels, et à tant de distractions qui peuvent faire une puissante diversion au penchant amoureux?

S'il était vrai que le cervelet fût l'organe de l'instinct de propagation, son développement plus ou moins considérable répondrait à toutes ces questions beaucoup mieux que les mots *convenances* et *coutumes*. Cet organe est en effet beaucoup plus développé chez l'homme que chez la plupart des femmes, ce dont il est facile de s'assurer, même à l'extérieur, en comparant la nuque des femmes avec celle des hommes.

Relativement aux divers degrés de la sensation, qu'observons-nous dans les animaux? Quand on les rencontre accouplés, on voit souvent la femelle chercher à s'échapper, par crainte des gens qui l'environnent, tandis que le mâle, absorbé par le plaisir, n'est plus accessible à ce qui se passe autour de lui. Les naturalistes disent que l'on peut couper ou brûler les pattes, chez les mâles du crapaud, de la grenouille, et de plusieurs insectes accouplés, sans leur faire lâcher prise, tandis que le moindre attouchement, le moindre bruit attirent, pendant l'acte même de la copulation, l'attention des femelles, qui se possèdent davantage que leurs mâles, et fuient en emportant ceux-ci.

Nous retrouvons dans l'espèce humaine des faits du même ordre, et si, de quelque puissance de volonté que soit doué l'homme, il succombe néanmoins, quand la femme qui lui plaît a commencé à exercer sur lui la puissance magique de ses voluptueuses caresses; il n'en est plus ainsi de la femme, qui, par la seule influence de sa volonté mise en jeu par le plus léger caprice, répudie le plaisir sans discontinuer l'acte, ou bien interrompt l'acte sans y avoir puisé le plaisir qu'elle avait droit d'en attendre, y renonce même souvent sans murmure et sans regret, pourvu que les désirs de l'homme aient été satisfaits et qu'elle l'ait vu tomber dans ses bras enivré de volupté.

Une femme éprouve rarement, à l'occasion d'une infidélité commise avec des prostituées, ce sentiment violent qui la déchire, si l'homme auquel elle est liée ressent pour une autre femme qu'elle le moindre sentiment d'attachement.

Le plus grand nombre des filles publiques reçoivent chaque jour dans leurs bras, chacune plusieurs hommes, sans participer le moins du monde aux sensations qu'elles excitent, sans altérer la fraîcheur de leur teint et sans éprouver de fatigue. Quels que soient leurs efforts pour persuader à l'homme qu'elles partagent les sensations qu'il éprouve, il ne faut pas s'en laisser imposer sur ce point : grand nombre de femmes mariées ou non mariées usent de toutes les supercheries imaginables pour paraître ressentir les jouissances de l'homme, parce qu'elles savent fort bien qu'il aime à les croire partagées, à les procurer en même temps qu'il les ressent, et que sa

passion pourrait diminuer ou se fixer sur un autre objet, s'il ne conservait l'illusion à cet égard. Georget [1]
avance que plus d'une femme lui a fait l'aveu de cette
supercherie.

Le plaisir d'attacher un homme fait succomber la
femme qui aime véritablement; la coquette ne cède que
pour exploiter sa défaite au profit de sa vanité; l'argent
seul arrache les faveurs de la prostituée. C'est un préjugé
de croire que ce soit le libertinage (activité désordonnée
de l'instinct de propagation) qui détermine celle-ci à embrasser son métier. Parent-Duchatelet [2] met en première
ligne, et comme cause générale de la prostitution,
agissant sur toutes les prostituées indistinctement et
avant les causes réelles : paresse, misère, salaire insuf-
fisant, vanité, délaissement d'un amant, mauvais traitement de la part des parents, etc., met, dis-je, avant
ces causes réelles, ce qu'il appelle le *premier oubli du
plus important des devoirs* (la perte de la virginité);
et cela parce que, dans l'espace de dix ans, on a à
peine rencontré au dispensaire trois ou quatre filles qui
sont venues se faire inscrire, n'ayant pas encore été
déflorées! Parent prend ici l'effet pour la cause ; aussi
quelques pages plus loin, il se contredit et revient à
l'opinion que nous exprimons : « Enfin, dit-il, il est des
filles qui se livrent à la prostitution par suite d'un dé-
vergondage qu'on ne peut expliquer chez elles que par
l'action d'une maladie mentale qui diminue beaucoup
la culpabilité aux yeux de celui qui les observe et qui

[1] *Physiologie du système nerveux.*
[2] *De la Prostitution dans la ville de Paris,* 2e édition, t. 1er, p. 90 ; Paris, 1837.

les étudie de près; mais, en général, ces Messalines sont RARES. Je n'ai trouvé qu'une opinion unanime sur ce fait, que mes recherches particulières ont pleinement confirmée [1]. » Il n'en existe en effet pas une sur cent qui soit dans ce cas. Cette jeune fille qui débute dans la carrière de la prostitution, qui n'ose pas encore réclamer le prix de ses charmes, cède ses faveurs sans résistance; mais, comme elle n'est pas encore manégée, elle reçoit l'homme dans ses bras sans manifester aucun sentiment de plaisir. Elle ne feint d'en éprouver et ne joue la comédie usitée parmi ses compagnes, que lorsqu'elle a reçu quelques leçons.

Mais, comme l'*attachement* est une faculté étrangère à l'instinct qui nous occupe, le métier de ces filles ne les empêche pas d'être susceptibles d'attachements aussi et même bien plus violents, que les autres femmes, chez lesquelles plus de motifs font contre-poids à ce sentiment. Aussi ces filles ont-elles presque toutes un homme favorisé. Mais la sensation vénérienne qu'elles éprouvent avec lui n'en change pas pour cela de nature. Elles peuvent également être et sont susceptibles, comme toutes les autres femmes, de jalousie, parce que la *vanité*, d'où émane cette affection, est une faculté qui n'a rien de commun avec celle dont nous traitons.

De quelque côté donc que nous tournions nos regards, nous voyons la femme rarement échanger la volupté dont elle est dispensatrice, contre la seule volupté que procure l'instinct de propagation. Toutes les femmes avoueront cette vérité, pourvu que l'homme ait

---

[1] *Ouvrage cité, t.* 1er, p. 98.

assez d'esprit et d'adresse pour leur arracher cet aveu sans qu'elles puissent se douter de ce qu'elles ont laissé découvrir. Très-rarement une femme, quel que soit son rang et quoi qu'en aient dit des auteurs obscènes (à moins que l'instinct de la propagation ne soit chez elle aussi actif que je l'ai vu chez des nymphomanes de la Salpétrière), presque jamais, dis-je, une femme, dans le but unique de satisfaire le besoin de copulation, ne prendra le premier homme qui se présente, pour le quitter, le renvoyer de suite, et même avec dégoût. Voilà pourtant ce que l'homme fait, chaque jour, uniquement dominé par l'instinct du plaisir. Que la femme soit jeune ou vieille, belle ou laide, c'est ce dont il s'enquiert peu, quand le besoin le tourmente violemment : bien certainement, la femme n'agit jamais de cette façon.

Est-ce l'homme qui, plein de vigueur et de santé, pourra, recevoir dans ses bras, sans être ému, les plus belles femmes dans mille attitudes voluptueuses, et qui, sans prendre nulle part au plaisir, pourra leur en procurer assez pour les énerver ? Voilà pourtant encore ce que les prostituées font chaque jour.

Si l'opinion opposée à celle que nous développons ici, si l'opinion généralement adoptée était vraie, quelle image offrirait le monde ! S'il y avait, non pas ces désirs extraordinaires que certains physiologistes ont la bonhomie de supposer aux femmes, mais seulement égalité de penchant dans les deux sexes, il y aurait une perversion absolue de l'ordre social tel qu'il existe ; les lois les plus essentielles de la nature seraient changées, car non-seulement elle n'avait pas besoin qu'il y eût égalité de désirs et de plaisirs dans les deux sexes, pour que son but fût atteint, puisqu'il est parfaitement prouvé qu'une femme peut concevoir sans éprouver la moindre sensation vénérienne, peut concevoir pendant le sommeil, pendant un évanouissement, et même dans un état de léthargie; mais cette égalité de désirs et de plaisirs eût même été contraire au but de la nature, et la conservation des espèces en eût reçu de fortes atteintes, car la stérilité suit d'ordinaire une part trop active à la copulation, tant chez la femme que chez beaucoup de femelles de nos animaux domestiques. Afin que la conception soit plus assurée chez leurs animaux, les paysans frappent ou effraient la femelle aussitôt que le mâle a consommé l'acte, sans savoir si celle-ci y a pris part; ce qu'ils jugent, comme on le voit, tout à fait inutile. Il faut avouer, au reste, que c'eût été une singularité plaisante de la nature ou de nos institutions, que le sexe qui manifeste le moins de penchant fût celui qui en éprouvât le plus; que celui qui en éprouve le plus en manifestât le moins; enfin, que le désir fût aussi violent chez l'être passif que chez celui qui attaque. Mais il n'en est point ainsi, et, sur ce point comme sur mille autres, la nature et les institutions des hommes sont d'accord.

Concluons donc que, dans la grande majorité des cas, ou la femme n'éprouve pas de plaisir dans la copulation, ou bien que, dans l'instant de cet acte où l'homme est plongé dans le plaisir, elle n'éprouve pas une jouissance aussi forte et aussi enivrante que lui. Cette conséquence nous explique la raison pour laquelle le coït, répété immodérément, n'a pas les mêmes effets pour la femme que pour l'homme. Elle nous permet aussi de tirer les inductions suivantes :

1°. L'homme n'est pas aussi injuste qu'on pourrait le

croire, en exigeant des femmes cette fidélité exclusive que, dans quelques circonstances (l'éloignement, par exemple), il se trouve dans l'impossibilité de leur garder lui-même.

2°. Ce n'est ni dans la continence, ni dans l'incontinence, que le médecin doit chercher la cause de beaucoup d'accidents qui surviennent aux femmes après la puberté, mais bien dans l'exaltation ou la non-satisfaction de sentiments d'une toute autre nature que l'instinct du plaisir vénérien.

3°. Les maladies nerveuses, comme l'hystérie et autres, ne dépendent pas de la continence, quoique le mariage soit parfaitement indiqué dans ce cas, mais bien de la répression ou de la contrariété d'un autre sentiment qui sera bientôt examiné (l'attachement). Ce qui prouve cette dernière assertion, c'est que le plus grand nombre des filles devenues hystériques n'en usaient pas moins souvent et abondamment des plaisirs de l'amour, dans le temps même où elles ont contracté cette affection. Beaucoup de filles publiques, entrées à la Salpétrière pour raison d'hystérie survenue à la suite d'attachements contrariés, présentent absolument ce cas.

7°. *Moyens de remédier à la faiblesse et à la trop grande activité de l'appétit vénérien, et de corriger le vice de la masturbation.*

L'appétit vénérien a rarement besoin d'être excité chez l'homme, et il n'est sujet si froid qu'on ne tirât de son engourdissement et chez lequel on ne développât les facultés viriles en lui choisissant dans la milice de Vénus un partenaire expérimenté. Les aliments analeptiques, le bon vin peuvent encore, en excitant toute l'économie, contribuer à réchauffer le sens de la volupté (voyez *Aliments*, *Assaisonnements*).

Avec la faiblesse du penchant il ne faut pas confondre l'impuissance de consommer l'acte. Celle-ci tient à beaucoup de causes, et quelquefois, chose bizarre, à la trop grande vivacité du désir ! « Catulle soupire pour Lesbie : au souvenir de sa maîtresse, son esprit, échauffé par mille images voluptueuses, ne connaît plus de félicité que dans la possession de tant de charmes. Catulle plaît, Lesbie cède ; mais le moment de la victoire est celui de la faiblesse et de l'humiliation. Rendu avant de combattre, Catulle se cherche et ne se trouve plus, il s'étonne de s'échapper à lui-même : affligé d'avoir tant promis, confus de tenir si peu et de n'accorder à l'amour que le prix que l'on garde à la haine, il gémit d'un triomphe qui le couvre de honte, et, consumé désormais de l'ardeur et des vains efforts de sa flamme, adorateur sans culte et sans offrandes, il s'éloigne avec désespoir d'une beauté que ses serments et sa froideur ont doublement outragée. » (E. P., art. AIGUILLETTE, *Dictionnaire des Sciences médicales*.) J'ai été consulté par le meilleur ami de l'excellent homme auquel j'emprunte ces lignes séduisantes, et au sujet d'une disgrâce semblable à celle de Catulle. Le consultant était jeune et vigoureux. La défection qu'il venait d'éprouver lui causa un si cruel dépit, qu'il alla jusqu'à me dire que sa résolution bien arrêtée était de se brûler la cervelle, si pareil désappointement se renouvelait. Bien persuadé que le trouble éprouvé à l'approche du bonheur et la vivacité même de la passion avaient seuls fait perdre au fougueux athlète la faculté d'en posséder l'objet, je lui conseillai de ne plus s'exposer à ce qu'il appe-

lait une ignominie, à procéder, comme le conseille
Montaigne, par des essais graduels et bien ménagés,
légèrement essayer, sans se piquer et opiniastrer à
se convaincre définitivement soi-même, et à faire
fonds sur sa vigueur et sa jeunesse. J'appris effectivement qu'une complète victoire avait suivi de près mes
conseils.

Des cas semblables se présentent quelquefois ; mais
on est bien plus souvent consulté sur l'excès du penchant. Et nous allons passer à ce qu'il convient de faire
dans cette circonstance :

L'homme doué d'un instinct de propagation trop
actif doit éviter toute espèce d'excitant de cet instinct,
comme la fréquentation des femmes dont les manières
et le maintien invitent au plaisir, les conversations,
lectures ou peintures propres à exciter des idées de volupté.

Il doit éviter de même ces stimulants généraux de
toute l'économie, qui toujours exercent préférablement
leur influence sur l'organe le plus excité ; il doit donc
renoncer aux vins généreux, aux aliments succulents et
épicés, et se borner aux mets simples.

Il doit prendre, chaque jour, un exercice actif qui
mette particulièrement en jeu les muscles des bras et
du thorax, tels que la lutte, les armes, la natation, les
exercices des gymnases, etc. La marche seule n'attein-
drait nullement le but que nous nous proposons par l'emploi des exercices désignés.

Si, dans le repos, il jouit d'assez de liberté morale
pour occuper son intelligence d'objets qui écartent toute
idée de volupté, il le fera avec avantage.

Si, au contraire, les images voluptueuses assiégent

de nouveau sa pensée, qu'il reprenne les exercices musculaires et laisse le cerveau en repos.

Il ne doit se coucher que lorsque l'exercice et la veille auront rendu nécessaire le repos et le sommeil. Son lit doit être dur, et il doit le quitter dès qu'il ne dort plus.

Les moyens de remédier au vice de la masturbation ne peuvent être d'une nature différente de ceux que nous venons d'indiquer ; ce sont les mêmes absolument : seulement, ils doivent être plus prononcés, plus suivis ; et leur emploi, sur lequel on doit insister sans relâche, n'est plus confié, comme pour le cas précédent, à la personne dont il s'agit de corriger le penchant, puisqu'elle est dans l'impossibilité d'y résister, mais bien aux parents et instituteurs.

Ainsi l'on fait prendre à l'enfant qui a contracté le vice de la masturbation, autant qu'on le peut et jusqu'à la fatigue, l'exercice des armes, de la lutte, de la paume ; on y joint en été, à peu près trois fois par jour, celui de la natation ; on ne le laisse jamais dans l'oisiveté ; on le surveille pendant les courts instants de repos qu'on lui donne.

On le nourrit d'aliments doux, mais assez nourrissants pour fournir à la nutrition des muscles sur lesquels on dirige révulsivement l'excès de vitalité qui excitait les organes générateurs ; on lui refuse les aliments excitants et même les aliments trop substantiels, surtout pour le repas du soir.

Il ne faut lui permettre le repos qu'après beaucoup d'exercice, beaucoup de fatigue ; lui faire quitter le lit aussitôt qu'il est éveillé ; le faire coucher, si son penchant est trop prononcé, avec une personne adulte du même sexe, qui pourra continuer la surveillance pendant la nuit, surveillance au reste tout à fait inutile, si l'on commence par observer ce qui précède. Enfin, si la propension à la masturbation était portée jusqu'à un état maladif; si les érections, malgré ce régime, importunaient le malade, ce serait le cas d'essayer, conformément aux données phrénologiques, l'application à la nuque, dans une vessie, de la glace pilée. Les différents bandages des parties génitales ne remédient pas à la source du mal. Le séjour à la campagne et la chasse, si vantés, ne sont profitables que lorsqu'on y joint la surveillance la plus continue : sans cela, le jeune homme s'enfonce dans les bois, et trouve dans quelques minutes de cette solitude tout ce qui peut enivrer son imagination et le porter à satisfaire son déplorable penchant.

Si c'est chez une jeune fille qu'on a à réprimer la masturbation, les mêmes moyens devront être employés, à quelque modification près dans les espèces d'exercices.

8°. *Dans quelles mesures doit-on user des plaisirs de l'amour?* *Pendant quelle période de la vie et dans quels instants peut-on en user?*

Toutes les fois qu'un homme doué d'une bonne constitution, faisant de ses affaires domestiques une occupation assez majeure pour ne pas être en proie à l'oisiveté, se livrant aux exercices musculaires ou cérébraux, et s'abstenant de stimulants, se sentira entraîné à l'acte de la génération, qu'il s'y livre sans crainte. Il le peut, non-seulement sans inconvénient pour sa santé, mais encore avec avantage pour elle. Mais qu'il se souvienne que, de même que la faim est l'assaisonnement de l'aliment,

de même aussi l'observation d'une continence raisonnable est l'assaisonnement du plaisir; que le désir plus
vif rend la jouissance plus complète, et que l'instant
qui suit celle-ci n'a rien de désagréable, si, en se désal-
térant à la coupe de la volupté, l'on n'a point dépassé
les bornes au delà desquelles se trouve la satiété. Nous
avons précédemment exposé quels étaient les effets de
la satisfaction du besoin vénérien, lorsqu'il est com-
mandé par la nature : répétons ici que ce qui épuise,
c'est le renouvellement de l'acte, sollicité par des habitudes pernicieuses, par des causes d'excitation de toute
espèce. Il est impossible d'assigner l'intervalle précis qui
doit exister entre le retour du coït; ce laps de temps
dépend des individus et des habitudes qu'ils ont contractées. Les constitutions chez lesquelles le système
nerveux est le plus excitable et le plus exercé, devront
se livrer moins souvent à l'exercice de la copulation
que les individus de constitution opposée. L'habitude
rendra plus fréquent le retour du besoin.

Pendant quelle période de la vie peut-on, sans inconvénient, se livrer à l'exercice de la reproduction? Il en
est de cet exercice comme de tous ceux qui mettent fortement en jeu le système nerveux cérébral : l'homme ne
doit s'y livrer que quand le système nerveux est suffisamment développé pour résister aux secousses que détermine la sensation vénérienne. Nous avons indiqué,
au commencement de ce chapitre, quelle est cette
époque et quels signes annoncent le besoin réel de copulation; nous ne reviendrons pas sur ces objets.
Quant à ce qui est de l'époque à laquelle on doit renoncer aux plaisirs de l'amour, Georget[1] prétend que

---

[1] *Physiologie du système nerveux.*

l'homme qui veut atteindre et passer une vieillesse exempte d'infirmités, posséder alors les facultés intellectuelles, motrices et digestives, douées de force et d'énergie, doit, vers sa cinquantième année, renoncer à la copulation. Ce précepte est sans doute très-sage; cependant un organe ne doit pas être condamné au repos, préférablement aux autres, quand l'homme jouit de l'intégrité de toutes ses facultés. Saint Augustin parle d'un vieillard de quatre-vingt-quatre ans, forcé d'acheter une jeune fille pour satisfaire ses besoins. Thomas Parr fut censuré publiquement, à l'âge de cent deux ans, pour motif d'incontinence. On ne peut donc guère assigner de règle fixe sur l'âge où il n'est plus permis à l'homme de se livrer à l'acte de la reproduction.

Relativement aux femmes, l'époque à laquelle elles doivent cesser de s'y livrer paraît indiqué par la cessation de l'écoulement menstruel. Si l'on peut s'en rapporter à cette indication, c'est encore une preuve qu'elles sont plus défavorablement partagées que l'homme, sous le rapport de l'instinct vénérien, puisque cette cessation a lieu dès l'âge de quarante à quarante-cinq ans, époque où l'homme jouit encore de ses facultés génératives. Cependant il resterait à savoir si le désir et le plaisir, chez les femmes qui ont quelquefois éprouvé l'un et l'autre, cessent subitement d'avoir lieu avec la cessation de l'exhalation utérine. Cette cessation peut bien indiquer que les femmes ont perdu le privilége de devenir mères; mais elle n'implique pas contradiction avec la possibilité d'éprouver le désir de la copulation et le plaisir qui peut y être attaché. Si donc les femmes éprouvent, pendant qu'elles sont réglées, et continuent d'éprouver après cette époque le désir et le plaisir, le précepte émis généralement doit perdre de sa valeur aux yeux de l'homme qui compte pour quelque chose les sensations internes.

Le moment le plus propre à la copulation est le soir, lorsque la digestion est achevée : tout autre instant de la période du nyctéméron ne jouirait pas des mêmes avantages. La fatigue légère que cause l'acte vénérien est amplement réparée pendant la nuit, et l'homme sort du lit plus dispos, pour s'occuper des affaires auxquelles il doit consacrer sa journée. Faisons observer que c'est porter une atteinte à sa santé que de passer une nuit entière avec une femme, à moins que le mariage ou l'habitude de vivre en étroite liaison n'ait émoussé la vivacité des désirs.

On a beaucoup exagéré les effets pernicieux des plaisirs de l'amour, pris pendant l'écoulement menstruel, pendant la grossesse, pendant l'allaitement. Le sang des règles n'a pas d'autres qualités irritantes que le sang qu'on soustrairait à l'économie par un moyen artificiel quelconque. La copulation n'a d'autre inconvénient pour l'homme que celui qui pourrait résulter d'une extrême malpropreté de la part de la femme. Relativement à celle-ci, si la sensation que perçoit l'encéphale pendant le coït était très-intense, elle pourrait agir dérivativement sur l'excitation utérine et supprimer les règles. Si cette sensation est peu considérable ou n'existe pas, la copulation peut encore, rigoureusement parlant, exciter assez l'utérus pour augmenter un peu l'exhalation sanguine; mais ces effets sont rares. Cependant, comme l'écoulement menstruel ne dure que peu de jours, il est prudent de s'abstenir, pendant ce temps, des approches conjugales. Mais rien ne justifie, au moins dans notre climat, je ne dis pas les lois de Moïse (*Lévit.*, liv. xx, vers. 18), qui condamnaient à la mort l'homme et la femme qui usaient du coït pendant les règles, mais même ce que les auteurs écrivent à ce sujet.

Les effets attribués aux plaisirs de l'amour pendant la grossesse me paraissent encore exagérés. Je n'ai guère lu d'ouvrage dans lequel il ne fût recommandé aux femmes enceintes de vivre dans la plus sévère continence. Aussitôt, disent les auteurs, que la femme a conçu, le but de la nature est atteint. Les femelles d'animaux qui viennent de concevoir s'éloignent des mâles : la femme doit les imiter et fuir les approches conjugales. Platon les regarde comme un homicide, les casuistes comme un crime; Zacchias prétend que les femmes grosses ont droit de s'y refuser; Levret prétend que la plupart des fausses couches dont la cause n'est pas patente, sont dues à l'acte vénérien; M. Lachaise[1] demande si l'on peut croire raisonnablement que le fœtus, dont l'existence est si frêle, puisse supporter sans danger le désordre que produit souvent dans toute l'économie l'extase de la volupté : telle est la manière de s'exprimer des auteurs. A toutes ces assertions je répondrai par deux questions: 1° Ces femelles qui fuient les mâles après qu'elles ont conçu, sentent-elles encore le besoin de la copulation? Non sans doute; car, si elles le ressentaient, rien ne les empêcherait de le satisfaire. Elles ne puisent pas, comme la femme, dans des raisonnements, dans des devoirs de morale ou dans la crainte de quelque danger futur, des motifs pour servir de contre-poids aux be-

---

[1] *Hygiène physiologique de la femme*, in-8°; Paris, 1825.

soins qui les tourmentent. D'ailleurs, tout, jusqu'aux parties génitales externes, nous prouve que l'espèce d'animaux dont il est question n'a qu'un temps pour se livrer aux plaisirs de l'amour. Ce temps passé et les désirs évanouis, il n'est donc pas étonnant que la femelle fuie les approches du mâle. 2° La femme est-elle dans le même cas? Non; car, quels que soient ses désirs et le plaisir qui les suit, ils ont la même vivacité, ou, si l'on veut, la même tiédeur dans tous les temps. Il y a plus : beaucoup de femmes disent en sentir de plus vifs pendant la gestation. Pourquoi donc maintenant, je le demande, la nature eût-elle rendu continus des désirs qui, pendant un temps, ne pourraient être satisfaits sans danger? Ce serait là une contradiction dont elle est incapable. Il est donc permis de croire que la femme qui ressentira d'impérieux désirs pourra les satisfaire sans inconvénient; que la femme habituellement froide pourra satisfaire les désirs de son mari, car, si elle ne partage pas la commotion qu'occasionne la volupté vénérienne, comment craindrait-elle d'en ressentir les effets? Si la grossesse est avancée, les époux, pour ne pas comprimer l'enfant, devront prendre dans leurs embrassements amoureux la position qui doit lui être le moins défavorable.

Nous pouvons faire à l'allaitement l'application de ce que nous venons de dire pour le cas de grossesse. C'est encore ici l'excès seul qu'il faut éviter. La femme qui ressent assez de plaisir dans la copulation pour que la sécrétion laiteuse en puisse être dérangée, doit ressentir des désirs assez violents pour troubler la sécrétion du lait, quand ils ne sont pas satisfaits. Gardien rapporte des exemples de ce dernier cas. Au contraire, chez la femme qui n'éprouve aucun plaisir, aucune excitation ne dérangera la sécrétion du lait : dans l'un et l'autre cas, on peut donc user des plaisirs du mariage, pourvu que ce soit avec modération. Si ce que nous avançons n'était pas prouvé sans réplique par l'observation de nos villageoises, qui donnent le jour à un enfant tous les ans, nourrissent pendant neuf mois, et dont les enfants les plus jeunes ne sont pas moins robustes que les aînés, nous pourrions nous étayer de l'autorité de Joubert : « La femme de ce monde que je chéris le plus, dit-il naïvement, a nourri tous mes enfants tant qu'elle a eu du lait, et je n'ai pas laissé pour cela de coucher avec elle, et luy faire l'amour, comme un bon mary doit à sa bonne moitié, suivant la conjonction du mariage, et, Dieu mercy, nos enfants ont été bien nourris et sont bien avenus. Je ne donne point conseil aux autres, que je ne prenne pour moy. »

Quand l'instinct de propagation commence à se développer, il est peut-être convenable, afin de prévenir les écarts d'imagination auxquels il peut entraîner, de donner aux jeunes gens, sur le mécanisme de la reproduction chez les différents êtres, des explications à leur portée, et propres à arrêter des recherches que ne manquera pas de faire leur inquiète curiosité. La réserve que la routine adopte sur ces matières délicates est souvent le moyen de produire les plus nuisibles effets. Dans ce cas, comme dans mille autres, ce ne sont pas les lumières qui nuisent à l'homme, mais bien la manière dont il reçoit ces lumières. Les explications opportunes données par des personnes raisonnables, sur la nature et le but du penchant, sur les conséquences funestes auxquelles il peut entraîner, ne peuvent avoir qu'un résultat avantageux, puisque, pour éviter le danger, il faut le connaître; mais la moindre découverte faite par un enfant, soit dans un livre obscène, soit dans la conduite trop peu réservée des gens qui l'environnent, peut avoir pour lui des suites préjudiciables.

L'avantage que l'instituteur ou le père de famille retire d'instruire lui-même l'adolescent sur la nouvelle faculté qui se développe en lui, est de l'empêcher de chercher, parmi des valets corrompus ou parmi des enfants de son âge, les confidents de ses désirs ou de ses plaisirs. Le second avantage, qui n'est que la conséquence du premier, est de posséder sa confiance entière, et de se mettre à même, par-là, d'apprécier exactement le degré d'entraînement du penchant auquel il s'agit de faire diversion. Mais, si l'on veut obtenir pleinement cette confiance si utile, il faut se garder d'aucune espèce de réprimandes. Celles-ci seraient intempestives, ne serviraient qu'à rendre le jeune homme dissimulé et à lui faire choisir un autre dépositaire de ses secrets. L'instituteur doit écouter tout sans observation, puis *agir*, c'est-à-dire prendre, sans même que son élève en ait le soupçon, les mesures indiquées pour faire diversion au penchant. S'il veut moraliser, qu'il soit concis; qu'il se borne à faire une peinture exacte et bien fidèle des effets de la débauche sur la force physique, sur le courage, sur la santé, etc.; mais que le tableau n'ait rien d'exagéré. Si l'enfant aperçoit un seul point qui blesse la vérité, il en conclura que tout est faux, rira en secret des leçons de l'instituteur, ne feindra d'y ajouter foi que pour en être plus vite débarrassé, et courir se dédommager, dans les bras du plaisir, des ennuyeuses maximes dont on l'aura assourdi.

Outre les moyens que j'ai déjà indiqués, il en est un

qui pourrait peut-être servir à faire diversion à l'instinct
de propagation, c'est le sentiment d'amour (voyez *Attachement*, ch. III). Pour user de ce moyen, on cherche
de bonne heure, d'après la connaissance du caractère de
l'adolescent qu'on veut diriger, une personne qui, par
ses bonnes et brillantes qualités, puisse lui inspirer de
l'attachement. Ce moyen servira, plus qu'on ne peut
imaginer, à préserver l'adolescent des attraits grossiers
du libertinage ou des piéges plus dangereux de la coquetterie. Je me suis mal expliqué, si l'on croit que j'ai eu
l'intention de parler de ces femmes qui font métier de
former les jeunes gens : je parle d'une fille vertueuse et
d'un attachement solide.

Enfin, si l'on a affaire à un jeune homme incapable de
se laisser guider par des motifs élevés, de sentir le mépris du vice et l'horreur de la débauche, il reste un moyen
qu'on raconte avoir été déjà mis en usage. Il consiste à
conduire le jeune homme dans l'hospice où se trouvent
rassemblés les plus tristes résultats de la débauche. Ce
moyen moral peut laisser une impression assez profonde : il vaut toujours bien les leçons banales dont on
assomme la jeunesse.

CHAPITRE II.

De l'amour de la progéniture.

La nature, après avoir assuré par l'instinct de propagation la conservation des espèces, devait assurer par
un autre instinct la conservation des individus procréés.
C'est cet autre que Gall appelle *amour de la progéniture.*
L'expression *amour maternel* ne convient pas pour désigner ce sentiment, puisque, dans certaines espèces,

il n'existe pas seulement chez la femelle, mais encore chez le mâle, qui, d'accord avec elle, prend soin des petits. L'observateur qui promène ses regards sur la quantité immense d'espèces animales qui peuplent le globe, découvre dans chacune d'elles un penchant impérieux à prendre soin de sa progéniture. Cette vérité peut avoir frappé tous les physiologistes; mais aucun d'eux ne l'a fécondée. Aux expressions génériques d'*entrailles* et de *sensibilité*, à quelques phrases vagues qui semblent indiquer *une action de la matrice et des mamelles sur le système nerveux*, se bornaient toutes les découvertes sur la cause de cet instinct conservateur par lequel la nature assure l'existence des êtres nouvellement nés. Gall a le premier prouvé, 1° que ce sentiment n'est pas déterminé par les motifs généralement admis, puisqu'il existe dans des circonstances où la plupart de ceux-ci ne se rencontrent pas; 2° que l'amour de la progéniture est un sentiment inné, un penchant fondamental distinct de tous les autres, tant chez l'espèce humaine que chez les diverses espèces animales. Ces opinions nous paraissent trop évidentes pour avoir besoin d'être appuyées.

Quant à la cause matérielle qu'ont donnée du sentiment dont nous nous occupons, les physiologistes qui ont bien voulu qu'il ne fût pas dépendant de combinaisons intellectuelles, elle nous paraît encore aussi peu réelle qu'à Gall. L'auteur de l'article *Organoscopie* (*Dict. des Sciences méd.*), assure qu'il est prouvé, par les observations les plus constantes, que l'amour de la progéniture tient essentiellement aux dispositions de la matrice ou de l'intérieur des organes sécréteurs du lait, et s'étonne qu'on puisse transporter ailleurs le siége de ce qu'il appelle une *semblable affection.* L'opinion de Cabanis, que

M. Delpit ne fait ici que reproduire, n'est pas difficile
à réfuter; il n'est pas nécessaire de connaître beaucoup
d'histoire naturelle pour savoir que les abeilles, les fourmis,
les oiseaux et beaucoup de mâles de mammifères, qui
ne ressentent certainement pas le besoin d'allaiter, n'en
éprouvent pas moins au plus haut degré l'amour de la
progéniture. Ce sentiment n'est pas davantage lié à l'ardeur que montre la femme dans les plaisirs de l'amour,
ainsi que l'a encore avancé Cabanis; car bien des femmes, qui ne ressentent aucun plaisir dans les bras de
leur époux, n'en portent pas moins l'amour maternel
jusqu'à l'exagération, tandis qu'on a vu des femmes
voluptueuses n'être quelquefois que de très-mauvaises
mères. D'ailleurs, dans beaucoup d'espèces (le chien,
par exemple), les mâles n'ont aucun amour pour leurs
petits, ne les soignent aucunement, et cependant sont
au moins autant portés que leurs femelles aux plaisirs
de l'amour.

L'amour instinctif de la progéniture n'est pas dépendant de la bienveillance, car on le rencontre très-éner-
gique chez des hommes féroces et impitoyables pour les
adultes. J'ai, dans un voyage à Caen, visité dans les
prisons un condamné à mort qui avait été sans pitié
pour ses victimes, et qui manifestait plus que de la tendresse pour les enfants. Lacenaire, dans ses Mémoires
publiés par M. J. Arago, dit que personne, parents,
amis, femmes, vieillards, n'aurait trouvé pitié près de
lui, mais qu'il était désarmé à la vue d'un enfant.

Gall, qui a réfuté toutes les opinions admises sur la
cause du penchant qui nous occupe, lui assigne pour
organe la partie de l'encéphale qui est située dans la
région supérieure de l'occipital, partie qui recule beau-

coup plus dans les têtes des femmes et des diverses femelles, que dans les têtes des hommes et des divers
mâles; qui est si prononcée dans les têtes de nègres,
chez lesquels l'infanticide est, dit-il, encore un crime
inconnu, et dans les têtes de certains singes, que l'on
sait tant aimer leurs petits. Nous ne saurions mieux faire
que de renvoyer aux ouvrages de Gall pour les preuves
de cette opinion, sur la valeur de laquelle nous nous
gardons bien de prononcer.

1°. *Effets de l'amour de la progéniture dans ses divers degrés de
développement. — Direction de ce sentiment.*

Dans son développement ordinaire, l'amour de la
progéniture a pour destination d'assurer l'existence des
nouveau-nés. Si ce sentiment intérieur n'existait pas, et
n'existait pas indépendamment de tout calcul, de toute
combinaison d'idées, où en seraient, je ne dis pas seulement la progéniture de l'homme, mais encore celle des
mammifères les plus vivaces, celle des oiseaux, des insectes, et même celle des poissons? Les espèces ne pourraient durer qu'une seule génération.

L'amour de la progéniture occupe efficacement les
jours de la jeune femme qui devient mère : l'exercice de
l'amour maternel met souvent une jeune épouse à l'abri
des dangers qui peuvent résulter de la domination de
divers autres sentiments trop exaltés. « L'attrait de la
vie domestique, dit Rousseau, est le meilleur contre-
poison des mauvaises mœurs. » Plus tard, les charmes
de la maternité feront fuir l'ennui de la vieillesse, et,
remplaçant l'abandon auquel laisse en proie le célibat,
contribueront à la santé et à la longévité.

L'amour de la progéniture peut, comme tout autre sentiment, être porté à un trop haut degré.

C'est chez la femme principalement que se rencontre cet état. L'homme n'en est pourtant pas exempt, et plus d'un époux a été réduit au désespoir par la stérilité de sa compagne. Ce trop haut degré dans le développement de l'amour de la progéniture fait trouver insupportable la privation des enfants. « Du moment, dit Gall, où la jeune personne chez laquelle cet organe a acquis un très-grand développement connaît sa destination, toutes ses idées ont pour base le désir d'être mère : chaque enfant qu'elle rencontre donne une vivacité nouvelle aux vœux que, sans le savoir peut-être, elle forme au fond de son cœur. Quelque bien assortie que puisse paraître l'union qu'elle a contractée, elle ne saurait y trouver le bonheur si elle n'est pas mère. Un époux estimable est sans doute un bien précieux pour une semblable femme; mais rien n'approche à ses yeux du bonheur d'avoir des enfants. Que la bonne tarde quelques instants de rentrer avec le nourrisson chéri, l'imagination alarmée de la tendre mère lui peint mille dangers qui le menacent. » (*Sur les Fonctions du cerveau.*) Les hommes chez lesquels ce sentiment est très-développé se chargent avec plaisir du soin des petits enfants : c'est ce que font les nègres en Europe. Enfin, il résulte de ce sentiment trop excité ce qu'on appelle la *passion des enfants*, et même quelquefois une monomanie dont toutes les idées délirantes roulent sur les enfants, et dans laquelle les filles les plus chastes ayant ce genre de folie, ne parlent que de leur prétendue grossesse, etc.

Le trop grand développement de cette faculté ne nuit pas seulement à la personne qui le possède, il nuit encore à celle qui en est l'objet : c'est ainsi qu'il peut conduire une mère à gâter ses enfants, par une tendresse mal entendue, et à leur préparer pour l'avenir des maux véritables, à force de les garantir pour le présent de maux imaginaires.

Si trop de développement dans l'amour de la progéniture tourne ce doux sentiment en une inquiétude continuelle qui peut aller jusqu'à la manie, un développement trop peu considérable produit des maux plus réels encore. D'abord, les femmes chez lesquelles ce sentiment est trop faible n'ont point le désir d'avoir des enfants ; car on ne peut souhaiter que ce que l'on aime ou que ce que l'on croit pouvoir aimer. Elles redoutent l'état de mère, et, trop souvent secondées par leurs maris, elles font, comme le dit Rousseau, un ouvrage inutile, afin de le recommencer toujours ; elles tournent au préjudice de l'espèce l'attrait donné pour la multiplier. Ce premier mal est grand, il est une cause de dépopulation ; mais il en survient un bien plus grand encore, si la nature contrarie les vœux et rend inutiles les précautions de ces femmes imparfaitement organisées. Les enfants qui proviennent de cette union sans but ne peuvent être allaités par celles qui ne leur ont donné le jour que contre leur gré ; le plus sacré des devoirs est méprisé, et la compagne de l'homme souffre avec tranquillité une séparation qui, chez la femelle du tigre, excite le dernier degré de la fureur. Les enfants sont livrés à des femmes mercenaires : nous verrons dans un autre chapitre ce qui en résulte pour eux et pour celles qui leur ont donné l'existence. L'indifférence, la négligence et même la haine pour les enfants, sont donc le résultat d'un trop faible développement de l'amour de

la progéniture. Si la jeune fille, ainsi organisée, a cédé
aux désirs d'un amant volage, et qu'elle craigne la
misère et le mépris, elle abandonne sans regret et sans
remords le fruit qu'elle a porté dans son sein. Si elle est
provoquée par quelque circonstance à le détruire, elle
a, dans le défaut d'amour de la progéniture, un motif
de moins pour résister au crime. Le sentiment trop
faible ne développe pas une résistance assez forte ;
elle succombe, et commet un attentat contre la seule
pensée duquel se serait soulevée toute autre mère. La
malheureuse organisation qui produit les marâtres se
rencontre sans exception, disent les phrénologistes (ce
qu'il faudrait vérifier), sur toutes les têtes de femmes
qui se sont rendues coupables d'infanticide, sans y être
poussées par de puissants motifs.

De ce que nous venons d'exposer on peut conclure
ce qui suit : si l'amour de la progéniture est trop exalté,
on doit y faire diversion par toutes les distractions
propres à l'atténuer, exercer les autres sentiments,
exercer surtout l'intelligence, afin que l'amour de la progéniture n'agisse pas aveuglément, afin que, plus tard,
les actes de ce sentiment destiné à protéger l'enfance
ne tournent pas contre elle. Il faut faire comprendre que
l'enfant dont on satisfait tous les caprices ne trouvera
plus, en entrant dans le monde, que d'amers mécomptes ;
mais on ne doit jamais employer la contrainte pour priver la femme de ses enfants : ce serait le moyen de faire
éclater la manie. Si ce sentiment est trop faible, le
mari doit au contraire éloigner de sa femme tout ce qui
peut la distraire de ses enfants, lui montrer l'amour
maternel répandu dans toute la nature, exciter continuellement ce sentiment par tous les beaux exemples

qu'il pourra lui fournir, les faire valoir autant qu'il
en trouvera l'occasion ; l'éclairer enfin sur les suites de
son indifférence, lui montrer la haine et l'aversion remplaçant, chez les enfants maltraités, la reconnaissance
et la piété filiale. On cultive ce sentiment de jeune âge
en mettant à la portée de la jeune fille, dans ses amusements, tout ce qui peut lui faire aimer les enfants, en
la rendant attentive à tout ce qui les concerne.

CHAPITRE III.

De l'attachement.

Quand même nous n'aurions pas sous les yeux les
preuves nombreuses à l'aide desquelles Gall établit que
la disposition à l'attachement est une faculté fondamentale, naturelle et innée, il nous serait impossible d'admettre l'opinion des auteurs qui soutiennent que c'est le
seul besoin de secours qui attache les hommes les uns
aux autres, parce que nous pensons que beaucoup d'attachements ont lieu indépendamment de ces motifs, indépendamment même de la volonté. Nous n'admet-
trions pas davantage que les attachements soient fondés
sur le besoin de l'union des sexes, parce qu'il est des
hommes chez lesquels ce dernier besoin est impérieux,
et qui n'ont jamais pu contracter aucun attachement
durable; d'autres qui sont encore vierges, quoique d'un
âge avancé, et ont pourtant aimé jusqu'à la folie. Il serait d'ailleurs difficile d'expliquer, sans avoir recours à
une partie organique spéciale, à une faculté particulière et distincte de l'instinct de propagation ces attachements extrêmes de certains animaux entre eux et pour
l'homme; par exemple, l'attachement des perroquets,

qu'on nomme *inséparables*, parce qu'ils meurent quand on les désunit ; celui du lion pour le chien ; celui du chien pour l'homme, etc., etc. Certes, ces attachemens ne sont pas fondés sur l'instinct de propagation.

La disposition à l'attachement est en général plus prononcée chez la femme que chez l'homme, et cependant nous avons vu que l'instinct de propagation est plus actif chez celui-ci que chez la première. Dans les liaisons d'amour, la femme, ainsi que nous l'avons dit en parlant des jouissances vénériennes, n'est souvent portée à accorder ses faveurs que par l'espoir et le désir de contracter un attachement, de *fixer un homme*, et c'est plutôt de sa bouche que de celle de son amant, trop occupé des plaisirs du moment, que sortent toutes les expressions qui semblent réclamer la constance.

La partie encéphalique assignée par Gall à la manifestation du sentiment d'attachement, détermine sur le crâne (d'après ce physiologiste), immédiatement au-dessus de l'amour physique et de chacun des côtés externes de l'amour de la progéniture, deux grandes proéminences en segment de sphère.

C'est le sentiment dont il est ici question, qui, lorsqu'il a pour objet un sexe différent, constitue l'*amour* : il me semble peu raisonnable d'attribuer ce sentiment au seul instinct de propagation, au seul besoin de coït. Si cette opinion était fondée, lorsque l'amour est porté à un assez haut degré pour constituer une passion et causer des tourments, on pourrait calmer ceux-ci avec la première personne venue, et la jouissance vénérienne pourrait être suivie du repos. Mais il n'en est point ainsi : le plaisir, pris même avec l'objet aimé, ne diminue pas toujours les inquiétudes de l'amour, et l'on voit souvent cette passion exister après les jouissances vénériennes tout aussi ardemment qu'avant elles. Il faut étudier l'amour chez les femmes, pour s'assurer de la vérité de cette opinion. Cette raison nous a engagé à placer dans ce chapitre ce que nous avons à dire de la passion de l'amour.

1°. *Effets du sentiment d'attachement, contenu dans de justes bornes.*

Il n'est pas une faculté de laquelle ne dépende plus ou moins la conservation des individus ou des espèces. Celle dont il est ici question ne fait pas exception à cette règle. Elle paraît être la source de la *sociabilité,* qui produit les secours mutuels, et, dans quelques cas, du *mariage,* qui les concentre davantage. Sans le sentiment qui produit ces effets, l'homme vivrait isolé, dans le dénûment le plus complet, ou plutôt ne pourrait subsister, car le sauvage isolé est une chimère, et la sociabilité est inhérente à la nature humaine. Au reste, tous les avantages de ce sentiment, dont l'éloge se trouve partout, ressortent de ce seul fait, que la nature, en organisant l'homme pour la société, l'a astreint à avoir continuellement besoin de son semblable. L'exercice de l'attachement est la source des sensations les plus agréables, des jouissances les plus douces. Il contribue puissamment à l'entretien de la santé, par l'éloignement de toutes les affections tristes et de leurs pernicieux effets. En faisant partager les peines et les plaisirs, l'attachement diminue les premiè- res, augmente les seconds.

Les effets de l'amour contenu dans de justes bornes

ne sont pas autres que ceux que nous venons d'énoncer ; seulement ces effets sont plus prononcés.

2°. *Effets de la privation des sentiments d'amitié, d'attachement, d'amour, etc.*

Ou la privation de ces sentiments est causée par le peu de développement et d'énergie de l'organe chargé de les manifester, et dans ce cas elle est dépendante de l'individu, elle est une conséquence de son organisation ; ou bien cette privation est causée par les circonstances extérieures, et n'est pas le résultat de l'organisation.

Dans le premier cas, l'homme ne peut souffrir de la privation des sensations qu'il n'a pas éprouvées, et surtout qu'il n'est pas organisé pour éprouver et désirer. L'homme (s'il pouvait en exister) qui n'éprouve aucun plaisir dans le coït, aucun désir de cet acte, ne peut souffrir en observant la loi de continence. Il en est absolument de même de celui qui n'est pas organisé pour s'attacher. Cet homme peut être plein de sensibilité, aimer à obliger ; mais à coup sûr il ne tiendra pas à ses amis. Ceux-ci ne seront pour lui que des objets de distraction. Les voyages qui éloigneront ses amis ne lui causeront aucune impression pénible. Il pourra ressentir vivement leurs souffrances ; mais, s'il les sait heureux, en fût-il séparé par mille lieues, il ne sera plus affecté de leur absence. Il ne connaîtra pas la peine causée par la désunion, la séparation, l'éloignement. Voir son ami souffrir, sera plus pénible à un tel homme que le savoir mort. De pareilles gens ne peuvent aimer les femmes qu'en vertu de l'instinct de propagation ; ils ridiculisent toute espèce d'attachement, et traitent d'insensés, de fous, de *gens à sentiment*, ceux qu'un lien unit trop fortement ou depuis trop longtemps. La constance n'est pas leur lot. Les hommes dont nous parlons, éprouvent bien moins de peine que ceux qui sont susceptibles d'attachement; mais aussi ils ont de moins une source de jouissances, et dans un âge avancé ils éprouvent un grand nombre de privations, car la nature a eu un but en nous organisant pour nous attacher les uns aux autres; et ce but, c'est celui de nous ménager les secours qui naissent des rapprochements réciproques. Or, ces secours sont des moyens de prolonger l'existence, de conserver et de rétablir la santé.

Dans le second cas, c'est-à-dire celui où la privation d'attachement frappe un individu organisé pour en sentir le charme, les effets sont tout différents. Cet homme rentre dans le cas de celui dont l'estomac est énergique et sain, et que l'on prive d'aliments; de celui dont les désirs vénériens sont portés à la fureur, et que l'on prive de femmes; en un mot, il manque à cet homme un objet du monde extérieur, désiré, souhaité, appété par un organe, créé pour cet organe. Cet homme ne le trouve pas, il devient inquiet, mélancolique; l'univers ne lui présente que du vide; il erre attristé et sans but, tout le dégoûte et l'ennuie; il est souffrant, il s'achemine consumé vers la tombe, s'il ne rencontre l'attachement qui doit le réconcilier avec l'existence, rendre la vie à la nature, et compléter pour lui la création. Les effets du besoin non satisfait d'attachement sont précisément la plupart de ceux que l'on rencontre dans cette série de phénomènes que tous les auteurs donnent comme signes moraux de la puberté chez la jeune vierge, mais que beaucoup d'entre eux, aussi peu logiciens que physiologistes, attribuent au désir seul du coït, tandis qu'aucun de ces phénomènes n'y a rapport, ainsi qu'il est facile de s'en assurer en comparant les effets de la continence forcée avec ceux qui résultent d'un amour contrarié.

3°. *Effets de l'attachement, de l'amour portés à un état exagéré ou contrarié.*

Gall et Pinel citent plusieurs exemples de personnes devenues folles après avoir perdu l'objet de leur attachement; chez ces personnes, la facilité à s'attacher, le besoin et la violence de l'attachement, étaient tels, que la première de ces personnes est devenue trois fois aliénée, à l'occasion de trois pertes successives, pour aucune desquelles il ne pouvait être aucunement question d'instinct de propagation.

Quand le sentiment dont nous nous occupons est exagéré, il n'enfante plus, comme le fait l'exagération de l'instinct de propagation, des discours obscènes, des gestes lascifs et provocateurs; mais il donne lieu à quelque chose de plus délicat, qu'on appelle *érotomanie;* c'est un amour violent, dirigé sur un objet réel ou imaginaire, qui fixe exclusivement toutes les idées du malade; d'autres fois, c'est un besoin d'attachement qui n'est fixé sur aucun objet, mais qui n'en est pas moins fortement senti, qui n'en occupe pas moins toutes les pensées. C'est ce besoin que beaucoup de médecins prennent, quand ils prescrivent le mariage, pour un désir de jouissances vénériennes, tandis que c'est seulement un besoin d'attachement, que, dans le langage du monde, j'appellerais *besoin du cœur.*

La personne chez laquelle existe l'exagération du sentiment de l'attachement, croit souvent voir, entendre l'objet aimé; elle lui prête toutes les perfections imaginables, elle verse des larmes sur son absence, etc., etc. Ce sont particulièrement les femmes qui sont exposées à cette excitation morbide; aussi est-ce d'elles qu'on doit plus spécialement éloigner les causes qui y donnent lieu, et dont nous allons parler dans la direction de cette faculté.

Lorsque l'amour est contrarié, il peut produire la colère; nous développerons plus loin les effets de cette affection. Sans faire naître la colère, l'amour contrarié, outre les effets cérébraux précités, agit encore sur les viscères, et même sur l'appareil musculaire de relation; ainsi les aliments sont sans saveur, la digestion est lente, la gastro-entérite chronique s'établit, le foie s'irrite consécutivement; de là des vomissements, des hépatites, etc.; la circulation et la respiration se font imparfaitement, leurs organes s'engorgent et deviennent anévrismatiques; l'appareil musculaire et les sens externes sont affaiblis. Outre l'espèce de monomanie que nous venons de citer, j'ai vu souvent survenir chez les femmes douées d'une grande mobilité, ces contractions musculaires spasmodiques qu'on appelle *hystérie,* et qu'on croit à tort dues à l'utérus, puisqu'elles émanent bien évidemment de l'encéphale seul, comme l'a avancé et prouvé Georget, et comme j'ai eu occasion de m'en convaincre en observant, principalement à la Salpétrière avec lui, un grand nombre d'hystériques.

4°. *De la direction des sentiments d'attachement, d'amitié, d'amour, etc.*

Nos habitudes sociales prescrivent à l'un des sexes d'imposer silence à la manifestation du plus impérieux de ces sentiments, et l'éducation de ce sexe est précisément conduite de manière à le développer. On ne veut pas qu'une jeune fille avoue qu'elle éprouve le besoin d'aimer, de s'attacher, et l'éducation qu'on imprime à son cerveau tend à faire naître ce besoin. Nous venons de voir ce qui résulte du défaut et du trop d'activité de l'attachement : l'un et l'autre ont leurs inconvénients; que faut-il faire pour atteindre le milieu désirable? Si la jeune fille ou le jeune garçon (car les mêmes moyens sont applicables aux deux sexes) donne des signes non équivoques d'un grand besoin d'attachement, montre une grande disposition à s'attendrir, à se désespérer sur l'absence de ses amis, on aura le plus grand soin de bannir de ses lectures toute espèce de livres où sont peints les attachements exagérés; on éloignera d'elle toute musique qui porte à la mélancolie; enfin il faudra apporter une attention extrême à écarter toutes les circonstances propres à faire naître ou à entretenir de tendres émotions, les circonstances même qui peuvent laisser assez de loisir pour permettre qu'on s'arrête aux sentiments qu'il convient d'éloigner. L'oisiveté doit être regardée comme pernicieuse; il faut prescrire l'exercice de toutes les facultés auxquelles appartiennent le plus le raisonnement, le calcul, la mécanique et diverses sciences positives. Il faut prescrire des occupations continuelles : la solitude est dangereuse aux personnes aimantes; le tourbillon des affaires leur convient davantage. En fait d'amusements, il ne faut admettre que ceux qui portent avec eux un caractère mâle, tels que les exercices gymnastiques, ou ceux qui sont empreints du cachet de la légèreté, tels que les spectacles gais. C'est dans la jeunesse, et même dans l'enfance, qu'il faut attaquer ce penchant à l'attachement excessif; car l'homme et la femme qui sont dominés par lui à l'âge où ils ne sauraient plus plaire, deviennent un objet de ridicule, et restent, lorsqu'on ne feint pas de répondre à leurs sentiments, en proie à des tourments irrémédiables, qui font le désespoir de leur vie et ne tardent pas à détruire leur santé. Si un vieillard, encore tourmenté des désirs de l'adolescent, se livre au libertinage et devient un objet de dégoût, au moins il sera peu à plaindre, car l'or corrupteur lui fournit toujours le moyen de satisfaire ses goûts; mais il n'en est pas ainsi du vieillard amoureux! (l'attachement ne s'achète pas!) l'inquiétude continuelle, la défiance, la jalousie, le désespoir, mineront ses jours !

Lorsqu'on vient à dérober à la jeune fille des soupirs et des pleurs dont elle cache la cause, lorsqu'on aperçoit dans son caractère des changements, des irrégularités, lorsqu'on la voit rechercher la solitude, c'est alors qu'il faut insister fortement sur les moyens indiqués. Distractions fortes et soutenues, fréquentation de sociétés agréables, éloignement de la solitude ou d'un genre de vie sédentaire et uniforme, exercice musculaire porté jusqu'à une légère fatigue, tels sont à peu près les moyens à mettre en usage. Les courses à cheval, les armes, la lutte, la chasse seront prescrits aux garçons.

On a fait Diane ennemie de l'amour, dit J.-J. Rousseau, et l'allégorie est très-juste ; les langueurs de l'amour ne naissent que dans un doux repos ; un violent exercice étouffe les sentiments tendres. Souvent, pour empêcher le sentiment d'attachement de se porter sur des objets chimériques, il faudra marier la jeune fille ; ce moyen aura encore l'avantage d'exercer une révulsion sur d'autres organes. Si l'exagération des sentiments d'attachement est très-forte, comme chez certains hommes en proie aux fureurs de l'amour, on peut ajouter aux moyens indiqués, en mettant en action un autre sentiment, pour obvier ou remédier aux pernicieux effets que pourrait avoir le premier. Ainsi on présentera à l'amoureux les spéculations de la cupidité, les prestiges de la gloire, les chimères de l'ambition ; on fera tour à tour briller à ses yeux les richesses et les dignités ; on lui fera valoir le bonheur d'être entouré de la considération de ses concitoyens, etc.

Si la personne est douée d'une organisation opposée à celle que nous venons de supposer, si elle est vive, légère et incapable d'attachement, il faut mettre en usage des moyens tout à fait opposés : il faut lui faire apercevoir le suprême bonheur dans la constance, dans un attachement durable ; l'entretenir des grands modèles d'amitié et d'amour, lui vanter sans cesse le bonheur de deux cœurs unis, et mettre en usage tous les moyens bannis de l'éducation de la première, la lecture des ouvrages qui présentent des modèles d'attachement, la musique tendre, etc., etc.

5°. *Du mariage.*

Le mariage est l'union légale de l'homme et de la

femme. Nous ne répéterons pas dans cet article tout ce qu'ont écrit contre les célibataires les divers instituteurs politiques et religieux, parce que nous ne devons considérer ici le mariage que par rapport à la santé et à la longévité de l'homme. Il nous importe en effet fort peu que Zoroastre, Confucius et Mahomet aient recommandé le mariage; qu'il ait été permis dans Sparte de frapper les célibataires; que dans beaucoup de républiques ces malheureux aient été privés des droits et emplois civils; que dans la république romaine ils n'aient pu servir de témoins; mais ce qui nous importe beaucoup plus, et ce que ne nous apprennent nullement ni les divers auteurs des articles *Mariage* de nos dictionnaires, ni les rigueurs exercées contre les célibataires, c'est de savoir si l'union à vie, qu'on appelle *mariage*, est ou n'est pas conforme à la nature humaine, est ou n'est pas en rapport avec l'organisation de l'espèce humaine; doit ou ne doit pas contribuer à la santé et au bonheur?

De même que dans la nature il existe des espèces carnivores, des espèces herbivores, et des espèces qui tiennent le milieu entre les précédentes, c'est-à-dire qui tantôt tuent des animaux et s'en nourrissent, d'autres fois se nourrissent des fruits de la terre; de même aussi il existe des espèces qui ne contractent jamais de mariage; d'autres qui vivent dans cet état; d'autres espèces, enfin, dont les individus se marient ou ne se marient pas. Le mariage n'est donc plus, aux yeux de l'observateur, une institution seulement sociale, il est encore, dans certains cas, une institution de la nature. « Certains animaux, dit Gall, tels que le taureau, l'étalon, le chien, ne s'approchent de la femelle de leur espèce que lorsqu'ils ressentent le besoin de s'accoupler, ne satisfont pas leurs désirs exclusivement avec une seule, et, ces désirs satisfaits, il n'y a plus aucun attachement entre le mâle et la femelle; chacun d'eux va vivre de son côté.

« D'autres animaux, au contraire, dès qu'ils sentent naître les désirs amoureux, font choix, entre plusieurs femelles, d'une seule, vers laquelle ils paraissent attirés par une espèce de sympathie; et jusqu'à ce qu'ils en aient acquis la paisible possession, ils combattent avec ardeur les autres mâles qui prétendent leur disputer la conquête de celle qu'ils ont choisie : dès ce moment, l'union est conclue pour la vie. Conjointement avec leur compagne, ils soignent les petits nés de cette union, jusqu'à ce que ceux-ci soient en état de pourvoir eux-mêmes à leur subsistance. Lorsque le temps de la propagation est passé, le couple reste dans l'union la plus tendre; il fait ensemble ses voyages : lorsque ce sont des animaux qui vivent en troupeaux, ils se tiennent toujours l'un près de l'autre. Au printemps ils se livrent de nouveau à l'amour, et ils continuent de même tant que l'un et l'autre existent. Ce n'est que lorsque l'un des époux a péri que l'autre fait un nouveau choix. C'est dans une union semblable que vivent le renard, la martre, le chat sauvage, la taupe, l'aigle, l'épervier, le pigeon, la cigogne, le cygne (on dit même que chez le cygne sauvage l'attachement réciproque des deux époux est tel, que, lorsque l'un d'eux périt, le survivant se condamne à un célibat volontaire pour le reste de sa vie), le rossignol, le moineau, l'hirondelle, etc. Le mariage pour la vie est donc commandé par la nature à tous ces animaux : il le serait aussi à l'homme, si notre espèce, en raison de la multiplicité de ses penchants, n'était pas sujette à

tant de modifications. » (*Sur les fonctions du cerveau,*
t. III, p. 481.)

Gall ne se prononce pas sur la partie organique qui
fait vivre certaines espèces dans l'état de mariage. Spurzheim prétend que cette partie n'est autre que l'organe
de l'attachement; il pense que c'est ce sentiment que le
mâle et la femelle ont l'un pour l'autre, qui les détermine à ne point se quitter quand l'instinct de propagation est satisfait, et à rester unis même hors le temps
des amours. Gall, pour combattre l'idée si ingénieuse
de son collaborateur, rappelle l'exemple du chien, modèle de l'attachement, qui ne vit pas dans l'état de mariage; puis il cite le fait suivant qu'il a observé :

« Dans toutes les espèces où le mâle et la femelle
concourent l'un et l'autre à soigner les petits, il y a
mariage pour la vie; dans les espèces, au contraire, où
le mâle se contente de procréer les petits, sans concourir en rien à leur éducation, la première femelle venue
lui sert à satisfaire ses désirs, et le but essentiel de la
nature se trouve rempli sans le lien du mariage. »

De ces divers faits on ne peut rien inférer relativement à l'homme, ou plutôt on peut conclure que, tenant
le milieu entre les espèces qui contractent mariage et
celles qui ne le contractent point, l'espèce humaine présente des individus nés pour cette union, et d'autres
pour lesquels elle est un joug insupportable. Le mariage
est donc une institution naturelle chez l'homme, pour
celui qui peut y vivre; il n'est au contraire qu'une institution sociale pour celui à qui son organisation ne permet pas de vivre dans cet état. Nonobstant cette opinion,
indiquons les avantages qui ressortent de l'union conju-
gale, et tout ce qui doit la régler relativement à la santé.

Le premier avantage du mariage est l'exercice modéré d'une faculté (l'attachement), qui ne saurait rester sans objet. Combien de personnes de l'un et l'autre sexe le célibat ne fait-il pas tomber dans la mélancolie! Un fait positif, c'est qu'il y a beaucoup plus de célibataires que de gens mariés qui deviennent fous [1]. En Angleterre aussi, c'est parmi les célibataires que se rencontrent les suicides.

Le second avantage du mariage est l'appui mutuel que les deux époux trouvent nécessairement dans ce lien.

Le troisième est de soumettre, par le fait même d'une cohabitation habituelle, à une espèce de régularité, l'exercice des organes générateurs, ou plutôt d'épargner aux époux l'épuisement qui suit l'aiguillon de la variété.

Le quatrième avantage du mariage consiste dans les soins, dans les secours que trouvent dans leurs enfants les époux parvenus à l'état de vieillesse. Quelque objection que l'on puisse apporter contre les avantages du mariage, considérés sous le point de vue hygiénique, il n'en est pas moins prouvé, par un grand nombre de tables exactes de mortalité, que les individus parvenus à l'âge le plus avancé étaient tous mariés.

Quelles sont les conditions qu'il est nécessaire de remplir pour que le mariage soit heureux, pour que les parties contractantes en retirent l'avantage indiqué? La première, ou plutôt la seule chose dont se soient occupés les législateurs, c'est de déterminer à quel âge les deux sexes sont propres au mariage. Lycurgue voulait que les hommes eussent trente-sept ans accomplis, et les femmes dix-sept. Platon assignait l'âge de trente ans

---

[1] Voyez Desportes, *Rapport sur le service des aliénés;* Paris, 1823.

pour les hommes, et dix-huit pour les filles. Aristote, trente-sept pour les hommes, et dix-huit pour les filles. La république romaine en état de guerre permettait les mariages à quatorze ans pour les hommes, et à douze pour les filles. Enfin, notre Code civil fixe l'âge du mariage à dix-huit ans pour les hommes, et à quinze pour les filles.

Les législateurs n'ont cru devoir ajouter à ces divers règlements aucune disposition légale propre à s'opposer aux disproportions d'âge dans le mariage. Il eût été tyrannique, en effet, de porter atteinte au droit naturel que tout individu doit avoir de disposer de sa personne. Cependant, combien de jeunes filles l'apparente tyrannie d'une pareille disposition n'eût-elle pas soustraites à une tyrannie plus réelle, exercée tant de fois par d'injustes parents! combien de victimes n'ont eu à choisir qu'entre les horreurs du cloître et le lit d'un vieillard dégoûtant et tyrannique!

Les législateurs n'ont pas cru davantage devoir s'occuper des maladies qui, suivant quelques auteurs, devraient, dans l'intérêt de l'hygiène publique, c'est-à-dire de la santé des enfants et de la vigueur des races, mettre opposition au mariage.

Enfin, l'âge excepté, les seuls objets sur lesquels les législateurs aient porté leur attention, rentrent dans le domaine de la médecine légale, et ne doivent pas nous occuper. Examinons donc ceux qui sont de notre ressort :

1°. L'âge ne peut être fixé d'une manière absolue; car tel individu est propre au mariage dès l'âge de dix-huit ans, tel autre n'y est propre que plus tard. Relativement à cet objet, les différents auteurs semblent n'avoir en vue que la faculté que les individus ont de se reproduire, et à ce sujet ils s'étendent sur le danger des pertes

séminales. Comme nous avons traité ce point dans le chapitre consacré à l'instinct de propagation, nous n'y reviendrons pas ; mais nous devons faire remarquer que, dans
une union où sont engagées pour la vie les propriétés
et les personnes, il nous semble que ce ne devrait pas
être seulement à cause de la faculté générative qu'il faudrait avoir égard à l'âge, mais bien encore relativement
à d'autres facultés dont l'âge seul peut amener le développement : le plus ou moins de maturité d'un autre
ordre de facultés, de celles qui constituent l'intelligence,
ne devrait-il pas être pris en considération ? et d'ailleurs,
deux époux, quoique bien constitués, s'ils sont mariés
trop jeunes, pourront-ils se plaire et se suffire mutuel-
lement pendant le grand nombre d'années qui doit
s'écouler jusqu'à l'époque où cesse pour eux la faculté
reproductive ? S'il est vrai de dire que la variété en
amour, comme à la table, est le moyen de ranimer les
désirs et de produire l'épuisement, n'y aurait-il point
aussi quelque apparence de vérité à avancer que beaucoup de nos organes ne sont pas créés pour être toujours
mis en rapport avec les mêmes modificateurs, et que,
jusqu'à certain point, la variété dans ceux-ci peut leur
devenir avantageuse ? Je n'ose pas pousser trop loin cette
idée. J'arrive à la disproportion des âges.

Tout le monde veut que la femme soit beaucoup plus
jeune que le mari, et tout le monde se fonde sur les
mêmes raisons. Je les passe sous silence parce qu'elles
sont rebattues. Que résulte-t-il de cette disproportion
dans les âges ? Que la chaîne de l'hymen, si légère quand
l'amour en a formé les anneaux, finit par devenir in-
commode et pesante; qu'un lien que la nature n'a pas
formé, qui ne l'est même que contre son vœu, se re-

lâche, pour le malheur des époux, et souvent pour celui de leur génération. De là les séparations, les divorces et tous les scandales qui remplissent la société ; de là des chagrins domestiques de toute espèce, source des névroses, de la folie, et autres affections dont le cerveau est le point de départ.

Pour que le but de la nature soit atteint, il ne faut donc pas qu'il y ait entre l'homme et la femme une trop grande disproportion d'âge : c'est l'unique moyen d'assurer le bonheur des époux, autant pendant la jeunesse que dans un âge avancé.

2°. Relativement aux maladies qui, suivant les divers auteurs d'Hygiène, devraient mettre obstacle au mariage, nous pensons que les législateurs ont encore usé d'une réserve bien sage en remettant le tout à la prudence et à la volonté des époux. Tous les médecins qui ont traité ce point d'hygiène ont présenté, comme devant être des motifs d'interdiction du mariage, une liste de maladies dont la plupart cèdent à un traitement assez simple, et dont beaucoup d'autres ne peuvent avoir aucun inconvénient, tant par rapport à la contagion que par rapport à l'hérédité. Tel médecin propose une loi qui interdise le mariage aux personnes affectées d'hémoptysie, parce que, dit-il, cette maladie est contagieuse et *se transmet, comme l'on sait, jusqu'aux dernières générations.* A cette assertion on peut opposer l'exemple de sujets qui, à l'époque de la vie où les poumons sont irritables, avaient de fréquentes hémoptysies, et qui, plus tard, ont cependant eu des enfants robustes et bien portants. Un autre auteur, s'étayant du même motif, veut que l'on interdise le mariage aux goutteux. Cependant les médecins qui ont observé beaucoup de

ces malades savent que ce sont précisément les hommes le plus fortement constitués qui sont affectés de la
goutte, et que leurs générations peuvent n'en être point
atteintes, si elles évitent les causes qui l'ont produite
et entretenue chez leurs pères. Enfin, d'autres médecins
indiquent, comme motif d'interdiction du mariage, ces
irritations si diverses de la peau qu'on désigne sous le
nom commun de *dartres*, comme si l'homme affecté de
certaines espèces de dartres ne pouvait donner le jour
à des enfants exempts de cette maladie. Je n'en finirais
pas si je voulais passer en revue toutes les maladies signalées aux législateurs, pour devenir cause d'interdiction dans le mariage. Il est fort heureux que ceux-ci se
soient montrés sur ce point un peu moins difficiles que
les médecins.

Il en doit être différemment des vices de conformation. Il existe, par rapport à ceux-ci, quelque chose de
mieux fondé que tout ce qui a rapport aux maladies
précitées. Le médecin pourrait, par exemple, non demander qu'on interdît le mariage, car la liberté ne
doit jamais être limitée à ce sujet sous aucun prétexte ; mais au moins faire observer à la femme dont
le bassin est mal conformé, qu'en contractant le mariage elle s'expose à des douleurs atroces qui ne doivent
avoir d'autre terme qu'une mort inévitable.

3°. Relativement aux qualités soit morales, soit physiques de la femme, c'est un préjugé presque universellement répandu, surtout chez les gens qui s'occupent
de sciences ou chez les gens de lettres, de croire qu'on
ne doit rechercher dans une épouse que les qualités
morales qui constituent la bonne mère, la femme de
ménage, etc., et qu'un esprit cultivé doit être compté

pour rien. Que résulte-t-il de ce préjugé? que ces hommes, obligés par état de rester chez eux, sont, faute de pouvoir s'y faire entendre à personne, forcés de penser seuls, de se renfermer en eux-mêmes, et ne tardent pas à devenir hypochondriaques comme les vieux célibataires qui exercent beaucoup leur cerveau.

4°. Enfin, dans le mariage, on doit encore avoir égard aux moyens d'annuler, pour les enfants qui proviennent de cette union, l'effet des prédispositions héréditaires. Les lois ne s'occupent pas de ce point, et l'abandonnent entièrement à la sagesse des individus. Il est fâcheux que l'homme, qui ne néglige rien pour l'amélioration des races de ses animaux domestiques, néglige tout quand il s'agit de la sienne propre. Il serait pourtant à désirer qu'on s'occupât aussi du moyen d'améliorer la constitution physique et morale de l'espèce humaine. Ce moyen consisterait peut-être à favoriser l'union de tempéraments différents, de prédominances organiques opposées. Ainsi, le bilieux s'unirait avec le lymphatique ou le sanguin; la personne chez laquelle un organe a trop de développement et trop d'irritabilité, ne contracterait d'alliance qu'avec celle chez laquelle ce même organe est inférieur aux autres en force ou en irritabilité. En agissant ainsi, et quand on pourrait bien juger les prédominances des organes cérébraux, on ferait disparaître les folies héréditaires; de même qu'en donnant son attention à l'irritabilité des autres organes, on diminuerait le nombre de leurs affections.

Il est vrai que ce que l'homme ne fait pas par calcul raisonné, il le fait par une impulsion instinctive qui, pour ses unions d'amitié et d'amour, le porte vers ce qu'il ne trouve pas en lui, comme s'il voulait compléter son être, perfectionner son organisation. C'est ainsi que le faible recherche le fort; le timide, le courageux; l'hypochondriaque, l'homme énergique et gai; la petite femme, l'homme de haute stature; l'homme humble, celui qui a l'instinct du commandement; et que, par la même loi, deux êtres doués des mêmes caractères physiques et moraux, loin de se rechercher, se repoussent; que deux vaniteux et deux orgueilleux, par exemple, ne peuvent se supporter et vivre ensemble.

5°. L'abolition du divorce, considérée sous le point de vue de l'hygiène publique, est en opposition avec les lois qu'elle prescrit, comme avec celles de la morale, qui ne peuvent être distinctes des premières; elle est une transgression aux lois de l'Église ancienne; enfin, la loi du divorce, telle qu'elle existait sous l'empire, n'est pas plus une transgression aux canons de la nouvelle Église que la loi de séparation qui existe aujourd'hui. Prouvons ces points.

Ou la loi actuelle ne prononce pas la séparation des époux, qu'une cause quelconque empêche de vivre dans une bonne intelligence, ou la loi prononce cette séparation. Si elle ne la prononce pas, le but du mariage n'en est pas moins manqué. Là où existe le divorce du cœur et des sens, le divorce de la loi n'est pas nécessaire pour qu'il n'y ait ni procréation d'individus, ni réciprocité de soins, etc. Cette chaîne de fer, qui tient dans une intimité étroite deux êtres qui ne veulent qu'être séparés, devient la source d'une infinité de maladies, particulièrement des névroses, des folies, comme le prouvent journellement les relevés faits dans les maisons d'aliénés, sur les causes de ces maladies. Si au contraire la loi permet la séparation des époux, ceux-ci ne peuvent plus, sans blesser la morale, obéir aux impulsions de la nature, peut-être depuis longtemps enchaînées. Ils sont obligés de vivre chacun de son côté, dans le concubinage, puisqu'on ne leur permet pas de recourir de nouveau à un mariage légitime. Voilà donc déjà les lois de l'hygiène et celles de la morale transgressées.

Pour ce qui a rapport à la transgression des lois de l'ancienne Église, je renvoie au *Deutéronome*, ch. xxiv, versets 1, 2, 3, 4, qui s'expriment positivement sur ce point.

Enfin, si l'on transgresse les nouvelles lois canoniques, ce n'est pas en se remariant, c'est en se séparant : *Quod Deus conjungit, homo non separet.* La permission de se remarier, après une séparation autorisée par la loi, loin de blesser la religion, est donc plutôt conforme à ses principes. Cette permission n'a d'autre but que de favoriser le renouvellement de la population, sans compromettre la morale, et Justinien nous semble avoir eu quelque tort en abolissant le premier le divorce. C'est pour éviter une infinité de causes, non-seulement scandaleuses, mais encore obscènes, outrageantes pour les mœurs (accusations et preuves d'impuissance, etc.), que l'Assemblée constituante rétablit le divorce en 1790, sans que les époux eussent besoin d'alléguer d'autre motif que celui d'*incompatibilité d'humeur*.

6°. *De la sociabilité.*

La sociabilité est une faculté inhérente à l'espèce humaine comme à beaucoup d'espèces animales. Gall n'a pu assigner d'organe à cette faculté, bien qu'il ait comparé les crânes de beaucoup d'animaux vivant en société, avec les crânes de ceux qui vivent isolés. Ce physiologiste croit néanmoins probable que le penchant à vivre en société rentre dans la sphère de l'activité de l'organe de *l'attachement*; il penche à attribuer au *minimum* de développement de cet organe la haine que prennent pour le commerce des hommes certains misanthropes. Cette misanthropie ne vient-elle pas plus souvent encore d'un excès de fierté ou d'une forte affection du sentiment de la vanité, dispositions qui peuvent fort bien coïncider avec un certain développement du sentiment de l'attachement? On pourrait citer, pour preuve de cette assertion, beaucoup d'hommes qui, dès leurs premiers pas dans le monde, dédaignés et méconnus de la société, ont plus tard refusé de s'y encadrer, et qu'une vanité impitoyable et blessée a souvent plongés dans la solitude, ou déchaînés contre l'espèce humaine. Quoi qu'il en soit, puisque la sociabilité est une faculté de l'homme, étudions ses effets.

La sociabilité, chez l'homme, est la source d'une mutuelle bienveillance, d'une réciprocité de secours qu'il serait impossible de rencontrer dans la vie solitaire; celle-ci ne saurait avoir lieu sans des privations de toute espèce, au milieu desquelles naîtrait bientôt le dégoût de l'existence et le penchant au suicide.

Les inconvénients de la vie solitaire sont très-différents, suivant l'organisation de l'individu. Si celui-ci est né avec un faible développement de la sociabilité, la solitude n'aura pour lui que l'inconvénient de certaines privations au-dessus desquelles il se placera bientôt. Cet individu sera tout aussi gai, dans sa solitude, que l'homme le plus folâtre au sein de la plus brillante société. La vie solitaire n'a donc pas plus d'inconvénient chez l'homme que son organisation y appelle, que la privation des femmes n'a d'inconvénient chez l'homme qu'aucun penchant n'attire vers elles.

Il en est tout différemment chez l'homme fait pour sentir tous les charmes de la société, et qui ne l'aura abandonnée qu'après avoir eu à s'en plaindre. Il éprouvera bientôt toutes les horreurs de l'hypochondrie; son imagination exagérera les moindres maux; sa défiance sera bientôt portée à l'extrême, et le suicide terminera des jours qu'il croira continuellement menacés par tout ce qui l'entoure.

Les effets généraux de la solitude sont de faciliter la réflexion, c'est-à-dire de permettre au cerveau de s'occuper des idées qu'il a perçues. La solitude est donc utile à l'homme qui travaille et qui médite; elle est nuisible à celui que poursuit une série d'idées contraires à la santé de son cerveau et au bien-être de toute l'économie; à l'hypochondriaque, par exemple, que l'état de sa santé inquiète continuellement; au monomaniaque, que poursuivent des idées exclusives, de vains fantômes, etc. Tout le secret de la guérison de pareils malades consiste à faire diversion aux idées qui les tourmentent, à mettre chez eux en action la sociabilité.

Direction de la sociabilité. C'est ici qu'il doit être fait mention de ce moyen, employé tantôt comme prophylactique, tantôt comme thérapeutique, désigné sous le nom générique de *distractions*, et recommandé aux personnes tristes, ou dans certaines maladies cérébrales.

Tant qu'un homme chez lequel commence à se manifester l'éloignement pour la société jouit encore néanmoins d'assez de liberté pour choisir entre la solitude et le commerce des hommes, le médecin peut se borner à lui faire envisager les dangers de la vie solitaire; mais sitôt que cet homme vient à être entraîné irrésistiblement vers la solitude, à se plaindre des hommes, de l'état de sa santé, et à laisser apercevoir les écarts précurseurs de l'hypochondrie, alors ce n'est plus à lui que le médecin doit adresser des conseils, c'est aux parents. Le malade ne doit plus être aucunement entretenu de ses idées relatives à sa santé. Jamais il ne doit être contrarié sur les sensations dont il se plaint et sur ses craintes chimériques. Le médecin ne doit surtout jamais laisser échapper cette phrase si bannale : *Vous n'êtes pas malade.... vous avez besoin de distractions.... il faut vous distraire, etc.* D'abord, la première assertion est fausse; car, si l'homme qui éprouve les accidents dont nous parlons n'est pas malade de cœur, d'estomac ou de poumon, bien certainement il l'est du cerveau : si ce dernier organe était dans un état parfait d'intégrité, la pensée serait saine; celle-ci est dérangée, donc le cerveau est dérangé. Ensuite, c'est évidemment une niaiserie de dire : *Vous avez besoin de distractions; il faut en prendre, etc.*, à un homme dont la maladie est principalement caractérisée par l'éloignement pour la société. Il s'agit, au contraire, de lui donner des distractions sans qu'il s'en doute : c'est donc seulement aux parents qu'il faut s'adresser, lorsqu'on a à traiter un homme qui commence à éprouver l'éloignement pour la société et les premières atteintes de l'hypochondrie. Il faut que, de concert avec ceux-ci, le médecin fasse jouir le malade de la fréquentation d'une compagnie gaie, récréative, et assez raisonnable pour ne pas le tourmenter sur son état. Nous aurons encore occasion de revenir sur cet objet en traitant des voyages.

I. 13

CHAPITRE IV.

De l'instinct de la défense de soi-même et de sa propriété; penchant aux rixes; courage.

L'observation des têtes d'hommes remarquables par la passion de rechercher les dangers, de quelques hommes du peuple cités comme intrépides parmi leurs compagnons, d'animaux pris même parmi les frugivores, etc., a porté Gall à l'admission de cette faculté, distinguée avec beaucoup de raison de l'*instinct carnassier.* Il existe, en effet, des animaux frugivores et herbivores extrêmement courageux; quelques-uns même sont plus courageux que les carnivores; tout le monde sait aussi qu'il existe des assassins très-lâches et des hommes courageux d'un caractère bienveillant. L'organe de la défense de soi-même, organe qui, par son exagération seulement, porte aux combats, est, suivant Gall, placé chez l'homme, derrière l'angle postérieur inférieur des pariétaux : sa position varie chez les divers animaux. Les chevaux qui ont les oreilles très-rapprochées sont toujours, suivant Gall, ombrageux et craintifs; ceux, au contraire, qui ont les oreilles très-distantes à leur origine, sont sûrs et courageux. Gall rapporte, pour confirmer l'admission de cette faculté morale fondamentale, une infinité d'exemples pris dans les mœurs des animaux, dans la biographie de certains hommes.

Lorsque l'instinct de propre défense est peu développé, il constitue la *poltronnerie,* la *pusillanimité,* ce qui n'est pas la même chose que la *peur.* Un homme très-courageux peut avoir peur à l'aspect d'un grand et inévitable danger, mais il n'en conservera pas moins assez de présence d'esprit pour calculer les moyens de remédier à ce danger, et c'est là ce que ne fera pas à coup sûr le poltron. La peur est une affection subite de l'instinct de la propre défense. Elle peut, comme nous venons de le dire, avoir lieu chez l'homme doué du plus grand courage. Il n'en est pas de même de la poltronnerie, de la timidité, de la pusillanimité; elles sont un état habituel de l'individu, provenant du défaut de développement de l'instinct de la défense de soi-même. Or, ce défaut de développement, des effets duquel nous devons parler, rend la peur plus fréquente, et ses effets plus prononcés.

1°. *De l'instinct de propre défense développé dans une juste mesure.*

L'homme, comme tout autre animal, devait être pourvu par la nature, de l'instinct de propre défense, pour ne pas devenir la proie d'un autre animal. Cette faculté de résister aux dangers, de les repousser, de les envisager avec un certain sang-froid, est un moyen de défendre et de prolonger l'existence, d'éloigner certains accidents et même certaines maladies. Il est rare en effet de voir la peur, chez l'homme doué d'un certain courage, produire les maladies qu'elle cause chez l'homme pusillanime. Le courage, dans un degré modéré, laisse au jugement toute la liberté nécessaire pour estimer les moyens les plus propres à nous soustraire au danger; et, répétons-le, c'est, en santé comme en maladie, un bien précieux avantage.

13.

2°. *Effets du trop peu de développement de l'instinct de propre défense; poltronnerie; pusillanimité, etc.*

« Un poltron, dit Gall, a beau être convaincu qu'il n'y a rien à craindre, il a beau raisonner, il n'en est pas plus le maître de ne pas trembler. » « Le poltron, ajoute plus loin le même auteur, prend la fuite, abandonne son entreprise, se livre au désespoir, se rend et meurt comme un lâche : le courageux s'emporte, résiste et combat avec d'autant plus d'audace que le danger est plus imminent; et quand il doit succomber, il venge encore sa défaite par la mort de ses ennemis. » (*Fonctions du cerveau,* tome IV.)

La pusillanimité exagère le danger, le rend irrémédiable, ou au moins affaiblit toutes les ressources à l'aide desquelles on aurait pu s'y soustraire; tantôt elle y présente l'homme dans un état de débilité qui le fait succomber plus facilement; c'est ce qui arrive dans les épidémies auxquelles succombent les gens les plus timides; d'autres fois elle place les dangers là où il n'en existe pas, montre partout des ennemis, et détermine, sous l'influence de la moindre cause, l'hypochondrie, la lypemanie et autres affections. Enfin, cette malheureuse disposition cérébrale, qui produit le défaut de courage, est toujours funeste à l'organisme, tant en santé qu'en maladie, puisque le moindre froissement physique ou moral abat l'existence de l'homme pusillanime.

5°. *Effets de l'affection de l'instinct de propre défense* (peur).

La peur est une *affection* de l'instinct de la propre

défense, affection à laquelle donne lieu la présence
réelle ou supposée d'un danger. De cette affection
pénible résultent les phénomènes suivants, tracés par
M. J. Franc : « L'innervation est comme tout à coup
sidérée, la peau se crispe, les follicules s'érigent,
les poils et les cheveux se dressent, le sang abandonne
la peau et les organes de la périphérie du corps, pour
s'accumuler vers le cœur et les gros vaisseaux, qui fonc-
tionnent mal et tumultueusement : la face est pâle, les
yeux tendus et immobiles : un frisson glacial parcourt
rapidement la peau dans plusieurs régions du corps et
dure plus ou moins longtemps. Habituellement, après
quelques instants d'angoisse, soit que l'on reconnaisse
le défaut de réalité du danger, soit que le courage excite à le braver, les fonctions se rétablissent vivement,
et il se fait une réaction d'autant plus forte que la compression de l'innervation et de l'acte circulatoire a été
plus prolongée. » (Effets de la frayeur, *Journal des Connaissances médico-chirurgicales,* avril 1835, p. 265.)
Les phénomènes énoncés, de même que quelques autres,
tels que l'impossibilité de mouvoir les muscles, la soustraction momentanée de leur action à l'empire de la
volonté, le relâchement des sphincters, ne surviennent
pas, on le conçoit bien, chez tout le monde, car la peur
diffère d'intensité et a des effets différents suivant l'organisation de l'individu. Chez l'un, la peur n'est qu'une
affection passagère; la légère suspension ou plutôt le
léger trouble des fonctions cesse bientôt; il semble
n'exister que pour donner lieu à une réaction plus
énergique : l'homme courageux qu'étonne un instant
le danger, est un ressort qui ne cède que pour reprendre à un plus haut degré sa force élastique. En

effet, si l'homme courageux juge à propos de combattre, il retrouve à l'instant son intelligence pour
combiner des moyens de défense, et ses forces musculaires doublées d'énergie, pour exécuter la résistance
qu'il a calculée.

Il en est tout différemment chez le poltron : la peur,
qui s'était bornée chez l'homme courageux à un sentiment passager d'étonnement, parcourt chez le poltron
toutes les nuances depuis l'émotion jusqu'à l'effroi, la
terreur; la peur, qui n'avait causé au premier qu'un
trouble passager des phénomènes vitaux, peut causer chez
le second une foule de désordres.

Si la peur n'est pas portée à un degré extrême, et que
l'homme puisse fuir l'objet qui l'a causée, les pernicieux
effets de cette affection sont promptement annihilés
par l'action révulsive portée sur les muscles; alors la
concentration dangereuse qui s'était faite sur d'importants organes cesse; la chaleur, le sang et la vie
reviennent dans les muscles, dans les sens externes, à
la peau, etc.

Si la peur est portée à un plus haut degré, elle cause
l'impossibilité de se servir de ses muscles et de ses organes vocaux, les tremblements, l'aphonie, la décoloration de la peau, le trouble des sens, la suppression des
règles, l'oppression, l'anxiété, la petitesse du pouls, et
la mort; des phénomènes morbides variés, comme les
anévrismes du cœur, l'épilepsie, la jaunisse, les cépha-
lites, l'apoplexie, la folie, la chorée, l'hystérie.

M. Franc rapporte dans son mémoire deux cas d'é-
rysipèle gangréneux et phlegmoneux produits par la
peur, et dont un se termina par la mort. Le même auteur pense que souvent la frayeur produit chez les en-

fants l'inflammation plegmoneuse de la peau de la face, qui donne lieu à la formation de croûtes nombreuses; que quelquefois la peur détermine une espèce de dissociation dans les éléments qui entrent dans la composition du sang, et il cite à l'appui un œdème survenu chez une petite fille par la peur des gendarmes. J'ai vu chez deux personnes un ictère se manifester sous la seule influence de l'effroi.

Répétons, pour terminer, que les effets de la peur seront d'autant plus prononcés et funestes, que l'instinct de propre défense sera moins développé, moins exercé, que l'individu sera plus impressionnable. Ces effets seront au contraire moins dangereux, et se manifesteront plus rarement, dans des circonstances opposées.

4°. Effets d'un trop grand développement ou d'une trop grande excitation de l'instinct de propre défense.

Le penchant pour les rixes, les querelles, les combats, est l'effet nécessaire du trop grand développement de l'instinct de la défense de soi-même, surtout quand cette disposition organique n'est pas contrebalancée par de hautes facultés. Ce penchant pour les rixes n'est que le degré exagéré d'une faculté fondamentale naturelle, commune et nécessaire à tous les êtres, qui devaient avoir en eux, et dans des degrés différents, suivant leur condition de vie, la faculté de se défendre, de résister aux attaques dirigées sur eux ou sur leurs propriétés. « L'individu, dit Gall, qui, avec un développement médiocre de l'organe, se fût borné à se défendre, lui et sa propriété, attaquera du moment où l'organe sera plus dé-

veloppé ou plus fortement excité. Le penchant aux rixes
est plus puissant dans la même proportion que ce développement ou cette excitation augmente ; ce penchant finit par dégénérer en désir, en besoin, en passion. On recherche les rixes et les combats, on aime
les dangers, on affronte les périls, et l'on s'en crée. »
(*Sur les Fonctions du cerveau*, tome 4.) Ce penchant
surexcité tout à coup par une violente congestion cérébrale, à la suite d'une blessure, etc., ou livré depuis
l'âge le plus tendre à un exercice continu, par la négligence de parents trop indulgents pour leurs enfants, etc., peut être porté jusqu'à la manie, ainsi que
le prouvent les nombreuses observations de Pinel et de
M. Esquirol. On conçoit alors combien cette fâcheuse
disposition organique est funeste à celui qui en est atteint, ainsi qu'à l'ordre social, et combien on doit
prendre de précautions pour la réprimer de jeune âge.

5°. *Direction de l'instinct de propre défense ; moyens de déve-*
lopper le courage, de s'opposer à la poltronnerie et à ses effets,
de réprimer le penchant aux rixes.

Ce n'est pas en donnant de bons aliments à l'individu
qui manque de courage, ni en agissant sur l'estomac,
de quelque manière que ce soit, ainsi que le conseille
Percy (art. PUSILLANIMITÉ (*Dictionn. des Sciences méd.*) ;
ce n'est pas davantage en exerçant les muscles, ainsi
que le conseille M. Virey (*même mot, même ouvrage*),
qu'on parvient à développer le courage. S'il en était
ainsi, combien d'hommes timides, livrés aux délices de
la table ou aux travaux des champs, n'éclipseraient-ils
pas en bravoure le frugal Spartiate nourri de brouet

noir ! Les faits se présentent de tous côtés pour réfuter
ces assertions. C'est à l'encéphale seul qu'il faut s'adresser
quand il est question de diriger une qualité morale. Les
moyens à mettre en usage sont ceux qui agissent directement sur cet appareil, et, de plus, ceux qui sont les
stimulants spéciaux de la faculté que l'on veut influencer.
Ainsi il est bien clair qu'on ne vantera pas les jouissances de la volupté, pour exciter et faire entrer en
action l'instinct de la propre défense, comme on aurait
pu le faire pour mettre en action le sens de l'appétit
vénérien. On puisera des impressions propres à développer le courage, dans les récits continuels des actions
héroïques, les chants patriotiques, la vue, l'apprentissage
des dangers de toute espèce, etc., et surtout dans les
situations propres à mettre en exercice le sentiment de
propre défense. L'habitude du danger est, pour atteindre le but, plus efficace que toutes les leçons de la philosophie, car le moyen le plus direct de développer une
faculté est de la mettre en action.

Quelques sentiments autres que l'instinct de propre
défense, par exemple ceux de la vanité, de l'attachement, de l'amour de la progéniture, etc., peuvent concourir à la manifestation de grands actes de courage.
Ce résultat s'explique par l'influence mutuelle qui existe
entre les parties de l'encéphale, dont toutes les circonvolutions forment un tout non interrompu. La qualité
dont nous parlons est au nombre de celles qu'on doit développer de bonne heure, parce que, ainsi que nous
l'avons vu, son affection dès l'âge le plus tendre peut
donner lieu aux plus funestes effets.

Application à l'enfance. Que, sous quelque prétexte
que ce soit, il ne soit fait à l'enfant qui commence à

comprendre le langage ou seulement la mimique des personnes qui l'entourent, aucun des gestes effrayants ou de ces contes ridicules qui tendent à affecter le courage ou à comprimer sa manifestation et son développement. Qu'on corrige l'enfant, si le cas l'exige, mais jamais en excitant sa frayeur par des motifs dont il n'aperçoit pas la cause, et même dont la cause n'est pas réelle. Point de coups aux portes, point de cris d'alarme. Qu'on ne lui fasse point peur des revenans, des spectres, des loups-garous, de croquemitaine, des sorciers, du diable et autres sottises de cette nature, qui le rendent poltron, et ont, de plus, l'inconvénient de fausser son intellect, comme toutes les causes imaginaires et occultes dont on entretient les hommes. Qu'on aguerrisse au contraire l'enfant à tout. Qu'il soit calme au milieu des ténèbres comme en plein jour.

« Pourquoi donc, dit Rousseau, l'éducation d'un enfant ne commencerait-elle pas avant qu'il parle et qu'il entende, puisque le seul choix des objets qu'on lui présente est propre à le rendre timide ou courageux? Je veux qu'on l'habitue à voir des objets nouveaux, des animaux laids, dégoûtans, bizarres, mais peu à peu, de loin, jusqu'à ce qu'il y soit accoutumé, et qu'à force de les voir manier à d'autres, il les manie enfin lui-même. Si durant son enfance il a vu sans effroi des crapauds, des serpents, des écrevisses, il verra sans horreur, étant grand, quelque animal que ce soit. Il n'y a plus d'objets affreux pour qui en voit tous les jours.

« Tous les enfants ont peur des masques. Je commence par montrer à Émile un masque d'une figure agréable; ensuite quelqu'un s'applique devant lui ce masque sur le visage; je me mets à rire, tout le monde rit, et l'en-

fant rit comme les autres. Peu à peu je l'accoutume à
des masques moins agréables, et enfin à des figures
hideuses. Si j'ai bien ménagé ma gradation, loin de
s'effrayer au dernier masque, il en rira comme du premier. Après cela je ne crains plus qu'on l'effraie avec
des masques.

« Quand, dans les adieux d'Andromaque et d'Hector,
le petit Astyanax, effrayé du panache qui flotte sur le
casque de son père, le méconnaît, se jette en criant sur
le sein de sa nourrice, et arrache à sa mère un sourire
mêlé de larmes, que faut-il faire pour guérir cet effroi ?
Précisément ce que fait Hector, poser le casque à terre,
et puis caresser l'enfant. Dans un moment plus tranquille on ne s'en tiendrait pas là ; on s'approcherait du
casque, on jouerait avec les plumes ; on les ferait manier à l'enfant ; enfin la nourrice prendrait le casque et
le poserait en riant sur sa propre tête, si toutefois la
main d'une femme osait toucher aux armes d'Hector.

« S'agit-il d'exercer Émile au bruit d'une arme à feu ?
je brûle d'abord une amorce dans un pistolet. Cette
flamme brusque et passagère, cette espèce d'éclair le ré-
jouit : je répète la même chose avec plus de poudre ;
peu à peu j'ajoute au pistolet une petite charge sans
bourre, puis une plus grande ; enfin je l'accoutume aux
coups de fusil, aux boîtes, aux canons, aux détonations
les plus terribles.

« J'ai remarqué que les enfants ont rarement peur du
tonnerre, à moins que les éclats ne soient affreux et ne
blessent réellement l'organe de l'ouïe ; autrement cette
peur ne leur vient que quand ils ont appris que le tonnerre blesse ou tue quelquefois. Quand la raison commence à les effrayer, faites que l'habitude les rassure.

Avec une gradation lente et ménagée, on rend l'homme et l'enfant intrépides à tout. » (*Émile*, tome 1er.) *Avec une gradation lente et ménagée* : qu'on fasse bien attention aux expressions de Jean-Jacques, car il en est ici encore comme des bains, dont il dit de graduer le froid, tandis que ses détracteurs l'accusent de vouloir plonger dans l'eau glacée les enfants sortant du sein de leur mère. En effet, si vous voulez précipiter l'éducation du courage, si vous ne laissez pas à l'expérience de l'enfant le temps de coordonner peu à peu, d'analyser les impressions reçues, si vous commencez par placer le masque le plus hideux devant les yeux de l'enfant, ou par lui tirer à l'oreille un coup de pistolet, ou par l'effrayer d'un fantôme dans l'obscurité, vous le ferez probablement succomber victime des plus graves accidents; mais alors accusez votre inconséquence, et non les préceptes de Rousseau.

S'il est injuste de se moquer de la pusillanimité de l'enfant, il est tout aussi inutile de raisonner avec lui sur la peur. On ne raisonne pas avec les affections; on agit : allez donc vers l'objet qui fait peur à l'enfant, revenez en riant, puis conduisez-le vers cet objet. Voulez-vous le prémunir contre la peur qu'ont naturellement les enfants dans les ténèbres? Accoutumez-le de bonne heure à se trouver dans l'obscurité. Mais il ne faut pas pour cela lui commander, sans préalable, de monter dans un grenier; il ne faut pas que ce soit la crainte du châtiment qui surmonte celle que causent les ténèbres : il faut habituer votre enfant, du plus jeune âge possible, à se trouver dans l'obscurité, d'abord avec sa mère, puis, quand il peut marcher, le faire jouer, avec d'autres enfants, aux jeux de nuit. Ces différents jeux auront le double but d'habituer l'enfant aux ténèbres, et de lui apprendre à se servir du toucher pour apprécier les corps. Il résultera de tout ceci de grands avantages; d'abord son imagination ne travaillera plus dans l'obscurité; il n'y verra pas de fantômes, parce qu'il a l'habitude d'y être, et que l'habitude tue l'imagination; en second lieu, il appréciera à leur juste valeur les objets qui existent réellement; et quánd un objet quelconque viendra à frapper sa vue ou son toucher, il n'éprouvera plus ces surprises qui causent tant d'accidents funestes.

On fermera l'oreille aux doléances de l'enfant poltron qui vient se plaindre de l'injuste agression d'un plus faible. On approuvera le bon droit et la justice de sa cause, et on l'engagera à repousser l'agression par la force.

Les exercices qui, sans être dangereux, présentent l'apparence du danger, comme ceux dont nous avons fait mention dans notre Gymnastique médicale (la marche sur une poutre élevée, etc.), apprendront encore à l'enfant à surmonter ce qui effraie et fait reculer d'ordinaire les enfants trop choyés.

Si l'enfant a, au contraire, un grand penchant à la rixe, et que l'instinct de propre défense soit porté à un degré trop élevé, il faut, pour atténuer ce penchant, exercer fortement le sentiment du juste et de l'injuste, faire sentir à l'enfant combien est odieux l'abus de la force, cultiver de bonne heure et souvent ses facultés intellectuelles et tous les sentiments d'un ordre élevé; défendre aux gens qui l'entourent de le piquer par des agaceries, le priver de la société des autres enfants aussitôt qu'il aura été l'occasion d'une rixe, etc.

Nous venons de dire que c'est en habituant de bonne heure l'homme aux dangers, qu'on parvient à lui apprendre à ne pas les redouter; c'est également en l'habituant à l'idée de la mort, qu'on parvient à en diminuer la crainte; et comme la sensibilité est émoussée par la continuité d'une même sensation, de même aussi la pensée de la mort, quand on s'est longtemps familiarisé avec elle, perd ce qu'elle a de nouveau, d'étrange et d'effrayant pour l'homme qui n'ose pas la fixer.

Ce n'est pas avec l'homme malade qu'on doit raisonner sur les craintes de la mort, c'est avec l'homme bien portant. Toutes les leçons sur le mépris de la vie ne valent pas, pour un homme pusillanime, le plus mauvais argument qui peut encore lui donner l'espoir de recouvrer la santé. Il ne faut pas même mettre en pratique, au lit du malade, ces banales exhortations de courage : elles ne font qu'exciter sa défiance. Il faut agir comme si l'on ne supposait pas qu'il pût exister de danger imminent. C'est surtout lorsque le malade est désespéré, lorsqu'on ne compte plus sur les moyens de l'art, qu'il faut le plus mettre en usage ce précepte. Si l'on se relâche sur la sévérité des prescriptions faites au malade, il faut avoir soin de lui persuader que cette conduite a pour motifs les nécessités de sa position; et, pour entretenir sa tranquillité morale, qui, dans les circonstances graves, a tant d'influence sur la terminaison plus ou moins prompte de la maladie, feindre toujours d'attacher de l'importance à la prescription même la plus insignifiante.

Ne terminons pas ce chapitre sans dire un mot de l'influence attribuée aux boissons spiritueuses sur le courage.

L'influence d'aucun stimulant ne peut produire une

faculté, si l'organe de cette faculté n'existe pas. Ainsi, ni les circonstances extérieures, ni les liqueurs excitantes introduites dans nos fluides circulatoires, ni le sang, modificateur ou stimulant général de tous nos organes, ni le fluide biliaire, auquel on a attribué de si merveilleuses qualités, aucune cause, en un mot, autre que les organes, ne peut donner naissance à une faculté. Sans cela, il ne se passerait jamais plusieurs siècles sans que l'homme n'acquît quelque faculté nouvelle, et pourtant, depuis qu'il habite le globe, il a toujours été doué des mêmes facultés, des mêmes qualités, des mêmes vertus, des mêmes vices, etc. Il en est de même des animaux. Comment agissent donc les stimulants? Ils excitent les facultés que tous les hommes ont en partage à un plus ou moins haut degré. Si l'homme, stimulé par une légère dose de boisson spiritueuse, a plus de courage que quand il est à jeun, il a également plus de facilité à se mouvoir, plus de propension aux plaisirs de l'amour, aux épanchements de l'amitié; il compose plus facilement, etc. Enfin, les stimulants exagèrent toutes les facultés; mais c'est là que se borne leur puissance; et, pour ne pas revenir sur ce sujet dans les subséquents chapitres qui traitent des fonctions cérébrales, notamment dans celui où il est question de la ruse et de la circonspection, donnons ici l'interprétation de l'adage *in vino veritas*. Cet adage ne signifie pas que l'homme ivre dit la vérité; car un hâbleur hâble encore davantage quand il est ivre; mais bien que le vin laisse voir l'homme tel qu'il est, parce que ce stimulant, en excitant l'organisme, renforce toutes les qualités, et les met toutes à découvert. Ainsi, si le vaniteux laisse échapper les projets sur lesquels il fonde son élévation, on ne peut plus arracher un mot à l'homme très-circonspect, dès qu'il a bu quelque liqueur stimulante. Quel est celui qui n'a pas vu souvent des gens ivres lui dire à l'oreille, avec un grand mystère, des choses insignifiantes, qu'ils eussent pu, sans inconvénient, dire à voix haute? Nous avons au reste, dans un autre travail, fait justice des erreurs reproduites sur la source du courage, attribué tantôt à toute l'économie, tantôt aux stimulants, tantôt au sang, tantôt aux muscles (voyez *Journal complémentaire*, numéro d'octobre 1822).

CHAPITRE V.

Instinct carnassier ; penchant au meurtre ; destructivité.

Un cri de réprobation s'éleva contre Gall, quand il proposa l'admission de l'instinct carnassier parmi les facultés de l'homme; indignation, outrage, ridicule, rien ne fut épargné à la soi-disant *bosse* du meurtre : quand enfin aux clameurs de l'intolérance et aux plaisanteries succéda l'observation calme des faits, il fallut bien convenir que tout ce qui vit, végétal ou animal, ne finit pas toujours par usure, si je puis m'exprimer ainsi, et que la destruction rapide, où la mort violente, est aussi d'institution naturelle. Mais le point en litige ne remontait pas jusque-là. Fallait-il admettre chez l'homme l'instinct auquel on était forcé de recourir pour expliquer les actes du lion? c'était là la question. En procédant par voie d'observation, elle eût été bientôt résolue. On peut en effet distinguer, dans la nature, trois classes d'animaux : les frugivores, les carnivores, les omnivores. L'homme est rangé parmi ces derniers; or, puisqu'il est à la fois frugivore et carnivore, qu'il occupe le milieu entre ces deux espèces, qu'il a, en un mot, la possibilité de se nourrir de tout; il devait, jusqu'à un certain point, tenir des carnivores une partie de cette impulsion intérieure qui les porte à tuer, et c'est aussi ce que démontrent les faits. S'il en était autrement, il se laisserait mourir de faim plutôt que de tuer un animal pour sa nourriture, et c'est ce qu'il ne fait jamais.

L'instinct qui nous occupe établit, suivant Gall, une différence tranchée entre les carnivores et les frugivores. Les phrénologistes modernes en font, d'après le docteur Hope, de Copenhague, deux facultés différentes, et ne manquent pas, bien entendu, de diviser en deux la portion cérébrale que Gall y avait affectée. Ainsi, suivant eux, l'*alimentivité* aurait pour objet d'indiquer aux animaux s'ils doivent se nourrir de chair ou de végétaux, et la *destructivité* n'aurait d'autre objet que de porter les animaux à la destruction sans aucun but. Le premier organe produirait, par son grand développement, la gloutonnerie, l'ivrognerie, « serait généralement assez prononcé, dit M. Vimont, chez les personnes qui aiment beaucoup à fumer. » Je crains bien qu'on n'objecte à M. Vimont qu'il n'y a généralement pas de peuple moins ivrogne et plus sobre que l'Espagnol, qui cependant fume du matin au soir; mais revenons aux idées de Gall :

Les naturalistes, avant Gall, cherchaient, par des caractères tirés de la forme du canal digestif, des dents et des griffes, à expliquer ce qui différencie les animaux frugivores des animaux carnivores; mais ils oubliaient le point essentiel suivant : c'est que, pour se nourrir

I.   14

d'un animal, il faut le tuer, et c'est de cette impulsion à tuer qu'ils n'assignaient pas la véritable source; ils ne faisaient pas attention à ce que, par exemple, privé de ses dents et de ses griffes, le tigre n'en conserverait pas moins son sanguinaire instinct; et que, munie de ces armes de destruction, s'il était possible de l'en doter, la douce brebis se laisserait plutôt mourir de faim que de s'en servir : c'est que tout doit être en harmonie dans la machine animale, et que la force extérieure, qui exécute, ne peut rien sans la force intérieure, qui dirige; c'est que les griffes données à la brebis seront innocentes comme l'épée donnée au lâche; c'est qu'enfin les dents et les griffes ne sont que des instruments d'exécution.

Gall, qui fait remonter cet instinct à l'encéphale, en place l'organe au-dessus du méat auditif. Suivant ce physiologiste, les circonvolutions qui le constituent manquent dans les herbivores et les frugivores : c'est à la physiologie à vérifier ce point.

1°. *Effets de l'instinct carnassier; de la destructivité, etc., dans ses divers degrés de développement.*

Dans l'état naturel, suivant Gall, ainsi que nous venons de le dire, l'instinct de destruction n'a d'autre destination que de rendre un animal, quel qu'il soit, quelque degré qu'il occupe dans l'échelle, homme ou brute, capable de se nourrir de chairs. Suivant les phrénologistes, qui ont succédé à Gall, cet instinct porte à détruire, sans diriger l'homme dans le choix de ses aliments.

Quoi qu'il en soit de cette différence d'opinions, il

existe une disposition organique qui, suffisamment développée, ou plutôt un peu saillante, imprime à tous les actes de l'homme un caractère de vigueur qui constitue ce qu'on appelle l'*homme d'action*; qui, plus développée, les empreint d'impatience et d'emportement; qui, associée dans un degré convenable à de hautes facultés intellectuelles et au courage, à l'opiniâtreté, à l'estime de soi, etc., donne à Napoléon ce caractère qui le fait remarquer dans tous les actes de sa vie, perce dans sa menace, revêt de force ses injonctions, qui, au début de sa carrière, lui fait couvrir de mitraille les bataillons sectionnaires attaquant la Convention, étouffer la voix du Tribunat, briser comme un fragile verre tout ce qui gêne sa course rapide, etc., etc.; donne à toutes ses paroles ce cachet de violence qui foudroie les résistances (« Allez dire à Santerre que je le fais fusiller, s'il bouge, etc. »); caractère enfin qui fait pour lui de l'inaction le plus grand des supplices, celui-là même que choisissent ses lâches ennemis pour mettre fin à sa vie.

Cette faculté est très-saillante chez tous les hommes de guerre, principalement chez ceux que les gouvernants trouvent bons pour un *coup de collier*. Elle est utile à l'acteur tragique; elle empreint d'une mâle énergie les compositions des écrivains les plus célèbres, etc.

L'animal chez qui la destructivité existe à un faible degré ne chasse pas les autres animaux; l'homme, qui se trouve dans ce cas, est à peine capable de tuer un animal pour s'en nourrir, trouve à peine, au besoin, assez d'énergie pour se protéger lui-même. Il ne tue jamais d'animaux sans nécessité; s'il le fait à la chasse, ce sera pour signaler son adresse et satisfaire sa vanité; encore éprouvera-t-il du malaise, s'il est obligé d'achever un animal qu'il aura blessé ; et, s'il est bienveillant, il ne tardera pas d'éprouver le vif remords d'avoir enlevé une mère à ses petits, une femelle à son mâle, etc. Ce même homme, comme le bon Montaigne, « ne prendra guère bête en vie, à qui il ne redonne les champs, ou, comme Pythagoras, les achètera des pêcheurs et des oiseleurs pour en faire autant. » Si cet homme est bon pour le conseil, il n'en est plus de même quand il s'agit de l'exécution : il redoute tout ce qui est action, et ne prendra jamais un parti au moment décisif, surtout lorsque, pour la réussite, il faut mettre en avant la violence, la destruction, et sacrifier des existences.

Il est à croire que c'est une pareille manière de sentir qui a inspiré au sensible Jean-Jacques son passage, imité de Pythagore, contre l'habitude de se nourrir de chair ; passage si beau, si éloquent, quoique tant soit peu paradoxal. Je connais plusieurs personnes auxquelles le peu de développement de ce penchant a fait regarder la chasse avec horreur, et qui se croiraient responsables devant Dieu de tuer un animal sans nécessité.

L'instinct carnassier trop développé produit différents résultats, suivant ses différents degrés d'exagération. Ainsi, d'abord, simple indifférence à voir souffrir ; puis, penchant à détruire, à tuer. Certains animaux ne tuent que ce qui est nécessaire à leur subsistance ; d'autres, comme la belette et le tigre, tuent tout ce qu'ils rencontrent d'animaux. Certains hommes sont indifférents aux souffrances de leurs semblables ; d'autres goûtent du plaisir à tourmenter les animaux, à les voir torturer. Ces dispositions s'observent chez les enfants comme chez les grandes personnes. Ce penchant, développé à l'extrême, produit une impulsion irrésistible aux actes de violence et au meurtre, qui souvent dégénère en manie. On peut, à ce sujet, consulter dans Gall plusieurs observations tirées des causes criminelles, ainsi que de l'histoire ou des mœurs des animaux.

2°. *Direction de cette faculté.*

Les facultés de l'homme ont toutes son bonheur pour objet; et nous voyons, dans chaque chapitre, que ce n'est que dans l'exagération en plus ou en moins, qu'elles peuvent être nuisibles à lui ou à la société. Ces facultés ne peuvent donc jamais être appelées *bonnes* ou *mauvaises* dans leur destination primitive. Elles sont alors toujours bonnes, relativement à l'individu; elles peuvent, tout au plus, être mauvaises relativement à des espèces différentes. Ainsi, l'instinct carnassier du lion n'est pas mauvais relativement à lui, puisqu'il est un moyen de conservation; il ne peut être mauvais que relativement aux espèces destinées à servir de pâture à cet animal. Il en est de même de l'instinct carnassier dans l'espèce humaine, tant que cet instinct n'est pas assez développé pour faire jouir l'homme de la souffrance des animaux dont il le porte à verser le sang pour ses besoins. S'il en est autrement, cet instinct devient nuisible. Celui qui verse avec plaisir le sang d'un animal est bien près d'en éprouver en voyant une victime humaine se débattre sous ses coups. Par la même raison, si cet instinct est trop peu développé, l'homme mourra de faim dans les pays où la nature n'aura pas pourvu à sa conservation par des fruits : c'est ce qui arriverait probablement aux paisibles Indous, si, tout à

coup éloignés de leurs palmiers et de leurs bananiers,
ils se trouvaient transportés dans l'âpre climat des Tar-
tares sybériens. L'instinct carnassier doit donc être,
comme les autres facultés, un objet d'éducation. Peut-
être faudrait-il accoutumer au sang l'enfant qui se trouve
mal en le voyant couler, parce qu'il y a dans la vie telle
circonstance où, faute de cette force, on peut faillir et
manquer à ses concitoyens, à ses amis et à son devoir. Au
reste, il est bien rarement nécessaire, dans l'état social,
de développer l'instinct carnassier. S'il n'est pas, dès la
naissance, plus développé que les autres facultés, l'homme
ne choisira, par vocation, ni la profession de boucher
ni celle de bourreau. Je passe sous silence quelques professions dans lesquelles il n'est pas inutile que l'instinct
de propre défense soit un peu soutenu par un certain
développement de l'instinct carnassier, et dans lesquelles
il devient nécessaire à l'homme qui les exerce d'avoir
encore autre chose que du courage. (La combativité
désire des ennemis, des obstacles pour les combattre
et en triompher. Sa sphère d'action ne s'étend pas au
delà, et le besoin est satisfait. L'instinct qui nous occupe s'étend plus loin; il lui faut l'anéantissement des
ennemis; il n'est satisfait qu'en les détruisant.) Ces professions agissant sur l'organe dont il est question comme
moyen d'éducation, je n'ai aucun conseil à donner à
ceux qui les veulent embrasser, puisqu'en trouvant occasion de s'exercer, l'organe remplira avec plus de facilité les actes auxquels il est destiné. Je passe donc de
suite à la répression du penchant.

Pour travailler à cette répression, il faut, 1° empêcher que l'instinct dont il est question puisse trouver
aucune occasion d'être exercé; 2° il faut veiller sans

relâche au développement et à la culture des facultés
intellectuelles et de celles des qualités morales dont les
effets sont le plus opposés à l'instinct que nous voulons
affaiblir ; 3° il faut multiplier tous les motifs puisés,
pour faire contre-poids au penchant, au-dehors de l'individu, c'est-à-dire l'exemple et les châtiments.

Les moyens mis en œuvre auront d'autant plus de
succès, qu'ils seront employés de plus jeune âge. *Je
treuve*, dit Montaigne, *que nos plus grand vices prennent leur ply dez nostre plus tendre enfance, et que
nostre principal gouvernement est entre les mains des
nourrices. C'est passe temps aux mères de veoir un enfant tordre le col à un poulet, et s'esbattre à blecer un
chien et un chat : et tel père est si sot de prendre à bon
augure d'une ame martiale, quand il veoid son fils
gourmer injurieusement un païsan ou un laquay qui ne
se deffend point ; et à gentillesse, quand il le veoid af-
finer son compaignon par quelque malicieuse desloyauté
et tromperie. Ce sont pourtant les vrayes sémences et
racines de la cruauté, de la tyrannie, de la trahison :
elles se germent là, et s'eslèvent aprez gaillardement,
et proufitent à force entre les mains de la coustume. Et
est une très dangereuse institution d'excuser ces vilaines
inclinations par la foiblesse de l'aage et légiereté du
subject : premierement, c'est nature qui parle, de qui
la voix est lors plus pure et plus naïfve, qu'elle est
plus graile et plus neufve.....* (Liv. 1er, ch. 22). Aussitôt donc qu'un enfant laissera apercevoir du plaisir à
tourmenter les animaux, à les torturer, à les tuer, ne
fût-ce que des oiseaux, des insectes, on devra d'abord
le priver de tous ces animaux faibles, et laisser tout au
plus auprès de lui des animaux capables de se défendre.

Au reste, il est nécessaire de rendre autant que possible, sur-le-champ, à cet enfant, tout le mal qu'il fait souffrir aux animaux, en lui faisant en même temps comprendre l'injustice de ses actions. La douleur éprouvée sera pour lui l'apprentissage de la commisération.

On éloignera de ses yeux toute espèce de spectacle sanguinaire; car l'expérience apprend que c'est dans les pays où ceux-ci sont en usage, que le peuple est le plus cruel. A Rome, les combats de gladiateurs suivirent de près les combats d'animaux; et dans les révolutions, les hommes dont la profession exige des meurtres continuels, comme les bouchers, sont ceux qui se signalent par le plus d'actes de cruauté, tant l'habitude de verser le sang des animaux dispose à verser celui des hommes, ou plutôt tant il est vrai que l'organisation qui dispose à l'un de ces actes est la même que celle qui dispose à l'autre. On interdira aussi à cet enfant les plaisirs de la chasse, toute espèce d'occasion de tuer les animaux, la vue même de toute espèce de scène où l'on verse du sang; car l'aspect du carnage lui inspire infailliblement le désir d'y prendre part. On l'éloignera donc des tueries ou abattoirs, des boucheries, des combats d'animaux, etc.

On exercera sans relâche toutes les facultés intellectuelles. Les principes de la saine morale devront aussi être sans cesse, et par toutes les voies possibles, inculqués à ce cerveau encore susceptible d'être modifié. Par cette éducation on développera les facultés qui doivent servir de contre-poids au pernicieux penchant que l'on veut réprimer.

A ces moyens on ajoutera, encore comme contre-poids au penchant, les châtiments, qui devront être d'autant plus sévères qu'il est plus nuisible à l'individu et à l'ordre social. « On ne doit jamais, dit Rousseau en parlant de certains enfants, souffrir qu'un enfant se joue avec les grandes personnes comme avec ses inférieurs, ni même avec ses égaux. S'il osait frapper sérieusement quelqu'un, fût-ce son laquais, fût-ce le bourreau, faites qu'on lui rende toujours ses coups avec usure, et de manière à lui ôter l'envie d'y revenir. J'ai vu d'imprudentes gouvernantes animer la mutinerie d'un enfant, l'exciter à battre, s'en laisser battre elles-mêmes, et rire de ses faibles coups, sans songer qu'ils étaient autant de meurtres dans l'intention du petit furieux, et que celui qui veut battre étant jeune voudra tuer étant grand. » (*Émile*, livre 2.)

Combats d'animaux. Ces arènes ensanglantées, où le peuple, à l'abri de tout danger, savoure les dernières convulsions d'un animal expirant, sont les écoles pratiques de la plus lâche férocité. C'est dans ces arènes que commence l'éducation de l'assassin. L'homme qui éprouve du plaisir à voir couler le sang, éprouve bientôt le désir de le verser. Le peuple d'Espagne, si renommé en Europe par son avidité à rechercher les combats de taureaux, est le même pour qui les bûchers de l'inquisition sont un spectacle agréable, est le même qui fait dévorer par des chiens et périr dans les tourments les innocents Incas, est le même qui mutile les prisonniers qu'a jetés dans ses fers le destin des batailles. Je pourrais citer beaucoup d'autres exemples, et je crois qu'il serait peut-être digne d'une administration éclairée de supprimer ces sortes de spectacles.

CHAPITRE VI.

Ruse, finesse, savoir-faire.

Suivant Gall, l'observation des animaux, comme celle des hommes, prouve que la ruse est le résultat d'un organe particulier siégeant sous la partie osseuse qui se trouve au-dessus de l'instinct carnassier, et se prolongeant jusqu'à un pouce de l'arc superciliaire supérieur. Il est impossible de ne pas croire cette faculté, quel qu'en soit le siége, indépendante de l'éducation, de la volonté, et même des facultés intellectuelles, quand on songe qu'elle se rencontre quelquefois chez les animaux les moins intelligents comme chez les plus intelligents; chez les gens sans éducation, chez les enfants, et même chez les gens les plus stupides, chez les idiots, les imbéciles, comme dans les circonstances opposées, et que d'autres fois elle n'existe pas chez les hommes doués de grandes facultés intellectuelles.

Effets de la ruse dans ses divers degrés de développement; direction de cette faculté.

Nous avons vu la nature pourvoir à la conservation des espèces par l'amour physique et l'amour de la progéniture; pourvoir à la conservation de certains individus par l'instinct carnassier; nous allons ici la voir suppléer à la faiblesse ou au défaut de courage de quelques autres individus, en leur donnant, soit pour éviter les embûches de leurs ennemis, soit pour leur en dresser et s'emparer d'une proie nécessaire, un instinct, un génie particulier, connu sous le nom de *ruse*. C'est en vertu de cet instinct, que, pour se dérober à la vue du chasseur, l'écureuil et le pivert tournent autour de l'arbre, et que la martre s'étend immobile sur une branche ; que d'autres animaux feignent d'être morts, lorsqu'ils sont menacés par un ennemi. Cette même organisation offre à l'homme les mêmes avantages. Souvent, par elle, il supplée à la force, au courage et à l'intelligence, soit qu'il s'agisse de se défendre contre les animaux ou de les attaquer, soit qu'il s'agisse de faire réussir ses entreprises, etc.

Si la ruse est peu développée chez l'homme, il est franc, droit dans ses discours comme dans ses actions, souvent dupe dans le monde, peu propre au commerce, aux intrigues, aux missions diplomatiques. Ses réponses, lorsqu'on l'interroge, sont, comme ses écrits, toujours marquées au coin du vrai. Jamais il ne sera le fauteur scient de quelque fourberie que ce soit, quelque puissant intérêt qu'il ait à la soutenir.

L'homme, au contraire, chez lequel la ruse est très-développée, trouve un grand plaisir à faire des dupes, à tromper les personnes méfiantes. « Chez l'homme, dit Gall, la ruse se manifeste de différentes manières dès l'enfance. Il y a des enfants, par exemple, qui, sans avoir contracté cette habitude par leur éducation, mentent à tout propos et sans nécessité, dénaturent tous les faits, et ne font jamais que des rapports controuvés, quoiqu'il fût plus commode pour eux de dire la vérité. »

« L'homme rusé, dit La Bruyère, tâche d'être maître de son geste, de ses yeux et de son visage ; il est impénétrable, il dissimule les mauvais offices, sourit à ses ennemis, contraint son humeur, déguise ses passions, dément son caractère, parle, agit contre ses sentiments. »

« Que l'on observe, dit encore Gall, les personnes dont la tête est très-proéminente sur les côtés et aplatie par le haut, on leur trouvera toujours un caractère faux, astucieux, perfide, vénal, vacillant et hypocrite. » Gall n'accumule pas sans dessein ces différentes épithètes : chacune d'elles ou désigne l'absence des organes qu'il place sur le haut de la tête, tels que ceux de la *bonté*, de la *fermeté*, de l'*estime de soi*, absence qui produit l'aplatissement de cette région, ou bien indique la présence d'organes latéraux qui rendent la tête renflée vers les tempes, tels que la *ruse*, le *sentiment de propriété*, etc.

Il y a bien cependant une petite objection à cette dernière proposition de Gall, c'est que la tête peut être rendue plus large par le développement des circonvolutions, à usage encore non déterminé, qui sont situées au point de contact des deux hémisphères et descendent jusque sur le corps calleux, et cela sans que, considérées séparément, les circonvolutions que Gall affecte à la ruse, au sentiment de propriété, etc., en soient plus développées et concourent à la largeur de la tête.

Si le développement de la ruse coïncide avec de grandes facultés intellectuelles, il produit les grands diplomates, etc., etc.

Dans les maisons de correction ou d'aliénés, on trouve souvent la ruse avec absence de facultés intellectuelles, et il n'en résulte pas moins des tours de filouterie inouïs, qui, chez les fous, se font particulièrement remarquer pendant l'excitation cérébrale que produit l'accès.

Les organes, par leur simultanéité d'action et les diverses combinaisons qui en résultent, produisent une infinité de facultés mixtes sur lesquelles nous ne pouvons nous arrêter, mais dont le lecteur fera facilement l'analyse ou la synthèse, surtout quand nous aurons fait connaître la direction de toutes les facultés primitives du cerveau. Passons donc à la direction de la ruse.

Hufeland, en parlant de la *franchise de caractère*, comme moyen de prolonger la vie, dit que, si la profession de comédien, qui consiste à se charger, quelques heures par jour, d'un rôle emprunté, nuit à la durée de la vie, à plus forte raison il n'y a rien de plus contraire à la nature, que l'état des hommes qui exercent continuellement la profession de comédien sur le grand théâtre du monde, et ne paraissent jamais ce qu'ils sont; de ces êtres équivoques, qui vivent de déguisemens, de contraintes et de mensonges (*Art de prolonger la vie*). Sans disconvenir que le trop grand développement de la ruse, comme celui de toute autre faculté, ne soit nuisible à celui qui porte cette organisation et dangereux pour ceux avec lesquels cet homme a des relations, nous pourrions prendre le contre-pied de la proposition de Hufeland, sans blesser la vérité, et dire que nous ne connaissons pas d'état plus contraire à la nature, pour l'homme rusé, que l'état qui l'obligerait à ne pas exercer cette faculté, à vivre sans déguisement, à être franc, droit, etc. Cet état de franchise et de droiture est si peu en rapport avec l'homme rusé, que, prêt à dire la vérité qu'on croit lui arracher, il s'arrête comme s'il craignait d'y toucher.

Hufeland, continuant de raisonner d'après son hypothèse, *qu'il est contre nature de déguiser ses sentiments*, s'exprime ainsi : « Il est déjà bien désagréable de porter un habit qui n'est pas fait à notre taille, qui nous serre de tous côtés et gêne tous nos mouvements. Mais qu'est-ce que cette contrainte en comparaison de la gêne morale qu'on s'impose quand on prend le masque d'un caractère étranger au sien, de manière que les discours, la conduite, les actions, tout doive être sans cesse en contradiction avec nos propres sentiments et notre propre volonté; qu'on est obligé de réprimer ses goûts naturels, pour affecter des penchants empruntés; et qu'il faut enfin tenir tous les nerfs, toutes les fibres dans une tension continuelle, afin de rendre le mensonge plus complet, car l'existence entière n'est alors qu'un tissu d'impostures? Un état semblable n'est réellement qu'un état spasmodique permanent, comme le prouvent les suites qu'il entraîne : effectivement, il en résulte toujours des inquiétudes générales, des désordres dans la circulation et la digestion, et des contradictions dans le physique comme dans le moral. » (*Art de prolonger la vie humaine*, traduit de l'allemand par M. Jourdan.)

Ce passage de Hufeland est vrai, mais n'est vrai que relativement à l'homme qui a un faible développement de la ruse (*voyez* ce que nous avons dit ci-dessus). Il en est tout autrement de l'homme chez lequel cette faculté est très-prononcée. Celui-ci ne peut éprouver de malaise, n'a pas besoin de *tenir tous ses nerfs, toutes ses fibres dans une tension continuelle, ne peut être dans un état spasmodique*, en exécutant des actes faciles pour ses organes, en rapport avec leur énergie. Un athlète qui lève cinquante livres d'un bras vigoureux, à qui tout fardeau est léger, n'éprouve pas *de trouble dans le*

système nerveux, dans la circulation, la digestion. Tous
ces troubles n'ont lieu que chez celui dont les organes
locomoteurs sont contraints à un acte qui n'est point en
rapport avec leurs forces. Il en est de même de la ruse
et de toutes les facultés imaginables ; les actes qu'elles
produisent coûtent d'autant moins à exécuter, qu'elles
sont plus énergiques. Le tigre n'éprouve aucun sentiment pénible en répandant le sang. Mais revenons à
notre objet. C'est par ses suites que la ruse trop développée est nuisible à la santé : le mal est la source du
mal, comme le bien est la source du bien ; les intrigues,
les cabales, les perfidies de l'homme rusé se découvrent,
et tôt ou tard il est accablé par la haine et le mépris de
ses semblables, et il reçoit la punition de ses basses manœuvres.

Quand l'homme, encore enfant, a quelque disposition
à la ruse, à la fourberie, qu'on lui ôte tout motif de
tromper ; mais qu'on ne dise jamais : « Ne fais pas cela,
parce qu'on te verra ; » car la conclusion que tire l'enfant, est celle-ci : « Je puis donc faire ce qu'on me défend pourvu que je le fasse en cachette, » et voilà le premier pas fait vers la fourberie. N'imposez aux enfants
que ce dont ils sentent parfaitement la nécessité : alors
ils se plieront à ce joug ; autrement, ils chercheront à
éluder un ordre dont ils ne comprendront pas le motif.
Ils s'imagineront que vous les trompez, et ils s'efforce-
ront de vous imiter. Quelle que soit l'explication que
vous donniez du motif d'une défense, si l'enfant ne vous
comprend pas, il se croit payé de vaines paroles, et vous
lui avez, sans le vouloir, donné la première leçon de
fausseté. Enfin, si vous le menacez, ou si vous lui in-
fligez des châtiments, après lui avoir prescrit une chose

désagréable, dont il ne sent pas la nécessité, vous le rendez ou craintif ou faux, et souvent l'un et l'autre à la fois. Ainsi, ou la crainte lui empêchera de vous désobéir, et il vous accusera intérieurement de tyrannie, ou bien il inventera le moyen de vous tromper pour venir à son but, et restera satisfait de la victoire que son stratagème lui aura fait remporter sur vous.

Pour obvier à tout ceci, faites en sorte qu'il sente toujours, sans même que vous le lui disiez, que tout ce qui lui est prescrit ou défendu, est prescrit ou défendu par la nécessité; montrez-vous-y soumis comme lui : il ne murmurera plus, il ne cherchera pas à l'éluder. Suivez le précepte de Rousseau : Ne déclamez point contre le mensonge; ne punissez pas précisément l'enfant pour avoir menti; mais prenez bien toutes vos mesures pour que toutes les conséquences du mensonge, comme de n'être point cru quand on dit la vérité, d'être accusé du mal qu'on n'a point fait, quoiqu'on s'en défende, etc., se rassemblent sur la tête de l'enfant, quand il a menti.

Dirais-je que les parents ne doivent jamais, sous quelque prétexte que ce soit, altérer en rien la vérité; que l'enfant doit toujours, dans les paroles qu'ils laissent échapper, même en plaisantant, trouver l'expression de la franchise : mentir pour rire, mentir pour se disculper, mentir pour tromper, sont des degrés qui se tiennent de trop près, et qu'un enfant ne franchit que trop vite quand on lui laisse mettre le pied sur le premier.

Dans un âge plus avancé, vous n'aurez plus, pour réprimer le penchant à la fourberie, que des motifs puisés dans les autres facultés, dans l'amour-propre, dans le

sentiment du juste et de l'injuste, dans le sentiment religieux.

Vous répéterez, pour mettre en action ces sentiments,
que le recours au mensonge est une faiblesse indigne
d'un homme; que tout détour est une preuve de culpabilité, est condamnable, et que l'homme qui se respecte
ne doit ni y recourir ni en avoir besoin; enfin, vous
montrerez que toutes les ruses possibles se découvrent
tôt ou tard, et toujours échouent contre une franchise
forte et éclairée.

Le développement modéré de la ruse est utile dans
beaucoup de circonstances de la vie; ce développement s'obtient suffisamment par la fréquentation des
hommes, par l'impérieuse nécessité, souvent renouvelée, où l'on se trouve de dissimuler ses desseins, pour
réussir dans des affaires qui intéressent de près la conservation, la vanité, etc.

CHAPITRE VII.

Sentiment de la propriété, instinct de faire des provisions, convoitise,
penchant au vol, acquisivité.

Gall, ayant moulé le crâne d'une prodigieuse quantité
de voleurs incorrigibles, crut avoir découvert que le
penchant au vol est produit par une partie cérébrale
particulière. Des milliers de faits observés chez les riches comme chez les pauvres, chez les enfants pris même
parmi des sourds-muets de l'âge de six ans, lui prou-
vèrent que ce penchant n'est le résultat ni du besoin ni
de l'éducation; car ces enfants recevaient tous de bons
exemples, et n'étaient pas tous voleurs. Mais la nature
a-t-elle donc jugé nécessaire à l'homme le penchant au

vol? Non, pas plus que le libertinage et la rixe; mais, comme elle a jugé nécessaire les qualités radicales (*instincts de propagation et de propre défense*) dont le libertinage et la rixe ne sont que les exagérations, de même elle a jugé nécessaire à la conservation des animaux et de l'homme le sentiment de la propriété, dont le vol n'est que l'exagération. C'est donc pour le sentiment de propriété, et non pour le vol, que la nature a créé un organe. Ce sentiment de propriété n'est pas le résultat des lois, comme on l'a prétendu; c'est au contraire le sentiment de propriété qui les a produites. Ce sentiment de propriété est inné et très-vif chez les animaux, qui n'ont ni lois ni conventions. Beaucoup font à temps des provisions pour prévenir la disette, parce qu'ils comptent bien qu'ils en ont la propriété; tous défendent leur demeure et ce qu'ils croient leur appartenir. La propriété est une institution de la nature chez l'homme : l'arc, les fourrures et la cabane du sauvage, sont sa propriété, et, quand on veut les lui enlever, il ne met pas moins d'énergie à les défendre que l'enfant de l'homme civilisé n'en met à réclamer par des cris ses jouets dont on tente de le priver. C'est ce sentiment de la propriété qui produit notre indignation contre celui qui nous la veut ravir, et qui nous a fait créer des lois, des conventions pour la voir respectée.

L'apparence extérieure de l'organe du sentiment de propriété, lorsqu'il est très-développé, est, suivant Gall, une proéminence bombée et allongée, s'étendant depuis l'organe de la ruse, jusqu'au bord externe de l'arcade supérieure de l'orbite.

1°. *Effets du sentiment de propriété dans un degré modéré.*

L'homme doué, dans de justes mesures, de ce sentiment, s'occupe de ses chevaux, de ses jardins, de ses terres, trouve dans ces occupations des distractions agréables, l'éloignement de l'oisiveté et de l'ennui, enfin une cause d'activité salutaire et une bonne santé. S'il n'avait pas le sentiment de la propriété de ces objets, il resterait indifférent au milieu d'eux. Qui n'a point été à portée d'entendre des propriétaires vanter à tout venant l'excellence du fonds de leur terre, l'abondance du rapport de leurs arbres fruitiers; énumérer, article par article, les produits divers de leur récolte, et donner les marques de la satisfaction la plus vive, pendant ces récits, qui abreuvaient d'ennui leurs auditeurs? C'est le sentiment de propriété qui pousse l'homme à faire des économies pour l'avenir, c'est lui qui fait que nous attachons à une maison, à un cheval plus de prix, lorsque ces objets sont notre propriété que lorsque nous n'en avons que l'usufruit; c'est lui qui nous rend amis du *statu quo*, et ennemis des révolutions qui tendent à bouleverser les fortunes.

2°. *Effets du trop peu de développement du sentiment de la propriété.*

Ce sentiment est tellement inhérent à l'organisation humaine, qu'on ne sait où trouver des exemples, des observations propres à déterminer les effets de son absence. Il en est tout autrement quand il s'agit d'exposer les résultats de son exagération. Quoi qu'il en

15.

soit, l'homme chez lequel est trop peu développé ce sentiment ne doit tenir nullement à ce qui lui appartient. Si cet homme gagne quelque chose par son travail, son talent ou ses spéculations, il doit le dépenser avec facilité, il doit manquer de prévoyance pour l'avenir, être toujours exposé à périr de misère, n'attacher aux objets qui lui appartiennent d'autre prix que celui qui vient de leur commodité ou du plaisir qu'il en retire dans le moment présent ; n'éprouver, ne concevoir même aucune des jouissances attachées à la propriété exclusive d'un objet, n'en apprécier que l'usufruit. Un pareil homme ne pourra s'astreindre à prendre aucun soin des objets ou des animaux qui sont sa propriété. Il ne manifestera jamais aucun désir pour les possessions, ne déploiera, pour en acquérir ou en conserver, aucune activité. Enfin, une réunion d'hommes semblables à celui que nous supposons, si elle était possible, ne pourrait jamais constituer un état social quelconque, si informe qu'on veuille l'imaginer. Il manquerait aux actions de ces hommes un des plus puissants motifs d'encouragement ; et toute espèce d'industrie, de talents, d'arts, etc., serait sacrifiée à cette apathie, à cette insouciance que nous ne rencontrons que chez quelques peuples abrutis par la superstition ou l'esclavage.

3°. *Effets d'un trop grand développement ou d'une trop grande activité du sentiment de propriété.*

L'homme chez lequel existe un trop grand développement du sentiment de propriété éprouve un grand penchant à s'approprier celle d'autrui, penchant qui

n'est le résultat ni d'une dépravation ni d'une éducation vicieuse. Une surexcitation du sentiment de la
propriété, produite par un état d'aliénation mentale,
par une blessure reçue sur le crâne, amène le même résultat. Seulement, le penchant à dérober, lorsqu'il est
produit par ces causes passagères, est plus facile à
guérir, ainsi que le prouve, entre plusieurs observations,
celle d'un chevalier de Malte que M. Esquirol a guéri
subitement du penchant le plus impérieux au vol. Il n'en
est plus de même quand c'est le développement porté à
un très-haut degré, et non l'excitation accidentelle de
l'organe, qui détermine le penchant au vol. Ce penchant résiste bien plus long-temps, souvent il met en
défaut toute espèce de moyen. Ce résultat a toujours
lieu lorsqu'à un grand développement de l'organe sont
associées des facultés intellectuelles médiocres. On peut
alors assurer qu'un individu ainsi organisé sera porté
toujours au vol irrésistiblement, commettra autant de
récidives qu'il sera mis de fois en liberté, et ne pourra
jamais être corrigé, quelques moyens qu'on emploie.
C'est ce que prouvent sans réplique de nombreux et
intéressants exemples rapportés par Gall. Le sentiment
de propriété porté trop loin et devenu passion, cause,
comme tout autre acte organique sorti des bornes naturelles, tous les maux imaginables. Ces maux ne sont
pas toujours de simples vols, parce que le sentiment de
propriété trop développé peut agir conjointement avec
d'autres instincts très-actifs. Ainsi, réuni à l'instinct de
propre défense, il produit les vols à main armée; com-
biné avec la ruse, il produit les escroqueries; avec d'autres facultés enfin, les faux en écriture, les vols à l'aide
de fausses clefs, la passion du jeu, etc., et une infinité

de maux qui nuisent autant à l'ordre social qu'à l'homme affligé de cette malheureuse organisation.

Les effets que détermine l'excitation de la partie encéphalique affectée au sentiment de propriété n'ont pas seulement été observés par Gall, Pinel et M. Esquirol : M. Jourdan, dans l'article *Klopémanie* (*Dictionnaire des Sciences médicales*), nous apprend que, sous ce nom, le docteur André Mathey, de Genève, désigne une vésanie qui consiste dans un penchant à dérober sans nécessité, sans qu'on y soit porté par le besoin pressant de la misère ; vésanie qui est permanente, et non accompagnée de désordre intellectuel, et dans laquelle la raison lutte en vain contre une impulsion qui vient toujours à bout de subjuguer la volonté.

4°. *Direction du sentiment de propriété.*

Ce sentiment a rarement besoin d'être développé, et dans l'éducation l'on devrait, moins souvent qu'on ne le fait, présenter les richesses comme but ou comme récompense des actions. Le sentiment de propriété entre en exercice aussitôt qu'on lui présente son excitant propre. Donnez un jouet à un enfant ; attachez aux bonnes notes qu'un jeune homme rapporte du collége certaines récompenses pécuniaires, qui lui fournissent les moyens d'apprécier la valeur de l'argent ; donnez quelque terre en propre à ce malheureux serf attaché à la glèbe pour le profit d'un maître, vous verrez bientôt se développer le sentiment du tien et du mien, et toutes les jouissances qui y sont attachées. Vous verrez alors, chez l'homme, la fainéantise remplacée par l'amour du travail, la misère par la prospérité, l'indifférence du cosmopolisme par l'amour de la patrie. Que de fois, avant la prise de Varsovie, j'ai prédit aux Polonais que le retard apporté à l'affranchissement de leurs serfs, livrerait leur patrie au czar ! Je n'avais pas quitté la frontière polonaise, que ma prédiction était accomplie !

Mais si, lorsque vous avez donné un jouet à l'enfant, au lieu de s'y attacher, il semble ne pas y tenir, n'éprouve pas de plaisir à le conserver, l'abandonne trop facilement, le donne à ses camarades après en avoir joui quelques minutes, laissez, pour remédier à cette imprévoyance et à ce désintéressement dont il peut avoir à souffrir plus tard, éprouver à cet enfant le malaise qui résulte d'une privation un peu prolongée; laissez-le s'ennuyer, privé de ses jouets. Quand il sera d'un âge plus avancé, vous lui présenterez des exemples des déplorables suites de la prodigalité, du défaut d'économie.

Les établissements de Caisses d'épargnes sont encore un excellent moyen de cultiver le sentiment de propriété, conséquemment une institution très-sagement calculée dans l'intérêt des gouvernements, et dont, pour leur propre sécurité, ils ne sauraient se priver dans une capitale. Les ouvriers, en effet, qui ont une fois placé quelque argent dans une Caisse d'épargnes, quelque opposés d'ailleurs qu'ils aient antérieurement été au Gouvernement, ne tardent pas à envisager défavorablement, dans la crainte du pillage et de la perte de leurs économies, tout ce qui pourrait le renverser; de sorte qu'on est certain de leur voir faire, par amour de la propriété, par désir de la conserver, dans un ordre politique où tout est fondé sur la richesse, ce qu'ils n'eussent pas fait par affection pour ceux qui les gouvernent. Si un homme immensément riche est inquiétant pour un gouvernement, un homme qui ne possède rien n'est pas moins à redouter, surtout s'il est passablement organisé, car, ne pouvant que gagner à un changement, il le désire et y travaille toujours.

On a bien plus souvent à réprimer le sentiment de propriété qu'à le développer, et pourtant on ne rencontre pas, dans les traités d'hygiène, de règles tracées pour cet objet. Les parents frappent un enfant qui vole, et, quand il est grand, la loi le condamne à la réclusion. Cette manière d'agir a son utilité sans doute, mais à coup sûr elle n'atteint pas entièrement le but que devraient se proposer le père de famille et le législateur; l'un et l'autre ont la même tâche à nos yeux; les préceptes qui doivent les guider ne doivent pas être différents. Aussitôt donc qu'un enfant manifeste le penchant à dérober, et qu'il le fait sans nécessité, il faut parcourir toute la chaîne des facultés intellectuelles et des qualités morales, et faire entrer en exercice les unes et les autres; il faut que l'enfant ne soit jamais abandonné à l'oisiveté; les exercices musculaires le reposeront des exercices encéphaliques, et la plus exacte surveillance ne devra jamais être interrompue. Seulement elle doit être exercée de manière à ce que l'enfant ne puisse se douter qu'il est surveillé. De sévères punitions seront ensuite infligées chaque fois que l'enfant se sera, nonobstant les précautions prises, laissé aller à son penchant; elles devront être d'autant plus rigoureuses, que la tendance au vol sera plus forte, quelque légère que soit l'importance de l'objet dérobé. *La laideur de la piperie, dit Montaigne, ne dépend pas de la différence des escus aux espingles; elle dépend de soy. Je trouve bien plus juste de conclure ainsi:*

« *Pourquoi ne tromperait-il pas aux escus puisqu'il trompe aux espingles ?* » *que comme ils font : ce n'est qu'aux espingles, il n'aurait garde de le faire aux escus* (liv. 1ᵉʳ chap. 22). Mais il vaut beaucoup mieux, pour la correction de l'enfant, prévenir l'acte, que de le punir quand il a été commis. C'est en laissant dans un repos absolu l'instinct de propriété; c'est en plongeant dans l'oubli tout ce qui est capable de l'exciter; c'est en s'abstenant même des défenses intempestives si à tort renouvelées, et des punitions qui rappellent l'acte à l'occasion duquel elles ont été infligées, qu'on parviendra à éteindre le penchant dont il est question. C'est en exerçant l'enfant à la lecture, à l'écriture, en fixant ses pensées sur de belles actions, en l'instruisant des sublimes vérités de la morale chrétienne, qui condamne la soif des richesses, qu'on augmentera les motifs propres à contre-balancer les mauvais effets du penchant. On l'attaquera encore avec avantage en excitant l'amour-propre chez un enfant qui n'est pas assez sensible à l'approbation (voyez *Vanité, Amour de l'approbation*). Par cette manière d'agir, tout ce qui se rapporte à l'instinct de propriété sera bientôt réduit à l'état de nullité, et vous aurez créé un homme pour la société. Mais ce n'est qu'après un long emploi de ces moyens, qu'il vous faudra tenter quelque épreuve pour voir si la conversion que vous avez opérée est complète; car, de même qu'il ne faut jamais exercer les facultés d'un aliéné sur les objets qui ont rapport à sa folie, de peur de l'entretenir dans son délire et de l'augmenter, de même aussi il faut éloigner de l'homme sain dont une faculté est trop développée toutes les idées qui peuvent avoir rapport à cette faculté, et la faire entrer de nouveau en action.

5°. *Application des principes énoncés à l'hygiène législative; but des peines temporaires, des peines à perpétuité, de la peine de mort.*

La loi, dans l'application de la peine temporaire, doit avoir pour but de corriger le coupable, c'est-à-dire de le rendre meilleur qu'il n'est, d'extirper son défaut, de porter remède à son organisation défectueuse. La loi, dans ce premier cas, doit agir dans le même sens que le père de famille qui corrige son fils. Or, avons-nous vu que, pour corriger le fils qu'il se propose de former pour la société, un père raisonnable s'avisât de le dégrader, d'abrutir ses facultés intellectuelles et morales, ou plutôt de les diriger toutes vers des idées qui ne peuvent que renforcer son mauvais penchant ? Non certainement. Que font cependant les lois criminelles de la plupart des nations de l'Europe ? Elles infligent à celui-là même qu'elles n'éloignent de la société que pour un temps l'ineffaçable sceau du déshonneur, qui désormais l'empêchera d'y retrouver sa place (l'exposition, le carcan, la marque [1], la surveillance); elles jettent indistinctement et sans choix, au milieu des scélérats endurcis, dont le contact impur est trop souvent contagieux, l'innocent que l'erreur des présomptions humaines a placé pour un instant sous la main de la justice, l'homme que le mauvais exemple, le rapide entraînement d'une passion violente, la voix impérieuse de la faim ont conduit à une première faute, et dont l'organisation im-

---

[1] Ce supplice n'était pas aboli en France à l'époque où ce travail fut publié pour la première fois.

pressionnable n'avait besoin que d'une bonne direction pour revenir au bien; elles abandonnent au développement progressif de ses mauvais penchants celui qu'une longue pratique du crime aurait dû rendre l'objet d'une surveillance individuelle et de soins rigoureux destinés à modifier son organisation faussée.

Que résulte-t-il pour l'homme, objet de correction, et pour la société entière, de ces vices de législation? La loi s'est bornée à châtier le coupable au lieu de changer ses penchants; il sort du bagne plus corrompu qu'il n'était en y entrant; et lorsque, moins fort contre la corruption, moins fort contre les séductions, il revient vers la société moins disposé à courber sous le joug des devoirs qu'elle impose, le fardeau qu'il doit porter est devenu plus lourd, on lui rend la vie sociale impossible, on le force à rentrer dans les voies où il doit rencontrer encore le châtiment qui l'y ramènera fatalement. Cette loi, qui entoure d'entraves la liberté qu'elle lui rend après l'expiration de sa peine, ne pourvoit pas à sa subsistance, elle le renvoie du bagne; mais elle ne lui donne pas un nouvel asile : elle brise ses fers, mais ne peut effacer le sceau de l'infamie qu'elle lui a imprimé; elle le rend à la liberté, mais elle le sépare encore des hommes, puisqu'elle leur a donné, en le déshonorant, le premier signal de se séparer de lui. Dénoncé à l'opinion publique par le stigmate indélébile dont il a été marqué au front, par la surveillance qui le poursuit publiquement, il voit chacun fuir à son aspect ou s'armer contre lui; la société le repousse, et partout, quoi qu'il fasse, se ferme devant lui; et, il faut bien l'avouer, la société, en agissant ainsi, n'obéit pas seulement au préjugé funeste de l'indignité nécessaire et de la faute irrémissible de l'homme une seule fois condamné,

agit aussi en vertu de la juste appréciation de tou

qu'il y a de mauvais dans ces moyens de répressio

changent les prisons en vastes écoles d'enseigne

mutuel pour le crime. Mais quelles que soient les di

sitions de la société à l'égard du LIBÉRÉ, il faut

vive; et si la société ne veut pas qu'il vive au mi

d'elle par le travail, il vivra en dehors d'elle par le

si elle le rejette de son sein, il trouvera ailleurs

bras qui s'ouvriront pour le recevoir; il rentrera

la route du crime, et fera de nouveau payer à la so

les inconséquences de son organisation : elle n'a

voulu qu'il pût gagner honorablement son pain, i

volera, et au besoin, pour le voler, il tuera.

Qui oserait dire que ce n'est pas là l'histoire de

plupart des voleurs qui meurent sur l'échafaud ?

oserait assigner un terme au mal, en réfléchissant q

y a aujourd'hui en France une population flottante

quatre-vingt à cent mille hommes qui ont traversé

bagnes, les maisons centrales, les prisons, qui y o

reçu à des degrés divers l'éducation du crime, et qu

à leur tour, la distribuent incessamment de tous côt

L'amélioration du système pénitentiaire, et l'étu

des moyens d'arriver à la régénération des prisons,

partiennent à l'hygiène morale tout autant qu'à la po

tique sociale. Nous nous bornerons à dire un mot

les bases de l'organisation qui doit conduire à la mor

lisation des coupables.

Le but de la législation pénale a toujours été mal

fini, ou plutôt il a été laissé dans le vague, parce qu

jamais le point de départ n'a été scientifiquement a

rêté, parce que jamais l'organisation sociale n'a ét

avancée à un état tel que l'application de la loi, en la
supposant bonne, pût être faite au milieu de circonstances qui en assurassent les résultats ; aussi son action
a-t-elle bornée jusqu'à présent :

A châtier le coupable, à le frapper parce qu'il a failli,
à lui infliger une peine dans certaines proportions déterminées par celles de la faute ; à empêcher le retour
du crime (et l'on sait la valeur de ce résultat) par la
terreur que le châtiment inspire soit au coupable, soit
aux autres hommes.

Cette stérilité semble vouloir cesser, et peut-être un
jour ne se bornera-t-on plus à punir le crime, peut-être
s'efforcera-t-on de corriger le criminel. Alors, on ne le
considérera plus comme un animal dangereux qu'il faut
séquestrer pendant un temps plus ou moins long pour
garantir les hommes de ses atteintes ; on verra en lui un
malade qu'il faut guérir, un homme égaré qu'il faut ramener au bien en le moralisant.

Et alors le soin de la guérison de ces malades, le soin
de la moralisation des hommes égarés, ne seront plus
confiés à des mains indignes, et le personnel de la surveillance des prisons ne sera plus recruté dans les derniers rangs de la corruption.

Et alors l'homme arrêté sur le plus léger prétexte ne
sera plus traîné par les rues entre deux files de soldats,
subissant par avance un traitement ignominieux que
l'examen sérieux de l'accusation ne viendra peut-être
pas justifier.

Et alors le prévenu ne sera plus confondu dans les
prisons avec le condamné, et celui qui y entrera pour
la première fois sera séparé de ceux qui les ont déjà
habitées.

Et alors on n'aura plus le droit de prolonger scandaleusement les détentions préventives, et une juste indemnité sera offerte à celui dont l'innocence aura été reconnue.

Et alors le magistrat, quelles que soient ses fonctions, se rappellera qu'il n'a pas mission de trouver un coupable, mais de découvrir la vérité; et quel que soit le crime de l'accusé, quelle que soit l'indignation qu'il inspire, le juge n'oubliera pas que sa parole doit être sévère, mais jamais outrageante; que la fierté, l'orgueil, l'amour-propre de l'homme dégradé publiquement, ne se relèvent plus que pour braver la société et lutter contre elle.

Et alors les prisons seront tenues de telle sorte, que le condamné y vivra seul, isolé, sans contact dangereux ou nuisible, incessamment livré à un travail qui lui donne l'habitude d'une vie régulièrement laborieuse [1].

Et alors le travail du détenu n'aura plus pour but les bénéfices d'une administration ou d'un entrepreneur, il n'aura pas pour destination principale de couvrir les dépenses occasionnées par le détenu; mais il sera surtout approprié à ses aptitudes, à ses convenances; il aura pour but de faire de lui un homme utile, de mettre entre ses mains les moyens d'occuper activement sa place dans la vie commune, où il pourra rentrer sans avoir à craindre que les rencontres de ses anciens compagnons le fassent rougir du passé, puisqu'il n'aura pas plus été connu d'eux qu'il ne les aura connus lui-même.

Et alors l'application de la peine de mort disparaîtra

---

[1] L'isolement n'est introduit que depuis peu dans quelques prisons de France.

progressivement; la peine de mort, dont la nécessité
actuelle est le crime de notre organisation sociale vicieuse. Et quand il apparaîtra au milieu des hommes
quelques-unes de ces créations à part, formées pour le
désordre et pour le crime, la société pourra se borner
à les séquestrer, et elle confiera plus souvent à ses prisons d'incurables ces fous furieux qu'elle fait abattre
aujourd'hui par le bourreau.

Après l'une ou l'autre de ces condamnations, la pri-
son perpétuelle ou la peine de mort, l'homme, ne devant plus reparaître dans la société, ne peut plus être
considéré comme objet d'éducation. Il est tout à fait
hors du domaine de l'hygiène, sous le point de vue qui
nous occupe. Mais, si la voix du médecin véritablement
physiologiste veut servir la cause de l'humanité et celle
de la raison, qu'elle s'élève pour dire ce qu'on doit encore au condamné qui doit périr dans les fers ou porter
sa tête sur l'échafaud; qu'elle montre combien, dans
beaucoup de cas, la manière dont le but de la loi est
atteint est peu conforme à cette raison et à cette humanité qu'on semble n'invoquer que pour les outrager;
qu'elle dévoile la juste horreur qu'inspirent ces fanatiques ou ces hypocrites qui ignorent ou feignent d'igno-
rer la dépendance dans laquelle sont nos penchants de
notre organisation; qui répètent, malgré les autorités
les plus respectables (celle, par exemple, des pères de
l'Église), et malgré les preuves que fournit la nature,
que notre volonté seule dirige nos actions, et qui, ne
voulant pas voir dans la loi un être impassible et pro-
tecteur chargé de corriger le coupable ou de garantir
la société de ses attentats, la représentent comme un
être irrité, toujours pressé du besoin de se venger, et

se font une joie féroce de l'aider de toutes leurs manœuvres atroces. N'est-ce pas d'une ignorance grossière et
barbare que sont nées les tortures inventées contre les
coupables, quand toutefois ces tortures, appliquées dans
le fond des cachots, n'étaient pas infligées pour servir
d'exemple à la société? Encore, si c'était ici le lieu
d'examiner l'utilité des tortures publiques comme moyen
d'exemple, il serait facile de prouver, par les faits, que
de pareils exemples ne sont pas aussi avantageux qu'on
le pense, et sont, dans tous les cas, contraires à l'humanité comme à la raison, qui ne peut voir dans le criminel incorrigible qu'un être défectueusement organisé
que la loi doit plaindre tout en le frappant. Qu'on rende
donc au détenu à perpétuité les fers le moins pesants
que l'on pourra; qu'il travaille au profit de la société
qu'il a outragée; que sa liberté entière soit sacrifiée au
repos de cette même société; mais qu'il n'ait pas à reprocher aux exécuteurs des lois une partie des torts (actes de
cruauté, rapines, etc.) dont il est puni lui-même. Que
le condamné qui va monter à l'échafaud trouve encore,
dans les circonstances qui précèdent sa mort, tout ce
qui peut abréger et rendre moins terrible l'instant
fatal.

On m'a blâmé de parler dans ce travail de plusieurs
penchants dont on n'avait jamais songé à s'occuper ni
dans les livres d'hygiène, ni dans les livres de physiologie, ni dans les livres d'éducation, pas même depuis
que Gall a prouvé l'innéité de ces penchants et leur dépendance de l'organisation cérébrale. J'ai été censuré
pour avoir le premier, sur ce point, sacrifié la routine
à l'utilité. Cependant, puisqu'on a reconnu utile, dans
les ouvrages mentionnés, de s'occuper des effets funestes

de l'ambition, de l'amour, etc., est-il moins avantageux pour l'individu et pour la société, de s'occuper des vrais moyens de diriger d'autres facultés, dont l'exagération n'est ni moins commune ni moins pernicieuse? Est-il moins avantageux d'indiquer les moyens hygiéniques de réprimer le vol, le meurtre, de développer le courage, qu'il ne l'est de prévenir les effets de l'ambition, de l'amour, etc.? Encore dois-je ici dire que, dans les livres d'hygiène, on s'occupe beaucoup plus de détailler ces effets que d'indiquer les moyens d'y remédier. Je ne me rappelle guère au moins d'avoir lu de préceptes à ce sujet, et ce serait peut-être ici le lieu de répéter que, dans les livres d'hygiène, on trouve de tout exactement, excepté de l'hygiène. Reprenons maintenant notre objet; mais, avant de passer outre, disons un mot de la *passion du jeu.*

La passion des jeux de hasard est une passion mixte qui paraît due à une excitation combinée du sentiment de la propriété, et d'un autre qui sera bientôt examiné. Mais c'est surtout à la convoitise qu'elle se rapporte; c'est pourquoi nous la rangeons ici. Elle produit des désordres organiques violents et subits, dont le cerveau et le cœur sont le siége principal. Il ne faut qu'étudier ce qui se passe dans le joueur pour se convaincre de cette vérité. L'état d'attente, d'incertitude, d'anxiété, dans lequel il est continuellement, précipite les battements de son cœur, suspend et trouble ses fonctions digestives et nutritives; l'appareil musculaire même, mis en mouvement sans la participation de la volonté, est dans une espèce de contraction fatigante. Le joueur vient-il à perdre, et son opiniâtre délire lui fait-il prodiguer son or dans l'espoir de réparer ses pertes aux dépens des richesses étalées sous ses yeux, alors l'anxiété augmente, l'œil est égaré, les joues vivement colorées indiquent un état fébrile violent et douloureux ; les convulsions du désespoir, soit qu'il se concentre ou fasse explosion, ne tardent pas à se faire sentir, et le penchant destructeur enlève quelquefois à sa victime la santé et la raison. Souvent l'oubli des devoirs et le crime sont le résultat du jeu ; d'autres fois la mort met un terme prompt aux tourments et aux remords que cause cette misérable passion. Le penchant au jeu doit être réprimé aussitôt qu'il se manifeste, et doit l'être par tous les moyens que nous avons désignés contre l'exagération du sentiment de propriété. Peut-être serait-il nécessaire de joindre à ces moyens l'éloignement de tout ce qui se rapporte aux idées numériques. Il est fâcheux que, pour la répression de ce déplorable penchant, les pères de famille ne soient pas un peu secondés par les gouvernements, qui, malgré de justes représentations, autorisent encore les roulettes, loteries [1] et autres jeux, sources de tant de malheurs et de crimes. Ces tripots seraient-ils donc utiles pour prévenir de plus grands maux? c'est une question physiologique à examiner : ou bien ne pourrait-on prélever aussi équitablement par un impôt cet or impur qu'on reçoit des fermiers de jeux, et pour lequel on vend le droit infâme d'exploiter l'inexpérience de la jeunesse, la faiblesse de la raison ; de spéculer sur le délire des passions, et de décorer un antre immoral des insignes d'une protection publique?

---

[1] La loterie n'était pas abolie en France quand ce travail a été imprimé pour la première fois. Les autres jeux, dit-on, moins celui de la bourse, seront supprimés en 1838.

CHAPITRE VIII.

Amour-propre, estime de soi, orgueil, hauteur, fierté, amour de l'autorité.

La fierté, l'orgueil, la bonne opinion de soi-même, le penchant à dominer, l'esprit d'indépendance, l'arrogance, le dédain, la suffisance, la présomption, l'insolence, dérivent de la même source. On observe ces manières d'être, dans l'état de santé et dans l'état de folie. Gall en place l'organe dans la ligne médiane, immédiatement derrière et au-dessous du sommet de la tête. Croyant remarquer la même partie cérébrale saillante chez les animaux qui recherchent les hauteurs et chez les hommes fiers, ce physiologiste penchait à croire que l'organe qui produit chez l'homme le sentiment de hauteur morale donnait aux animaux, quand il était très-saillant, une prédilection pour les hauteurs physiques; que par les divers degrés de développement de l'organe en question, la nature avait eu pour but de diriger, au moyen d'une impulsion intérieure, les animaux dans les divers lieux où elle avait fait croître leur nourriture; que c'était, par exemple, en vertu de cet organe très-développé que le chevreuil, le chamois, le bouquetin, etc., préféraient les montagnes, de même qu'en vertu de l'organe peu développé, d'autres animaux préféraient les vallées; Gall enfin, guidé par cette identité de cause, penchait à admettre une sorte d'analogie entre la prédilection qu'ont certains animaux pour les hauteurs physiques, et le sentiment de hauteur morale chez l'homme.

Spurzheim admet bien avec Gall que la nature a dû, afin que toute la terre fût habitée, assigner au moyen

16.

d'un organe aux divers animaux des séjours différents; mais il indique pour l'accomplissement de cette destination une partie cérébrale spéciale située dans le voisinage de celle qui est affectée à la fierté, et donne à la faculté le nom d'*habitativité*. Cette dernière opinion est maintenant adoptée par les phrénologistes. Tout étrange cependant que soit celle de Gall, certaines observations vulgaires pouvaient la rendre assez spécieuse. Ainsi, un fait qui n'avait pas échappé à Hippocrate, Montesquieu, Cabanis, c'est que certaines modifications du sentiment moral qui nous occupe se rencontrent plus fréquemment chez les hommes qui habitent les lieux élevés; ainsi, de tout temps, les montagnards ont passé pour être plus fiers, pour avoir un penchant à l'indépendance plus prononcé que les habitants des plaines.

L'homme fier se redresse et ne perd pas une ligne de sa taille; les enfants chez lesquels perce l'orgueil se dressent sur la pointe des pieds, montent sur des chaises, sur des lieux élevés pour se donner de l'importance. Les rois se placent sur des trônes; ceux qui veulent commander, sur des points culminants; enfin, les expressions même du langage, destinées à désigner les diverses manifestations du sentiment de fierté, sont tirées de tout ce qui se rapporte à l'élévation physique. Laissons maintenant de côté ces motifs d'analogie pour ne comprendre dans la sphère d'activité de la faculté que nous allons étudier, que les diverses nuances du sentiment moral exprimées en tête de ce chapitre.

1°. *Effets des divers degrés de développement du sentiment d'amour-propre.*

« Dès que l'homme, dit Gall, était destiné pour vivre

en société, les uns devaient naître pour dominer, et les autres pour obéir. Maîtres et esclaves, voilà les deux conditions des peuples barbares, et là où l'homme prétend être parvenu au plus haut degré de civilisation, chaque tentative téméraire qu'il fait pour secouer le joug de l'autorité lui prouve qu'il est incapable de supporter la liberté. Il n'est nullement vrai que les hommes naissent égaux, et qu'ils soient destinés à exercer tous, les uns sur les autres, la même influence réciproque. La nature a assigné à chacun d'eux un poste différent, en leur donnant une organisation, des inclinations et des facultés différentes. Celui qui est né dans la servitude s'élève au rang de maître, s'il est doué de talents, de valeur, de courage et d'esprit de domination; et celui qui est né revêtu d'autorité, s'il ne sait conserver les dons qu'il tient d'un caprice de la fortune, descend au rang d'esclave.

« Que l'on observe les enfants dans leurs jeux, il y en a toujours un qui s'arroge l'autorité sur les autres. Il devient général, ministre et législateur, sans que ni lui-même ni les autres s'en soient doutés. La même chose a lieu dans les écoles et dans les familles.

« Dans les institutions civiles et militaires, on ne voit partout que chefs et subordonnés; successivement le pouvoir, se concentrant davantage, finit par être, de gré ou de force, le partage d'un seul. Voilà ce qui arrive dans tous les gouvernements, quelle que soit leur forme, et dans toutes les associations. Même dans la république, il y a toujours un seul homme dont émane l'opinion. » (*Fonctions du cerveau*, tome IV.) Dans les bandes de voleurs, dans les hordes sauvages, dans les animaux même, partout existe l'inégalité; l'inégalité parmi tous les êtres est un fait. Quant aux conséquences qu'en tire Gall, en considérant ce fait chez l'homme; quant à la portée qu'il veut lui donner sous le point de vue de la forme imprimée à l'organisation sociale, on comprendra que, n'ayant point à nous occuper de la valeur de ces opinions, nous ne cherchions pas plus à justifier ou à découvrir les intentions de la nature, que nous n'avons cherché à la justifier du carnage que font des espèces faibles les lions et les tigres, carnage bien réellement naturel, et que les antagonistes de l'innéité des penchants auront de la peine à attribuer aux circonstances ou à l'éducation. Tous ces objets touchent de trop près aux causes premières; et demander pourquoi la nature agit ainsi, serait aussi oiseux que de demander dans quel but l'homme existe. Quoi qu'il en soit donc du but de la nature dans le don fait à l'homme de la qualité morale qui nous occupe, toujours est-il vrai que celui qui en est doué dans un degré modéré possède un puissant levier pour opposer à toute impulsion basse et vile, et pour lutter seul contre les maux de la vie. Cet homme, pénétré de ce qu'il vaut, entendra, sans s'en affliger, et sans qu'elles puissent porter atteinte à sa santé, les vaines criailleries des médiocrités contemporaines, et dédaignera sans efforts les calomnies des sots. Le sentiment dont nous traitons prête au courage, dans les jours d'adversité, le même appui que le courage reçoit de la vanité dans une lutte qui a lieu en public. On a vu souvent des hommes fiers, mais peu courageux, affronter dans le silence la tempête de l'adversité, comme on a vu, intrépides dans une affaire d'honneur, des hommes d'un courage médiocre qui, attaqués dans l'obscurité, eussent certainement pris la fuite.

Trop peu développée, l'estime de soi produit la modestie, le défaut de bonne opinion de soi-même. L'homme ainsi organisé osera à peine prendre la parole, même devant ses inférieurs. La moindre chose le troublera; ses idées seront confuses, ou la manière dont il les rendra sera obscure; tout marquera qu'il n'a pas la conscience de ce qu'il vaut, qu'il se défie de son talent, etc. Un excès de vanité produit quelquefois le même effet, et l'homme ne se trouble, ne devient rouge et confus, que parce qu'il craint de n'être pas apprécié ce qu'il vaut. Quoi qu'il en soit, le défaut de développement de l'amour-propre, porté plus loin, de degré en degré, produit l'humilité, la bassesse, l'absence de ce sentiment de dignité si nécessaire à l'homme, absence qui, bien que le laissant souvent ramper et se traîner dans l'abjection, n'implique pas, comme on croit, contradiction avec un haut degré de vanité et un vif désir de se chamarrer de décorations. Ne voyons-nous pas tel homme souple, faire mille bassesses pour obtenir quelques distinctions propres à le faire ressortir aux yeux de ceux-là seulement qui ignorent comment on se les procure si souvent?

L'homme chez lequel l'amour-propre est très-développé, est fier, orgueilleux, a de la tendance à dédaigner tout ce qui l'environne, ne juge rien digne de son attention, se suffit à lui-même, reste dans une inaction complète pour les choses extérieures, est souvent même indifférent aux honneurs, aux distinctions, aux louanges, au-dessus desquels il se place. Tel est blessé de tout ce qui se trouve au-dessus de lui, ne met plus de bornes à son insolent orgueil; tel autre lutte avec énergie contre tout ce qui tend à l'assujétir, se révolte continuellement contre tout ce qui est marqué du sceau de l'autorité. Toutes les têtes de conspirateurs célèbres présentent, suivant Gall, un grand développement de la partie organique qu'il affecte à l'estime de soi. Cet auteur l'a, dit-il, remarqué chez des chefs de rebelles enfermés à Spandau, chez une infinité de détenus pour cause d'insubordination, chez le sculpteur Ceracchi, guillotiné à Paris. « Déjà, dit Gall en parlant de ce dernier, à Vienne, où j'étais médecin de sa famille, cet homme s'était prononcé de la manière la plus révoltante contre tout ce qui est revêtu d'autorité, et principalement contre le pape. Il oubliait son art pour ne faire que rêver aux moyens de détruire les monarchies. Ces hommes renverseraient tous les trônes pour s'ériger eux-mêmes en despotes. » (*Fonctions du Cerveau*, t. IV.)

Le sentiment dont nous traitons peut, comme tout autre, être surexcité; alors il en résulte une monomanie particulière, et qu'on trouve assez fréquente dans toutes les maisons d'aliénés. L'individu qui en est atteint offre l'orgueil et la hauteur portés à l'extrême : il se tient droit, la tête portée en arrière, et toujours dans l'attitude du commandement. Il méprise tout ce qui l'environne; il donne des ordres avec toute l'arrogance d'un despote; il entre en fureur parce qu'on ne lui témoigne pas assez de respect; il se croit le père éternel; il ne veut entendre aucune remontrance, concevoir aucun obstacle, et toutes ses idées roulent sur la souveraineté. Toutes ces monomanies viennent très-souvent de la mauvaise direction qu'on a donnée au sentiment, dans l'enfance de l'individu. « Une femme très-impérieuse et accoutumée à se faire obéir aveuglément par un mari plus que docile, restait au lit une partie de la matinée,

exigeait qu'il vînt ensuite à genoux lui présenter à
boire, et, dans les extases de son orgueil, elle finit par
se croire la vierge Marie. (Gall, *extr. de* Pinel.) Ces
monomaniaques sont presque toujours très-dangereux,
parce qu'ils ne conçoivent pas qu'on doive ou qu'on
puisse leur résister. Ils ont une haute opinion de leurs
forces, et sont toujours prêts à s'en servir.

2°. *Direction de l'estime de soi.*

Nous venons de voir tout ce qu'a de désavantageux
le trop peu de développement de ce sentiment, tout ce
qu'a de pernicieux pour la santé, pour le bonheur de
la vie, son excès de développement ou son excitation;
indiquons maintenant les moyens d'éviter l'un et l'autre
excès.

Pour développer l'estime de soi chez un enfant, il
faut, en sa présence, donner des éloges à tout ce qui
est grand et utile, blâmer tout ce qui est honteux et
bas, applaudir aux succès de cet enfant, et fixer continuellement son attention sur des idées de grandeur et
d'héroïsme; ne jamais souffrir que les domestiques ou
les gens qui l'entourent commettent en sa présence des
actions basses, ou y applaudissent; lui présenter toujours pour modèle, des hommes placés dans une sphère
supérieure à la sienne; choisir ses compagnons ou ses
surveillants parmi les gens qui sachent se respecter, etc.;
enfin mettre en usage certains jeux propres à exercer
et à développer ce sentiment. Voilà pour l'enfant trop
humble et trop bas, chez lequel il s'agit de développer
une noble fierté.

Il en doit être tout différemment quand il s'agit de

réprimer l'orgueil, l'insolence et tous les défauts auxquels donne lieu l'excès du sentiment d'amour-propre.
Envers un enfant qui présente ces dispositions, il faut
être extrêmement avare d'éloges, qu'ils soient mérités
ou non; ou bien il n'en faut accorder qu'à la modestie
et à l'humilité. Il faut éloigner de lui les flatteurs, lui
faire apercevoir combien son orgueil le rend insupportable à tout le monde, n'accorder rien à ce qu'il exige
impérieusement, l'accoutumer à se servir lui-même, pour
lui ôter l'habitude du commandement; ne faire aucune
attention à ses ordres, s'éloigner de lui et lui rire au
nez aussitôt qu'on l'entend exiger avec impudence, devenir impérieux et mutin. « Il n'y a, dit Rousseau, qu'un
seul désir des enfants auquel on ne doive jamais com-
plaire : c'est celui de se faire obéir; d'où il suit que,
dans tout ce qu'ils demandent, c'est surtout au motif
qui les porte à le demander qu'il faut faire attention.
Accordez-leur, tant qu'il est possible, tout ce qui peut
leur faire un plaisir réel; refusez-leur toujours ce qu'ils
ne demandent que par fantaisie ou pour faire un acte
d'autorité. » (*Émile*, tome Ier, page 114.) Dans la même
page, le même auteur dit encore : « J'ai déjà dit que
votre enfant ne doit rien obtenir parce qu'il le demande,
mais parce qu'il en a besoin; ni rien faire par obéissance,
mais seulement par nécessité : ainsi les mots d'obéir et
de commander seront proscrits de son dictionnaire, encore plus ceux de devoir et d'obligation; mais ceux de
force, de nécessité, d'impuissance et de contrainte, y
doivent tenir une grande place. »

Pour rabaisser l'excès d'orgueil, on prouvera à l'enfant que ce défaut n'inspire que la pitié, qu'il couvre de
ridicule celui qui en est atteint. Plus tard, le développe-

ment de l'intelligence, l'acquisition de connaissances nouvelles, et surtout la fréquentation des hommes, atténueront l'excès d'orgueil, soit parce que celui qui a ce défaut, venant à se comparer aux supériorités qui l'entourent, finira par s'apercevoir qu'il est loin de les égaler, soit parce que l'expérience lui montrera combien sont bornées la science, la raison et la puissance humaines. On ne saurait trop insister sur ce point, la fréquentation des hommes; car rien n'est plus favorable au développement de l'orgueil, que la vie solitaire, à laquelle, d'ailleurs, est naturellement porté l'orgueilleux. Tel plein d'esprit et de gaîté lorsqu'il fréquentait le monde, devient, pour un pauvre livre composé dans l'isolement, si complètement ridicule et fatigant par sa monomanie d'orgueil dont les intervalles lucides se resserrent de jour en jour, qu'il n'est plus possible d'avoir avec lui la moindre conversation sans être assommé du récit de son prétendu chef-d'œuvre. Tel autre, par la même cause, et d'agréable conteur qu'il était, ne parle plus que de lui dans tous les lieux communs qu'il reproduit, s'exprime toujours à la première personne, ne cite, s'il écrit, que les hommes de génie, et ne les cite que pour les réfuter; se place toujours au-dessus d'eux, et ne traite qu'avec dédain ses contemporains. La fréquentation d'hommes francs et instruits qui fassent sentir, les faits à la main, à ces pauvres fous, à quoi se réduisent leurs travaux, contribuera à diminuer ce sentiment de personnalité qu'ils manifestent à tout propos, en supposant toutefois que ce moyen soit employé à temps et avec persévérance.

Tels sont les moyens de diriger l'amour-propre. Ils doivent, au reste, un peu différer suivant le poste que l'enfant est appelé à remplir dans le monde. Le souple commerçant ne doit pas être élevé comme l'homme qui porte l'épée, et le sujet d'un état monarchique, comme le fier républicain : autrement leur organisation, sans cesse en contradiction avec le monde, au milieu duquel ils vivent, les rendra les plus malheureux des êtres.

CHAPITRE IX.

Amour de l'approbation, vanité, ambition, amour de la gloire.

Toutes ces dénominations indiquent les modifications d'une même qualité fondamentale, dont l'organe, suivant Gall, se manifeste à l'extérieur du crâne par deux proéminences saillantes, en segment de sphère, placées sur les côtés de la proéminence ovale et allongée de l'organe de l'estime de soi. Ces proéminences, suivant Gall, se trouvent sur les pariétaux, à un tiers de la distance comprise entre la suture pariétale et la suture temporo-pariétale, en partant de la première. La vanité est essentiellement distincte de l'orgueil : si l'homme vaniteux est friand de respects et de soumissions, il n'en observe pas moins toutes les formes obséquieuses que dédaigne au contraire l'homme orgueilleux, dont toutes les manières sont arrogantes, qui ne sait ni plier les reins ni fléchir la tête. Gall établit fort bien cette différence. « L'orgueilleux, dit-il, est pénétré de son mérite supérieur, et traite du haut de sa grandeur, soit avec mépris, soit avec indifférence, tous les autres mortels; l'homme vain attache la plus grande importance au jugement des autres, et recherche avec empressement leur approbation. L'orgueilleux compte que l'on viendra rechercher son mérite; l'homme vain frappe à toutes les portes pour attirer sur lui l'attention et mendier quelque peu d'honneur. L'orgueilleux méprise les marques de distinction, qui font le bonheur de l'homme vain : l'orgueilleux est révolté par les éloges indiscrets; l'homme vain aspire toujours avec délices l'encens même le plus maladroitement prodigué; l'orgueilleux ne descend jamais de sa grandeur, même dans la plus impérieuse nécessité; l'homme vain s'abaisse jusqu'à ramper, pourvu qu'il puisse arriver au but. » (*Fonctions du Cerveau.*)

La vanité s'exerce sur des objets de plus ou moins de valeur. La femme place la sienne dans sa parure; l'homme dans les emplois, les décorations, etc. La vanité se remarque même chez les animaux : on s'en sert chez quelques-uns comme d'un ressort propre à obtenir d'eux ce que l'on désire. Le chien est sensible aux louanges; certaines espèces de singes sont excessivement sensibles à la moquerie. Ces divers faits, auxquels je pourrais ajouter toutes les preuves de vanité que donne l'enfant au berceau ou le sauvage de l'Amérique septentrionale, suffisent pour démontrer combien est peu fondée l'assertion des auteurs qui veulent faire de la vanité une passion artificielle, un produit social. Il n'existe de différence dans les hommes, relativement à ce sentiment fondamental, que celle qui consiste dans le plus ou le moins, ou dans les objets sur lesquels ce sentiment s'exerce. Ainsi le sauvage est quelquefois plus vain que l'homme civilisé; il passe à sa parure et à son tatouage plus de temps qu'une petite maîtresse n'en passe à sa toilette. Tel individu tire vanité de sa force corporelle; tel autre, de ses hauts faits en matière de bravoure, de la ruse, etc.

1°. *Effets de la vanité, de l'ambition, de l'amour de la gloire, dans un degré modéré.*

La vanité, comme toutes nos qualités morales fondamentales, est utile tant pour notre propre bien-être que pour celui de nos semblables; son trop peu de développement ou son exagération seuls sont nuisibles. Dans toutes les conditions sociales elle ne produit que du bien, lorsqu'elle est modérée : elle soutient le savant dans ses travaux; elle est, dans le guerrier, la source des actions les plus héroïques; elle arrache, chaque jour, même à l'avarice des grands et à leur insensibilité, des aumônes et autres bienfaits; la considération publique, qu'elle fait désirer et acquérir, est, pour une grande partie de l'espèce humaine, une source de bonheur dans la vie; enfin la jouissance qu'elle donne, quand elle est satisfaite, est utile à la santé. Cette jouissance est bien réelle, et produit tous les phénomènes d'expansion dus au plaisir.

« Ce sentiment (la vanité) est aussi général, dit Gall, qu'il est bienfaisant, et pour l'individu et pour la société; c'est un des ressorts les plus puissants, les plus louables, les plus nobles, les plus désintéressés, qui déterminent le choix de nos actions. De combien de faits éclatants, de généreux dévouements, d'efforts admirables, l'histoire de l'espèce humaine ne serait-elle pas privée, sans l'influence de cette qualité! » (*Fonctions du Cerveau.*)

Il n'y a pas un seul cas où la vanité modérée, dans quelque individu qu'elle se rencontre, dans quelque profession qu'on la découvre, ne soit la source du bien.

Quand on parcourt, dans l'organisation sociale, tous les avantages qui résultent de ce sentiment, on ne peut s'empêcher de reconnaître qu'il est un des plus beaux et des plus utiles dons que la nature ait faits à l'homme, lorsqu'elle le destina à vivre en société.

« Rectifiez, dit Gall, les notions sur la valeur réelle des choses, et la société se trouvera toujours mieux de cette prétendue faiblesse des hommes, que de l'apathie et de l'indifférence de ces philosophes qui affectent de mépriser les intérêts humains. (*Fonctions du Cerveau.*)

La vanité n'excite pas seulement les différents actes émanés du cerveau, elle stimule encore agréablement tous les viscères; et les organes de la locomotion, qui sont sous la dépendance de l'encéphale, reçoivent du sentiment de la vanité en action une influence égale à celle produite par tout autre sentiment. Voyez combien l'énergie musculaire est augmentée chez l'athlète, par l'espoir d'être applaudi !

2°. *Effets du trop peu de développement de la vanité.*

Tous les êtres, l'homme comme la femme, manquent d'un puissant lévier, quand le trop peu de développement de la vanité les rend indifférents au plaisir d'être approuvés, de plaire, etc. Vous ne pouvez tirer aucun parti de l'enfant qui n'est pas sensible à la louange ou au mépris : l'émulation ne peut plus être excitée chez lui; vous n'avez plus que de misérables motifs pour le déterminer à se bien conduire. Cet enfant, devenu grand, ne sera sensible qu'à l'intérêt, ne sera mû que par la crainte. Les mots d'honneur et d'estime publique ne sonneront point à ses oreilles. S'il est frappé publiquement

par le glaive des lois, ses regards effrontés sembleront
défier le déshonneur et l'ignominie. Un pareil homme
sera difficile à corriger. Quel fléau qu'un ministre dé-
honté, qui n'est plus sensible à l'opinion publique, et
qui ne voit dans le poste éminent qu'il occupe, qu'un
moyen certain de faire une fortune rapide!

3°. *Effets du trop de développement de la vanité.*

Le trop de développement de ce sentiment fait, de la
vanité, de l'ambition, de l'amour des honneurs, etc.,
une véritable passion, source de grands tourments et
de grands vices, comme l'envie, la calomnie, la haine.
L'exagération d'une qualité que nous avons vue si utile
à l'homme, devient aussi contraire à la santé que nuisible à la société. L'inquiétude, la tristesse, tous les soucis
remplissent d'amertume les jours de l'homme dont l'ambition n'est plus contenue dans de justes bornes. Esclave
du pouvoir, et souvent abreuvé d'humiliations, il trafique
de son indépendance et de sa propre estime, et les livre contre des objets qui, loin de satisfaire sa passion, ne font qu'y
fournir un aliment nouveau. Le sommeil fuit la pau-
pière de l'ambitieux, et les traces du tourment dont il
est dévoré ne tardent pas à se manifester : ses yeux s'en-
foncent dans leurs orbites, son teint se décolore, ses
digestions se troublent, son appétit se perd, son embonpoint disparaît. L'influence de l'excitation cérébrale
se fait sentir d'une manière si funeste sur le foie et l'estomac, que les physiologistes, avant Gall, regardaient
comme l'organe de l'ambition le premier de ces deux
viscères, qui n'a d'autres usages que de fournir un suc
nécessaire à la digestion. Les maladies que produisent

les tourments de l'ambition sont donc le plus ordinairement des gastrites, des hépatites, qui souvent dégénèrent en altérations organiques irrémédiables.

Souvent l'encéphale devient irrité seul, ou du moins le premier, chez un homme, par exemple, dont les viscères précités sont peu irritables; alors l'affection concentrée sur cet organe produit une monomanie dans laquelle toutes les idées du malade se rapportent aux honneurs; il se couvre de décorations, se croit roi, général, annonce à tout le monde sa haute naissance, promet à tous ceux qui l'approchent des postes importants, s'empresse même de les leur offrir. Cette monomanie, dont on trouve tant d'exemples dans toutes les maisons d'aliénés, est tout-à-fait différente de celle que cause l'excitation de l'estime de soi.

4°. *Direction de la vanité.*

Chez l'enfant insensible à l'approbation, et qui a trop peu de vanité, il faut alimenter ce sentiment par l'éclat des récompenses, par des louanges publiques; diriger sa conduite de manière à ce qu'on puisse citer ses actions avec éloge, en relever l'éclat.

Chez l'enfant, au contraire, qui annonce un grand développement de la vanité, qui manifeste à chaque instant le désir d'être admiré, il faut employer des moyens opposés aux précédents. Cet enfant ne doit jamais, comme on le fait chaque jour, être loué sur sa figure, sur ses habits, sur les riens qu'il débite, etc.; car toute louange ne fait qu'exciter la vanité. Le moindre inconvénient de la flatterie, quand ce sentiment de vanité est trop développé, est de disposer l'homme à la servitude, en le rendant trop dépendant de l'opinion de ses semblables. Quand on voudra obtenir de l'enfant trop sensible à la louange une action quelconque, il faut employer, pour la lui faire faire, tout autre lévier que celui de la vanité. Malheureusement les instituteurs et les parents font précisément tout le contraire; en voici la raison : quand ils ont découvert que l'enfant est sensible à l'amour de l'approbation, ils trouvent plus commode de se faire obéir en intéressant ce sentiment, qu'en prenant toute autre marche qui présenterait plus de difficulté; ils cultivent une disposition qu'ils devraient étouffer, ou du moins affaiblir. Ils se vantent de connaître la manière de *prendre*, comme ils le disent, leur élève, et ne s'aperçoivent pas qu'en continuant cette routine ils entretiennent dans ce malheureux un désir insatiable qui, un jour peut-être, le conduira, à travers mille bassesses, à la perte de la santé et de la vie. Cette manière d'agir des parents et des instituteurs est fort innocente en elle-même, ou lorsqu'on ne l'applique qu'à un enfant peu sensible à l'approbation; mais elle est extrêmement blâmable et nuisible, lorsqu'on l'applique à celui dont la vanité est déjà trop active.

Lorsque le vaniteux sera capable d'entendre le langage de la raison, on pourra tourner en ridicule devant lui les hochets de la vanité, ou plutôt lui en démontrer le néant; relever sa fierté en lui montrant avec dédain les bassesses que commettent les hommes, et la peine qu'ils prennent de s'avilir aux yeux des gens sensés, pour avoir le ridicule plaisir de se chamarrer devant la multitude. Pour un pareil homme, rien n'est plus funeste que les succès et les flatteurs; on doit donc mettre tout le soin possible à les éloigner de lui. Son intelligence doit être exercée principalement sur ce qui a rapport au raisonnement; c'est encore un moyen de soumettre sa vanité, et de lui épargner tous les froissements auxquels elle sera exposée dans les relations sociales. Si sa vanité ne peut être suffisamment réprimée, elle devra être au moins dirigée sur des objets dont la possession n'expose pas à tous les maux qui découlent d'une trop grande concurrence.

C'est en gâtant les enfants, en souriant, en applaudissant à toutes les sottises qu'ils font ou qu'ils débitent, qu'on accélère le développement du sentiment qui nous occupe. On leur prépare, par ce moyen, des maux immédiats ou éloignés. Si l'amour-propre a pris un trop grand degré de développement chez ces enfants, ils deviennent, dès leur entrée au collége, en butte à la malveillance de leurs compagnons. De là les maux de toute espèce, tels que l'envie, la haine, etc. Si les germes de la vanité ne sont pas assez développés pour attirer sur l'enfant ces maux présents, les instituteurs achèvent ce qu'ont commencé les parents, et les maux dont je parle, pour être plus éloignés des enfants, ne les accableront pas moins dans un âge plus avancé. Celui dont le maître excite les moindres actions par l'éclat des louanges, des récompenses publiques, des distinctions, peut devenir un homme instruit; mais, à coup sûr, il deviendra un homme présomptueux, et l'amour qu'on lui aura inspiré pour les distinctions ne se ralentira pas dans un âge où il prend d'ordinaire un surcroît d'énergie si fatal à la santé de la plupart des hommes.

DES AFFECTIONS DE QUELQUES-UNS DES SENTIMENTS DÉCRITS.

En traitant de l'instinct de propre défense, nous avons parlé de la peur, qui en est une affection. En traitant ici de la vanité, nous devons, par la même raison, parler de la *jalousie*, de la *colère* et de la *haine*. Nous eussions pu placer ces deux dernières affections après l'instinct de propre défense ou de fierté, tout aussi bien qu'ici, puisque la fierté blessée peut, comme la vanité blessée, produire la colère et la haine; mais nous avons cru qu'il était plus convenable de décrire d'abord tous ceux des sentiments à l'occasion desquels pourraient se manifester ces différents états qui portent un si grand trouble dans le cerveau, et même dans toute l'économie.

Jalousie. — C'est une affection pénible de la vanité, qui naît chez une personne à l'occasion d'une préférence quelconque dont une autre personne est l'objet. Cette affection produit sur la santé les mêmes désordres que l'ambition contrariée. C'est toujours le cerveau qui est le siége primitif du désordre, qui bientôt irradie sur les viscères abdominaux.

La jalousie se développe souvent chez l'enfant, ainsi que je l'ai observé plusieurs fois, à l'occasion de la naissance d'un frère ou d'une sœur, quelquefois à l'occasion de caresses que la mère prodigue à un autre enfant. Les moindres préférences suffisent pour la faire naître chez un enfant sensible. Quelquefois il se plaint ouvertement de ces préférences, pleure, sanglote, ou frappe l'objet de sa jalousie; mais d'autres fois, et ceci est bien plus dangereux, il dissimule son chagrin, et les effets de ce chagrin dissimulé ne sont que plus rapides dans leur

marche. Cette affection déchirante fait perdre à sa victime la gaieté, qui est remplacée par une sombre tristesse, par de la haine pour l'objet qui lui est préféré,
par un mélange de colère et d'amour pour la personne
qui donne la jalousie. Les yeux de l'enfant, lors même
qu'il témoigne de la colère et repousse cette personne,
se remplissent de larmes comme ceux de l'amant qui
veut, sans le pouvoir, rompre avec une maîtresse ado-
rée à laquelle il vient de reprocher ses torts. Si, lorsque
ces symptômes se manifestent, on ne remédie promptement à leur cause, le marasme, des désordres cérébraux
et gastro-intestinaux conduisent rapidement l'enfant au
tombeau.

Aussitôt donc que les moindres symptômes de jalousie se laissent apercevoir chez l'enfant, revenez à lui
sans trop d'affectation, cessez pour l'objet de sa jalousie
toute espèce de préférence; qu'il ne le voie plus, s'il est
possible. Bientôt tous les signes de santé reparaîtront
sur son visage : le voilà guéri. Mais n'oubliez pas qu'il
rentre dans la classe de ceux qui sont très-sensibles à
l'approbation, et que c'est en lui appliquant les principes énoncés ci-dessus, que vous préviendrez, pour le
présent, le retour du mal, et pour l'avenir, tous les effets attachés à l'exagération de la vanité.

Colère. — La colère reconnaît aussi pour cause la
plus ordinaire les blessures faites à l'amour-propre, quoiqu'elle puisse être aussi l'effet de toute autre cause; c'est
donc le cerveau qui est son point de départ, quoique
le cœur et quelques autres organes s'adjoignent presque
instantanément au premier. Elle reçoit différents noms
suivant ses différents degrés : ainsi elle est appelée *fureur* et *rage* lorsqu'elle est portée à son apogée, etc.

La colère ébranle toute l'économie, et produit des désordres plus ou moins graves suivant ses causes, et plus encore suivant la susceptibilité individuelle. Pendant la colère, les facultés intellectuelles et les sens sont troublés, les muscles sont agités, les viscères de la poitrine sont jetés par l'influence cérébrale dans les plus tumultueux désordres, et les opérations qu'exécutent ceux du ventre sont plus ou moins perverties. Bientôt ce bouleversement général est terminé par un instant d'abattement auquel succède un mal de tête. D'autres fois le cerveau est si fortement ébranlé, qu'il résulte de cet état une apoplexie, des convulsions, la catalepsie, l'épilepsie, la céphalite, le tétanos, la syncope et la mort. Le cœur et les gros vaisseaux peuvent éprouver une rupture, ou rester anévrysmatiques; l'estomac, le foie peuvent être affectés de manière à produire, le premier, des vomissements, le second, la jaunisse; les règles peuvent se supprimer, et, chez l'enfant dont les cris occasionnent de violentes pressions abdominales, les viscères du bas-ventre peuvent s'échapper par les ouvertures naturelles; enfin la sécrétion laiteuse peut être dérangée par la colère.

Les moyens hygiéniques à opposer à l'habitude de la colère doivent remonter à la cause organique qui y prédispose. Si l'homme se montre susceptible, impatient, s'emporte quand on blesse sa fierté, diminuez la trop grande activité de ce sentiment par les moyens que nous avons indiqués. Agissez sur celui de la vanité ou sur l'instinct de propre défense, etc., si la colère naît à l'occasion du trop de développement de ces facultés, etc. Mais surtout n'imitez pas ces parents qui, pour apaiser la colère de leurs enfants, non-seulement font semblant de battre les personnes qui y ont donné lieu, mais encore excitent les enfants à frapper les objets inanimés qui ont pu être la cause de la colère, comme les tables sur lesquelles s'est heurté l'enfant, etc. Cette manière d'agir n'est propre qu'à le rendre despote et vindicatif.

Haine. — La haine ne diffère de la colère que parce que ses causes, sa nature et ses effets sont plus lents et plus prolongés. Sa source est la même, et les moyens hygiéniques sont les mêmes que pour l'affection précédente.

Les qualités fondamentales que nous avons décrites peuvent toutes être affectées de mille degrés différents. Quelques auteurs de physiologie et d'hygiène ont eu le tort de vouloir décrire ces degrés; nous ne suivrons pas cette marche, parce que c'est seulement en remontant à la cause des désordres, c'est-à-dire aux facultés fondamentales, qu'il est possible de trouver les moyens de remédier à toute espèce d'affection. Ainsi, l'homme éprouve-t-il du chagrin, c'est ou l'amour, ou la fierté, ou la vanité, ou le sentiment de propriété, etc., etc., qui sont affectés, et qui causent à cet homme le malaise cérébral qu'on appelle chagrin.

CHAPITRE X.

Circonspection, prévoyance.

Gall admet la circonspection au nombre des qualités fondamentales. Elle émane, suivant lui, d'un organe qui, très-développé, élève en proéminence les parties supérieures, postérieures et extérieures des pariétaux, de manière que la tête présente à l'œil ou au toucher une surface très-large dans sa région supérieure, postérieure et latérale. C'est le lieu où commence généralement l'ossification du pariétal.

Le sentiment de circonspection est la source des précautions que prennent pour leur conservation les animaux et l'homme. C'est ce sentiment qui porte les premiers à placer des sentinelles, quand ils font une expédition. Le même sentiment fait, chez l'homme, contrepoids à l'activité des penchants : au moment de parler ou d'agir, l'homme circonspect est intérieurement arrêté par un frein, retenu par une force intérieure, comme si une voix lui disait : « Arrête! — prends garde! — prévois les conséquences de tes paroles, de ton action! » Mais cette réserve est instinctive; elle n'exige d'effort ni d'intelligence, ni de volonté; un secret ne pèse aucunement à l'homme circonspect.

Le trop peu de développement de cette faculté cause l'étourderie, la légèreté, le défaut de prévoyance et toutes ses suites. Tantôt c'est une démarche inconsidérée à laquelle une personne s'est laissé entraîner par défaut de circonspection, et d'où va pourtant dépendre le malheur de sa vie; tantôt c'est un mot indiscret qui perd une femme de réputation, cause des duels, des vengeances, fait manquer les affaires les plus importantes. L'homme qui n'est pas naturellement circonspect, quels que soient son âge, son expérience, ses facultés intellectuelles, est oppressé par le secret qu'on lui a confié, est obligé, pour le conserver, à une lutte continuelle; ce n'est plus instinctivement qu'il s'abstient de parler et d'agir; c'est après un effort très-réel de l'intelligence obligée de veiller continuellement de peur de se laisser surprendre.

Le trop grand développement de la circonspection détermine le doute, une prévoyance outrée, des précautions minutieuses et ridicules, de l'hésitation dans les entreprises, de l'irrésolution, de la méfiance, des soupçons ; et comme l'exagération de quelque qualité que ce soit entraîne toujours un inconvénient, l'homme trop circonspect, surtout s'il n'est pas homme de courage et d'action, manquera toutes ses affaires par irrésolution, par trop de prévoyance, laissera périr un ami qu'il aurait pu sauver en agissant à temps.

Gall prétend que l'excitation trop énergique de l'organe de la circonspection produit la mélancolie, le penchant au suicide; Spurzheim et plusieurs autres phrénologistes attribuent la peur à une affection de l'organe de la circonspection. Trop de circonspection produirait, suivant eux, des sensations de crainte, d'appréhension sans motifs. L'activité involontaire trop grande, mais momentanée de l'organe, dit M. G. Combe, occasionne une panique qui fait naître dans l'esprit une émotion irrésistible de peur, sans nulle proportion avec l'objet extérieur. Le même auteur agrandit davantage encore la sphère d'activité de la circonspection, en regardant l'exagération de ce sentiment comme la source des inquiétudes continuelles qu'ont certaines mères pour leurs enfants. Ce qui précède contient des erreurs et du vrai, et semble prouver surtout que les facultés agissent souvent en commun : ainsi, il y a des gens très-circonspects qui n'ont peur de rien, et des gens qui, quoique très-étourdis, n'en sont pas moins peureux ; mais cependant on conçoit que trop de circonspection doit engendrer des appréhensions et jeter dans des transes continuelles, si l'on n'a pas le courage assez développé; de même que si le courage est suffisant, cet excès de circonspection se borne seulement à rendre prudent. Ainsi, s'il est vrai que la mère très-circonspecte s'inquiète continuellement pour ses enfants, ce n'est pas seulement à l'excès de la circonspection que cette inquiétude est due, mais à la coïncidence d'action de la circonspection, et de l'amour de la progéniture; c'est également sans doute encore de l'action commune de plusieurs facultés, le sentiment de la prévoyance et celui de la propriété portés à l'exagération, que résulte l'avarice. Quant à ce qui est de l'idée de Gall, que l'excès de circonspection conduit à la mélancolie et au penchant au suicide, on peut dire qu'il se rencontre beaucoup de mélancoliques et de gens atteints de penchant au suicide, qui pourtant ne présentent aucun développement de la partie que Gall assigne à la circonspection, et qui sont effectivement, ce qui est plus positif encore, dénués de toute espèce de circonspection. C'est fondé sur ces faits, sans doute, que quelques phrénologistes admettent un sentiment spécial pour déterminer l'amour de la vie. Mais revenons à notre objet.

La circonspection est une des qualités morales que l'homme doit le plus chercher à acquérir quand il ne l'a pas reçue de la nature, suffisamment développée. Elle est extrêmement utile à tout le monde, dans toutes les affaires de la vie, dont beaucoup ne peuvent, sans cette qualité, arriver à une bonne fin. Ce n'est pas seulement une qualité pour le médecin, c'est un devoir obligatoire dont la transgression est punie par la perte de la confiance, et même, je crois, par la loi. On ne saurait donc être trop convaincu de l'utilité qu'il y a de cultiver, de jeune âge, cette qualité. Fénelon, dans son immortel poëme de *Télémaque*, insiste, à chaque page, sur ce point : ici il peint Philoctète livré par les dieux à d'horribles tourments, pour avoir trahi le secret qu'Hercule lui avait confié ; là il fait surprendre et tailler en pièces les troupes de Nestor et de ses alliés, et montre ces chefs indiscrets punis pour n'avoir pas su garder le secret de leurs entreprises ; plus loin, il peint encore ce vénérable et bon Nestor se plaisant, au déclin de l'âge, à raconter ce qui pouvait lui attirer quelque louange, et Philoctète, irritable et fougueux, livrant, pour peu qu'on feignît de douter des moyens qu'il proposait, les plus importants secrets du conseil ; pour contraste enfin, il peint Télémaque accoutumé, dès l'enfance, à la discrétion, sachant se taire sans dire un mensonge, n'ayant point l'air réservé et mystérieux, ne paraissant point chargé du poids du secret, toujours au contraire libre, naturel, disant tout ce qu'il peut dire sans conséquence, sachant s'arrêter, précisément et sans affectation, aux choses qui peuvent donner quelque soupçon et entamer son secret, ne disant à ses meilleurs amis même que ce qu'il croit utile de leur découvrir pour obtenir d'eux de sages conseils.

Tout le monde, au reste, est d'accord sur l'utilité de la circonspection ; mais comment la développer ? D'abord il faut faire en sorte que, de très-jeune âge, l'enfant faiblement organisé sous ce rapport éprouve les effets de son imprévoyance.

Ces effets, en le frappant souvent, le rendront plutôt circonspect que toutes les recommandations imaginables. C'est en vain que vous menacerez de punir cet enfant qui joue avec le feu ; vous n'aurez pas plutôt le dos tourné, qu'il recommencera, et votre défense n'aura

servi qu'à rendre l'amusement plus funeste au petit malheureux. Pour éluder votre défense, il attendra que
vous soyez éloigné de lui; alors vous ne serez plus à
portée de borner les effets du mal. Sans lui rien défendre, préparez tout, au contraire, de manière à ce qu'il
se brûle légèrement les doigts en votre présence, et vous
n'aurez plus rien à craindre, en votre absence, de son
étourderie par rapport au feu.

Ensuite, dans un âge plus avancé, on fournira, on
expliquera les preuves de tous les dangers auxquels entraîne le défaut de circonspection et de prévoyance, et
l'on fera apprécier les bons effets de ces qualités.

La circonspection trop développée réclame la culture
des autres sentiments, et en particulier de celui de la
sociabilité, par des voyages, une compagnie habituellement gaie, et par tout ce qui peut empêcher le malade
de s'occuper ou de sa santé ou de sa fortune, objets sur
lesquels roulent ordinairement les idées des gens dont
la circonspection est très-developpée.

C'est par la bonne direction du sentiment de la circonspection et de celui de la propriété que l'hygiène prévient les inquiétudes douloureuses et les funestes résultats de l'avarice.

CHAPITRE XI.

Instinct de conservation.

Les disciples de Gall, depuis la publication de ses
travaux, avaient, à son exemple, rejeté du nombre des
forces fondamentales ce sentiment, de tout temps connu,
en physiologie comme dans le langage du monde, sous
le nom de *sentiment* ou *instinct de conservation*. Toutes

nos facultés, disait Gall, concourent à la conservation de l'individu ou de l'espèce; c'est pour la conservation individuelle que la nature nous donne la sensation de la faim, l'instinct carnassier, les instincts de propre défense, de propriété, de construction, etc.; la nature n'avait donc pas besoin de créer un instinct spécial pour porter l'homme à se conserver. Quelques phrénologistes aujourd'hui ne sont plus de cet avis, et ont réintégré, je ne dirai pas dans ses attributions, car elles sont presque toutes envahies, mais au moins dans quelques-unes d'elles, l'instinct qui nous occupe. Il consiste, suivant M. Vimont, dans une impulsion qui porte les animaux à fuir, ou à être sur leurs gardes lorsque quelques circonstances extérieures paraissent menacer leur existence. Suivant le même auteur, il produit, quand il est très-développé chez l'homme, l'égoïsme. Suivant M. G. Combe, l'instinct de conservation très-développé produit l'amour extrême de la vie, ce vif chagrin, cette vive douleur que quelques personnes ressentent à l'idée de la mort. Quand il est peu développé, il conduit à l'indifférence pour la vie. Ces deux phrénologistes attachent donc à l'expression *sentiment de conservation* un sens bien positif : c'est, pour eux, un instinct spécial; mais ils ne se bornent pas là : ils lui assignent, parmi les circonvolutions de l'encéphale, un organe situé à la base de cet appareil, sur le siége précis duquel ils paraissent être dans une légère dissidence. « La région du crâne, dit M. Vimont, où cette partie de l'encéphale est logée chez les quadrupèdes, est la fosse sphénoïdale latérale. Dans l'homme, la situation est la même. »

Sans élever aucune contestation sur l'existence d'un instinct spécial de conservation, et tout en laissant aux

phrénologistes leurs prétentions réciproques sur la découverte de l'organe affecté à cet instinct, nous ferons
observer : 1° que cette action de fuir au moindre bruit,
que M. Vimont rapporte, suivant les anciennes opinions,
au sentiment de conservation, est, ainsi que nous l'a-
vons déjà exprimé dans un précédent chapitre, attribuée par Gall à l'affection passagère de l'instinct de
propre défense trop faiblement développé, c'est-à-dire
à la peur; 2° que, pour renverser l'opinion de Gall
à cet égard, il eût peut-être été convenable d'établir
que la peur n'est pas une qualité négative dépendant
le plus souvent de la faiblesse d'un organe, et que
tout ce qu'on attribue à l'instinct de conservation très-
développé, par exemple la tendance à fuir, l'amour
exagéré de la vie, la crainte exagérée de la mort,
pouvait se rencontrer chez un homme très-courageux,
et, *vice versa*, qu'un poltron pouvait ne pas redouter
la mort, en supporter l'idée, n'avoir que de l'indifférence pour la vie, etc. Je ne nie pas la possibilité de ces
faits; mais je crois qu'il fallait les établir, et, s'ils existent, on a eu tort de ne pas le prouver. 3° Quant au
siége de l'instinct dont nous nous occupons, il était peut-
être possible de procéder avec moins de précipitation,
d'examiner comparativement, par exemple, un certain
nombre de cerveaux de suicidés, et pareil nombre de
cerveaux d'individus qui avaient passé pour très-attachés
à la vie. Cette manière d'agir était logique, puisque le
soi-disant organe de conservation est, par sa position,
soustrait à tout examen pendant la vie. Au lieu de cette
marche simple, que Gall n'eût pas manqué de suivre [1],

---

[1] Gall et Spurzheim avaient commencé des recherches dans ce sens, et ils

les auteurs précités ne rapportent, pour prouver l'existence d'un organe de conservation dans l'espèce humaine,
que chacun un seul cas, et il s'en faut malheureusement
beaucoup que ces cas soient concluants. La preuve émise
par M. Vimont consiste dans le crâne d'un ancien canonnier, mort au Val-de-Grâce, crâne très-étroit dans
la région qui devait loger l'organe. « Cet homme, selon
ce qui m'a été raconté par un de ses amis, dit M. Vimont,
était un des plus grands bretailleurs qu'il y eût au monde,
et très-peu soucieux de sa vie, qu'il exposait chaque
jour dans de nombreux duels. » Ce fait nous paraît
sans valeur. Pour qu'il appuyât en effet l'opinion relative à l'existence d'un organe de conservation, il faudrait qu'on eût bien constaté que le canonnier, insou-
ciant de sa vie, au lieu d'être bretailleur, était au contraire inoffensif et d'un caractère pacifique ; sans quoi
nous avons le droit d'attribuer ses duels, et la facilité
avec laquelle il expose sa vie, à la *combativité* (instinct
de propre défense exagéré), et avec d'autant plus de
raison, que M. Vimont, qui lui-même admet cet instinct, laisse son observation incomplète, et ne dit pas
dans quel degré de développement cet organe existait
chez le canonnier. La preuve fournie par M. Georges
Combe consiste dans l'unique observation d'une personne qui, durant sa maladie, manifestait un grand regret de quitter la vie, et dont le cerveau présenta, à la

---

avaient noté que les crânes des suicidés présentaient plus de densité que ceux
des autres individus. On sait aujourd'hui que l'épaisseur et la densité du crâne
ne sont pas plus particulières au suicide qu'à tout genre de folie qui a duré
longtemps, ou à la vieillesse. Gall lui-même avait le crâne épais et dense, et,
certes, il n'était pas porté au suicide. Il faut donc à cet égard continuer les
recherches.

base, un développement très-remarquable de la partie interne du lobe moyen. Ce n'est là encore qu'un fait peu concluant, et M. Combe ne dit pas si la personne qui regrettait la vie avait l'organe du courage.

Laissons au reste cette discussion : des faits plus concluants viendront sans doute éclairer ce qui concerne l'organe; occupons-nous de l'instinct, puisqu'on lui donne de nouveau droit d'entrée parmi les facultés de l'homme. Il n'est pas impossible que des hommes courageux regrettent beaucoup la vie, et qu'au contraire des hommes très-peu courageux n'y tiennent pas. J'ai vu des gens portés au suicide, et j'en ai vu un grand nombre; ils ne m'ont pas paru tous également doués d'un grand courage. J'ai vu un jeune homme se montrer dans un duel presque pusillanime, et se tuer trois jours après d'un coup de pistolet. Je connais au contraire beaucoup d'hommes d'un courage à toute épreuve, et qui cependant, par les soins extrêmes qu'ils prennent de leur santé, donnent à croire qu'ils ont un grand amour de la vie. Il ne serait donc pas impossible qu'il existât réellement un instinct spécial de conservation, et que, par la suite, on ne vînt à découvrir un organe à cet instinct; mais, en attendant cette découverte, il reste un fait acquis à la physiologie comme à la pathologie : c'est que certains individus ont une horreur démesurée de la mort, et que d'autres ont un penchant réel à abandonner la vie. Quelle que soit la cause prochaine, la condition organique de ces manières d'être individuelles, à quelque instinct même qu'on les rattache, elles rentrent dans les attributions de l'hygiène, qui doit indiquer ce qu'il convient de faire à l'égard des malheureux poursuivis par une crainte démesurée de la mort, et à l'égard de ceux qui, trop indifférents pour

la vie, expriment le désir de la quitter. Nous avons indiqué, en traitant des moyens de relever le courage dans
les maladies, la conduite à tenir envers les premiers.
Examinons comment on doit agir à l'égard des seconds.
Il faut remonter aux causes appréciables du penchant à
quitter la vie; car, nous le répétons, rien n'est moins bien
établi que la cause prochaine ou anatomique. Or, les
autres causes sont la jalousie, les mécomptes de l'ambition, les revers de fortune, les regrets de la patrie ab-
sente, la cessation de grandes occupations, le passage
d'une vie active au repos, principalement chez les personnes dénuées de ressources intellectuelles, ou incapables de liens de cœur, l'épuisement qui résulte des
plaisirs, l'impossibilité où l'on se trouve de continuer
de les goûter, l'abandon forcé de la société, l'abus des
liqueurs alcooliques, le passage d'une température
moyenne à une température élevée, modifiée par des
circonstances atmosphériques particulières dont nous
tiendrons compte ailleurs, circonstances qui exaltent la
sensibilité; la lecture d'ouvrages qui présentent le suicide sous des couleurs intéressantes; cet excès des sentiments de bienveillance et de justice, qui fait que l'homme
prend trop à cœur les misères de l'humanité, les injus-
tices et les crimes de ceux qui dominent la société; enfin l'hérédité. Ce sont toutes ces causes que l'hygiène
doit ou détruire ou neutraliser. Par quel moyen? par la
bonne direction des facultés fondamentales. Ainsi, en
dirigeant convenablement chez l'homme, dès son enfance, l'amour de l'approbation, il sera, dans un autre
âge, moins exposé au suicide causé par les tourments de la
jalousie ou ceux de l'ambition : ainsi, l'homme d'un âge
mûr, chez qui on aura, dès l'enfance, réprimé le senti-

ment de propriété, sera moins exposé au suicide causé par les revers de fortune, etc. C'est en dirigeant convenablement les facultés qu'on éloignera celles des causes du suicide sur lesquelles l'hygiène peut avoir prise.

CHAPITRE XII.

Sens des localités, sens des rapports de l'espace.

Gall assigne pour organe de cette faculté, chez l'homme, les parties encéphaliques dont le développement détermine deux grandes proéminences qui commencent au côté externe de la racine du nez, et s'élèvent obliquement en s'écartant jusqu'au milieu du front.

L'homme et les animaux devaient être pourvus du sens des localités, afin de pouvoir reconnaître leur demeure lorsqu'ils étaient forcés de s'en écarter. C'est à cette faculté que sont dues la plupart des merveilles que l'on a, sans réflexion, attribuées à l'odorat.

Le trop peu de développement du sens des localités rend l'homme et les animaux incapables de retrouver leur chemin, leur donne de la répugnance pour les courses qui les éloignent de leur demeure, etc.

Le grand développement de cette faculté produit, au dire de Gall, la mémoire des lieux, la faculté de s'orienter, les voyages de certains animaux, l'attrait qu'ont certains hommes pour la vie errante, la passion des voyages. Beaucoup d'astronomes, tous les voyageurs, possèdent, dit-on, cette organisation. Les hommes qui sont doués, à un haut degré, du sens des rapports de l'espace, sacrifient tout pour voyager, la fortune, les dangers, leurs attachements : rien ne peut comprimer leur irrésistible penchant.

Quand cet instinct est excité jusqu'à l'état de maladie, on éprouve un besoin de changer de lieu, qui est une véritable manie, et l'on est fort mal à son aise si l'on est contraint de rester en place.

Il reste bien une objection relative à la sphère d'activité qu'on attribue à cet instinct : peut-on dire que les animaux ont la mémoire des lieux qu'ils n'ont jamais vus, qu'ils ont parcourus dans l'obscurité?

Direction de cette faculté; voyages, leurs effets.

Le sens des localités doit, comme toute faculté, être contenu dans de justes bornes. S'il est assez peu développé pour exposer l'homme à s'égarer à chaque instant, il faudra le mettre souvent en exercice. Rousseau, qui ne voulait rien commander à son élève, mais faire en sorte que la nécessité commandât, égare son Émile à l'heure où la faim doit se faire sentir, afin qu'il éprouve la nécessité de savoir s'orienter.

L'étude de la géographie n'exerce le sens des localités que lorsque, en étudiant les noms des villes, départements, montagnes, etc., on s'attache en même temps à la situation respective de ces objets. Il faut donc que les globes et les cartes soient employés pour l'étude de la géographie ou la lecture des voyages : sans cela il n'y aura en exercice que le *sens des mots*.

Le sens des localités trop développé devra être forcé à l'inaction par l'exercice des autres facultés cérébrales et des muscles. La personne qui peut s'occuper et s'amuser chez elle aura moins l'idée d'errer.

Nous avons dit que les voyages mettent en exercice, conséquemment développent et excitent le sens des rapports de l'espace; mais ils agrandissent encore la sphère d'activité des autres organes; car la multiplicité des objets multiplie les idées, leur donne de l'extension, en augmente les rapports, etc. Tout devient un objet d'instruction pour le voyageur; beaucoup de ses facultés sont mises dans une action modérée; il en résulte une distraction continuelle : aussi, à moins qu'une idée fixe, une passion dominante ne l'accablent, rarement il trouve l'ennui sur ses pas. Les connaissances qu'il avait acquises prennent par l'expérience une consistance et une fixité qui ne permettent plus de les oublier. Les voyages détruisent les préjugés, et la destruction de chacun de ceux-ci importe toujours plus ou moins à notre santé et à notre bonheur.

Un des bons effets des voyages est d'accoutumer nos organes à pouvoir supporter, sans beaucoup de danger, les modificateurs les plus différents, comme l'air froid ou chaud, humide ou sec, les différentes espèces d'exercices, d'aliments, etc. La santé des gens qui voyagent habituellement finit par se déranger plus difficilement que celle des personnes sédentaires. Ils sont moins impressionnables, parce qu'ils reçoivent plus d'impressions. On a vu des maladies qui avaient résisté à tous les moyens de traitement, céder tout à coup aux voyages : cela se conçoit, quand même ce ne seraient pas ces moyens de traitement qui entretenaient la maladie; en effet, toutes les circonstances ont changé en même temps : suppression de médicaments, exercice des muscles, influence d'un nouveau climat; sensations nouvelles nées de nouvelles liaisons, de nouveaux objets, etc. : tous les organes se trouvent influencés d'une manière inaccoutumée.

Les voyages, occupant beaucoup de facultés de l'intellect, tenant les sens dans une action variée et agréable, occasionnent une puissante diversion à l'excitation des qualités morales poussées même jusqu'à un degré pathologique; aussi allégent-ils considérablement et guérissent-ils très-souvent les passions, les affections et les monomanies.

La variété des pays, la diversité des aliments, le changement de sensations trop habituelles, les liaisons passagères, quelques privations, une grande liberté, de la gaieté, l'exercice musculaire, produisent, aux heures des repas, un appétit toujours énergique. Tous ces avantages des voyages ne se rencontreront pas pour un malade enfermé dans sa voiture, et ne s'arrêtant que dans les villes où il est certain de trouver un bon hôtel. Au reste, le voyage, suivant l'affection pour laquelle il sera entrepris, pourra avoir lieu à pied, à cheval, en voiture, sur un vaisseau, et aura une action différente, suivant ces manières de voyager (*voyez* les articles où il est traité de la *marche*, de la *promenade en voiture*, de l'*équitation*, de la *navigation*). Le climat doit aussi être mis en ligne de compte dans les voyages que l'on fait, car il exerce une grande influence sur l'économie par ses qualités froides, chaudes, sèches et humides (voyez *Sécrétions*).

La plupart des personnes riches préfèrent les climats méridionaux de l'Europe. Beaucoup de motifs déterminent cette préférence : les contrées méridionales ont été le théâtre de grands évènements. Rome, Thèbes, Athènes, remueront toujours profondément les imaginations ardentes. Mais si ces voyages conviennent dans beaucoup de maladies, ils sont loin d'être favorables dans celles de l'appareil encéphalique, et notamment dans la convalescence des diverses espèces de folie. J'ai fait, ainsi que plusieurs de mes confrères, la triste expérience de tout ce que les pays chauds ont de pernicieux pour la convalescence de ces affections cérébrales. J'ai vu des malades éprouver, en approchant du midi, des accès beaucoup plus violents qu'à leur départ de Paris. L'un d'eux, entièrement guéri en quittant cette ville, eut, en approchant de l'Italie, de nouvelles visions; un autre devint, dans le midi de la France, furieux au point de déchirer ses vêtements et de courir les champs. Les idées qui affectèrent ces malades, à l'occasion des objets qu'ils rencontrèrent, surtout le dernier, purent certainement avoir quelque influence sur le cerveau; mais la chaleur y eut encore la plus grande part. J'ai souvent eu, ainsi que beaucoup de médecins, occasion d'observer que, pendant les chaleurs de l'été, certaines qualités morales s'exaspèrent, chez quelques personnes, jusqu'à l'état le plus violent.

Les lieux que l'on prescrit de visiter doivent, abstraction faite du climat, être encore pris en considération par rapport aux idées qu'ils peuvent faire naître dans l'esprit de la personne que l'on fait voyager pour cause d'un dérangement des qualités morales. Ainsi, on ne conduira pas les individus atteints d'une monomanie d'amour physique, dans des lieux empreints d'images de volupté; ainsi, le monomaniaque religieux sera éloigné du sol de la superstition et du fanatisme. J'ai vu des accès de délire religieux renaître chez un jeune monomaniaque, à l'aspect des processions de pénitents blancs qui se faisaient à Montpellier.

Les voyages dans les pays chauds sont, au contraire, utiles aux tempéraments lymphatiques, aux personnes chez lesquelles le système glandulaire est développé outre mesure, à celles chez qui les muscles, les membranes séreuses des articulations sont irritables, aux personnes affectées de rhumatisme, de goutte, de névralgies, à celles chez qui la peau a peu d'action, aux hydropiques, etc., etc.

Il faut bien se garder, quand on fait voyager des monomaniaques, de leur laisser apercevoir qu'on les fait voyager pour rétablir leur santé. Le voyage doit être motivé sur toute autre chose : en un mot, il doit avoir à leurs yeux un but d'utilité, qui n'ait aucun rapport avec le rétablissement de leur santé, qu'ils ne croient nullement altérée.

On doit, lorsqu'on a tenu compte du climat, voyager de préférence dans les pays riches de grands souvenirs : les sensations qu'ils déterminent font oublier les objets sur lesquels roulent les passions ou les monomanies. Nous pouvons dire ici, par anticipation, que les voyages sur mer sont trop monotones pour être employés dans l'hypochondrie, la mélancolie amoureuse, et beaucoup d'autres monomanies. Il faut, dans ces deux cas, mettre au contraire en usage les voyages à cheval, en voiture, en nombreuse compagnie, dans des pays riants et variés ; il faut subjuguer l'attention des malades, la distraire de l'objet sur lequel elle était concentrée, par des impressions frappantes et inattendues, par des scènes variées, quelquefois même en inspirant l'appréhension de grands dangers. Si le mal de mer, tant prôné, est de quelque utilité, c'est en opérant sur les organes abdominaux une action dérivative de celle qui opprimait le

cerveau, les poumons ou tout autre organe; mais c'est
à tort que l'on veut qu'il agisse autrement : il n'a de
qualités merveilleuses que pour ceux que blessent les
explications raisonnables.

CHAPITRE XIII.

Sens des mots, sens des noms.

C'est pour avoir remarqué, étant encore enfant, quelques traits caractéristiques de ceux de ses condisciples
qui avaient la mémoire des mots, que Gall conçut la
première idée de ses recherches. L'organe du sens des
mots, suivant Gall, pousse en avant, quand il est très-
développé, le bulbe oculaire, de manière à produire des
yeux saillants et à fleur de tête. Le trop peu de développement de cet organe, qui rend les yeux creux, produit
la difficulté de retenir les noms, les mots, etc., de pouvoir rien apprendre par cœur. J.-J. Rousseau était ainsi
organisé. Le grand développement de cet organe donne,
au contraire, une extrême facilité d'apprendre, de retenir les mots, les noms, etc. Que l'on observe les fai-
seurs de collections, certains acteurs qui apprennent
facilement leurs rôles, certains poètes doués d'une grande
mémoire, comme Racine et Milton, tous ont de grands
yeux à fleur de tête.

Lorsque l'organe qui produit cette faculté se trouve
blessé, la mémoire des noms est totalement éteinte, ainsi
que l'a remarqué M. le baron Larrey sur M. Édouard
de Ranpam; j'ai fait la même remarque sur un marin;
M. Bouillaud en a consigné une semblable dans les
Archives de Médecine. Le sens des mots, excité dans
quelques accès de manie, produit la facilité de se

rappeler de longs passages d'auteurs, que les malades
avaient, non-seulement hors le temps de l'accès, mais
même depuis longtemps, oubliés. Affaibli, au contraire, il fait perdre la mémoire des mots, en même
temps que les autres facultés cérébrales subsistent. Un
malade, cité par M. Cassan, avait perdu la mémoire
des mots, et son intelligence était dans l'intégrité; son
mal ne tenait pas à la langue, car il pouvait lire nettement; il avait le souvenir des objets, car il les dessinait
sur le papier; il se plaignait, entre autres choses, de
faiblesse de la vue. Un notaire, à la suite d'une apoplexie, avait oublié son nom, celui de sa femme et de
ses enfants, mais conservait le souvenir des lieux où les
dossiers de ses clients étaient déposés; le professeur
Broussonnet avait perdu la mémoire des substantifs en
conservant celle des adjectifs. (*Archives*, p. 134; mai
1831.)

Direction du sens des mots, *etc.*

La direction du sens des mots, qui peut commencer
de très-jeune âge, et vers la fin de la première année,
doit d'abord consister à ne pas remplir la tête de l'enfant de mots vides de sens, ou dont il ne peut comprendre la signification. Ceux qu'on lui fera prononcer doivent représenter des objets qui tombent sous les sens,
et rien autre chose. Les noms qu'on lui enseigne doivent
être rapprochés des objets qu'ils représentent. Cette manière de diriger la première instruction est simple, et
aura par la suite d'importants résultats; l'enfant la goû-
tera : il sera même facile de lui en faire sentir la nécessité. Il est inutile et souvent nuisible de se hâter de faire
parler les enfants : si l'enfant n'a pas acquis tout ce qui

sert à l'articulation des sons, il prononce mal les mots;
ses parents, et les personnes qui l'entourent, sont en-
chantés de cette prononciation, quelque imparfaite
qu'elle soit; ils s'empressent de donner à l'enfant les
objets qu'il a voulu désigner par des sons inarticulés :
alors cet empressement à lui obéir le dispense, comme
l'a si judicieusement remarqué Rousseau, de bien articuler; il ne prend plus la peine d'ouvrir la bouche, et
contracte cet accent ridicule de nos petits-maîtres, qui,
à une certaine époque, ne pouvaient prononcer la
lettre *R*. Ainsi donc, les deux règles générales auxquelles on doit avoir égard, sont : 1º de ne pas s'em-
presser de faire parler l'enfant, et de ne pas se tourmenter pour deviner ce qu'il balbutie; 2º de ne pas
mettre dans sa tête plus de mots et de noms que d'idées.

CHAPITRE XIV.

Sens du langage de parole; talent de la philologie.

Gall avait d'abord considéré la faculté précédemment
décrite, comme n'étant qu'un fragment du sens du langage de parole; mais des différences et dans l'anatomie
des parties, et dans la manière dont elles se manifestent
à l'extérieur, et dans la sphère d'activité des fonctions
de ces parties, ont conduit ce physiologiste à la distinction de ces deux facultés. L'organe de la mémoire des
mots repose, suivant Gall, sur la moitié postérieure de
la voûte orbitaire; il déprime seulement la partie postérieure de l'orbite, et pousse l'œil en avant. L'organe
du sens du langage se manifeste par quelque chose de
plus que le précédent : il pousse l'œil en avant et en
bas. Lorsque, suivant Gall, la plus grande partie de

la portion moyenne des circonvolutions inférieures antérieures, placées sur le plancher supérieur de l'orbite
ou sous la voûte, est très-développée, cette paroi est
non-seulement aplatie, mais même déprimée; il en
résulte une position particulière des yeux. Dans ce
cas, ils sont à la fois à fleur de tête et déprimés vers les
joues, de façon qu'il se trouve un certain intervalle entre le bulbe et l'arcade supérieure. Le bulbe, ainsi dé-
primé, agit sur l'arcade inférieure, et en augmente
l'échancrure. Cette forte échancrure produit chez le sujet vivant, lorsqu'il a les paupières ouvertes, l'apparence
d'une petite poche remplie d'eau : de là le nom d'*yeux
pochetés.*

Les personnes qui ont les yeux ainsi conformés possèdent donc, suivant Gall, non-seulement une mémoire des mots excellente, mais elles se sentent une
disposition particulière pour l'étude des langues, pour
la critique, en général pour tout ce qui a rapport à
la littérature. Elles rédigent des dictionnaires, écrivent l'histoire; elles sont très-propres aux fonctions
de bibliothécaire et de conservateur; elles rassemblent
les richesses éparses de tous les siècles; elles compilent
de savants volumes; elles approfondissent les antiquités,
et, pour peu qu'elles aient d'autres facultés encore, elles
étonnent par leur vaste érudition. Baratier était doué
de cette faculté. A l'âge de six ans, il savait déjà plus
de six langues; dans un âge si tendre, il traduisit les
auteurs grecs et corrigea les traductions de ses devanciers. Cette faculté se trouvait jointe à des facultés supérieures, éminentes, chez Galilée, Bacon, Rabelais, Vol-
taire. Elle était également très-marquée chez Desgenettes,
Percy et Boisseau. Rien n'est plus curieux que ses résul-

tats chez Pic de la Mirandole, Milton, et beaucoup d'autres hommes cités par Gall.

Les animaux sont doués du langage de la parole, si l'on en croit Georges le Roy [1] et Gall. Cette faculté leur est essentielle comme à l'homme; sans elle comment s'entr'avertiraient-ils des dangers qui menacent leur vie? comment conviendraient-ils de ce qu'ils ont à faire pour la conserver? Pense-t-on que parmi les oiseaux il n'y ait qu'un même caquetage pour exprimer l'amour, la frayeur, pour dire aux petits de fuir ou de se cacher à l'approche du danger, etc.? Si le langage d'action ou le geste suffit dans beaucoup de ces cas, il est une infinité de situations dans lesquelles il n'en est pas de même.

Il est inexact de soutenir avec Condillac que, sans le langage de parole, nous ne penserions point, et qu'il n'y a que les mots articulés qui puissent nous conduire aux idées abstraites, etc., etc. Antérieurement à tout langage, nos facultés sont developpées, et le langage n'est qu'un moyen de les communiquer. L'abondance, la richesse des expressions est en raison directe de l'abondance et de la richesse de nos sensations, de nos pensées, de nos affections.

Direction du sens du langage.

Le moyen de développer cette faculté, si utile dans tant de circonstances de la vie, est d'exercer de bonne heure l'enfant à l'étude des langues, non en l'ennuyant avec des dictionnaires et des grammaires, mais en le

[1] *Lettres philosophiques sur l'intelligence et la perfectibilité des animaux;* in-8°. Paris, 1802.

plaçant, quelques instants par jour, au milieu de personnes auxquelles, pour ses propres besoins, il soit
forcé de parler dans une langue différente de la sienne.
De cette manière, les langues vivantes lui seront bientôt familières, parce qu'il sentira la nécessité de les apprendre, et qu'il aura du plaisir à les parler. Plus tard
on lui donnera des grammaires, si l'on veut; mais dans
ce moment elles ne serviraient qu'à le dégoûter. C'est à
peu près là les moyens mis en usage par un célèbre maître de langues, M. Robertson, dont la méthode à la fois
simple, ingénieuse et naturelle, popularise en France
la langue anglaise. M. Robertson fait parler et lire dès
les premières leçons, et, avant de leur apprendre aucune règle, ses nombreux élèves. Interrogés dans un
ordre que le hasard détermine, et excités, par l'aiguillon d'une noble émulation, à être toujours atten-
tifs, ils sont aussi toujours intéressés, toujours amusés,
toujours instruits, et font, sans nul inconvénient pour
leur santé, plus de progrès dans un mois, qu'on n'en
fait en plusieurs années par l'ancienne routine si en-
nuyeuse, si fatiguante, si contraire à la nature, et
conséquemment si préjudiciable au cerveau encore si
délicat des enfants. C'est, dans le plus grand nombre
des cas, vers la dixième année, que la faculté dont il est
question doit être exercée. En employant le procédé que
nous indiquons, cet exercice, dans un âge aussi tendre,
n'aura pour la santé aucun inconvénient, et l'on pourra,
de cette manière, apprendre à l'enfant au moins deux
langues vivantes, et même deux langues anciennes, si
l'on veut.

CHAPITRE XV.

Sens des rapports des tons; talent de la musique.

Le talent de la musique ne dépend pas de l'oreille. Celle-ci est tout au plus l'une des conditions pour exécuter les compositions musicales; mais elle ne peut être considérée comme la cause du sentiment de la musique et de l'invention musicale. Il en est de même du gosier, qui n'est pour le chant qu'un moyen d'exécution, comme l'est la main pour la peinture et la sculpture. Gall base ces opinions sur les faits suivants :

Il est un grand nombre d'animaux doués d'une oreille plus fine que l'homme, qui cependant ne témoignent pas la moindre *réceptivité* pour la musique. On connaît des oiseaux qui ne chantent pas, doués d'une oreille aussi fine que les oiseaux chanteurs. Dans les espèces des oiseaux chanteurs, la femelle, privée de la faculté de chanter, est douée des mêmes organes auditifs et d'une oreille aussi fine que celle du mâle....

Si l'oreille était la cause matérielle du chant chez les oiseaux, et de la musique chez l'homme, les oiseaux et l'homme ne pourraient, en fait de chant et de musique, que répéter ce qu'ils ont entendu. Or, comment chacun des oiseaux chanteurs a-t-il acquis son chant? où est celui qui a donné des leçons à la première grive (*tardus musicus*) et au premier rossignol? comment se fait-il que les oiseaux couvés et élevés par des oiseaux d'une espèce différente de la leur, et qui n'ont jamais entendu chanter leur père, entonnent cependant le chant propre à leur espèce ?...

Comment concevoir chez l'homme l'invention en mu-

sique, s'il faut que le musicien ait entendu auparavant
tout ce qu'il rend? Qui ne sent que le créateur en musique puise ses inspirations dans sa tête? que tout ce
qu'il exprime sur le papier par des notes, il l'avait senti
il l'avait conçu au-dedans de lui-même? Pourquoi donc
les personnes douées de l'oreille la plus fine ne sont-
elles pas douées du talent le plus distingué pour la musique?

Le talent de la musique ne rentre non plus nullement
dans la sphère d'action des propensions imitatives (mimique), comme le suppose M. Landouzi [1]; car il est
des hommes chez lesquels ces propensions sont très-développées, et qui n'ont pas la moindre aptitude pour la
musique. Nous pouvons, à cet égard, certifier que nous
connaissons un homme chez lequel ces propensions sont
prononcées autant que chez qui que ce soit au monde,
et qui, malgré une belle et forte voix, une oreille extrêmement fine, n'a jamais pu chanter juste, retenir
un air, et prendre à la meilleure musique le plus léger
intérêt. Il y a plus : la musique est la seule chose que
cette personne ne puisse imiter.

L'organe du sens de la musique est, suivant Gall,
formé par des circonvolutions placées en zigzags, dont
les allées et les venues vont en diminuant. Elles forment
une pyramide ou un cône dont la base est placée immédiatement au-dessus de l'angle externe du plancher orbitaire, et qui, en faisant des zigzags toujours plus
étroits, s'élève à un pouce ou à un pouce et demi, et se
termine en pointe. Lorsque ces circonvolutions sont
très-développées, surtout dans leur partie inférieure,

[1] *Presse médicale*, 1837, t. 1er, p. 249.

il en résulte que le cerveau et le crâne en deviennent plus larges dans la région qu'elles occupent ; la partie externe de la paroi orbitaire supérieure est complétement remplie par la masse cérébrale, et il n'y a alors dans le crâne qu'une très-petite partie de la paroi orbitaire externe qui se trouve placée au-dehors du cerveau.

Il est impossible de ne pas admettre une organisation spéciale pour la musique, quand on connaît l'histoire des hommes qui ont excellé dans cet art. A peine Hœndel commence-t-il à parler, qu'il essaye de composer de la musique. Son père éloigne de la maison tous les instruments ; mais l'enfant trouve bientôt moyen de s'exercer. A l'âge de dix ans, il compose une suite de sonates à trois parties. Mozart père parcourt l'Europe dès l'âge de six ans, jouant du piano non-seulement avec une grande force d'exécution, mais avec âme, avec goût.

Direction du sens des rapports des tons ; influence de la musique dans l'état de santé et de maladie.

Si, par le moyen d'une organisation parfaite sous le point de vue qui nous occupe, l'homme est mis en rapport avec les lois des vibrations des corps, il a peu besoin d'exercice pour arriver à un haut degré de perfection dans le talent de la musique. Au reste, la direction du sens des rapports des tons ne réclame que les règles générales d'hygiène ou d'éducation applicables à tout organe.

Quelle influence la culture de la musique a-t-elle dans l'état de santé? Mettons de côté d'abord toutes les fables qu'on a débitées à ce sujet. Elles peuvent compenser l'aridité des livres de médecine, et amuser les lecteurs ;

mais elles ne donnent aucune règle pour l'emploi de l'exercice d'une faculté; et c'est là seulement que doit tendre notre but.

On dit que la musique adoucit les mœurs, et, pour expliquer cette assertion, on s'évertue à chercher mille causes mystérieuses, tandis que la physiologie fournit une explication si simple. L'homme qui s'occupe à exécuter ou à composer de la musique, et celui qui s'occupe de meurtres et de combats, exercent et développent des organes différents; est-il donc étonnant que les mœurs du musicien soient différentes de celles du boucher, du chasseur, etc.? Dans ce cas, la culture de la musique n'agit pas autrement que la culture de tout autre talent ou de toute autre faculté, etc.

Mais, dit-on, les divers modes de musique excitent le courage, l'amour, etc. On peut encore expliquer ce fait : nous avons vu la vanité fortement stimulée, aider puissamment le courage : pourquoi ce dernier ne serait-il pas aussi aidé par le sens de la musique, percevant des tons propres à produire ce résultat?

La musique, dit-on encore, agit puissamment sur les organes locomoteurs; la marche est soutenue et accélérée par la musique. Oui ; mais les efforts musculaires ne sont-ils pas soutenus aussi par les applaudissements qui stimulent la vanité? La fatigue n'est-elle pas oubliée par tout ce qui réveille l'espoir du triomphe? Or, dans ce cas encore, le sens de la musique et le sentiment de la vanité n'agissent pas sur les muscles par un mécanisme différent : l'un et l'autre sont agréablement stimulés par leurs excitants propres.

Maintenant, quel parti peut-on tirer de la musique dans l'état de maladie? tout ce qu'on peut se promettre de l'exercice de toute faculté. Un homme est atteint de monomanie religieuse ou amoureuse, ou de toute autre; on lui fait entendre les accords d'une musique guerrière: que fait-on autre chose que d'exciter un organe autre que celui qui est irrité, que de faire oublier la série d'idées qui poursuivaient le malade, pour lui en inspirer d'un autre genre? On produit par la musique l'effet que la crainte de l'instrument du dentiste produit sur l'homme atteint de mal de dents : on détermine une révulsion.

On conçoit maintenant comment la musique peut calmer l'ennui, la peur, le chagrin, l'inquiétude, etc., et toute autre affection. Un organe est occupé, l'affection des autres est oubliée.

C'est de cette manière qu'on peut, ce me semble, physiologiquement expliquer les effets produits par la musique : par exemple, la rareté du scorbut, pendant les longs voyages maritimes des Anglais, depuis que tous leurs équipages possèdent des musiques guerrières; la guérison du spleen par la musique, et autres faits intéressants rapportés (feuilletons de la *Presse médicale*) par M. Landouzi.

On concevra aussi comment les viscères et leurs fonctions peuvent être modifiés par la musique, si l'on ne cherche pas ailleurs que dans une partie du cerveau le sens du rapport des tons. On ne verra alors dans la modification imprimée aux viscères qu'un effet de l'encéphale en action, sur ces derniers.

Avec les préceptes généraux et les explications physiologiques que nous venons de donner, il sera facile de se rendre compte des faits que l'on raconte sur le pouvoir de la musique, et de déterminer les cas dans lesquels on doit la mettre en usage.

CHAPITRE XVI.

Sens des rapports des nombres, talent de calculer.

L'organe de ce sens, suivant Gall, est une continuation de la circonvolution la plus inférieure de l'organe de la musique, circonvolution qui est placée sur la partie la plus externe latérale du plancher orbitaire, dans un sillon ou enfoncement qui se dirige de devant en arrière. Lorsque cette circonvolution a acquis un développement très-considérable, elle déprime la partie externe du plancher, de sorte que l'arcade orbitaire supérieure n'est plus régulière que dans sa moitié interne, et que sa moitié externe représente une ligne droite qui descend obliquement.

Lorsque le sens des rapports des nombres est doué, chez l'adulte ou même chez l'enfant, d'un haut degré de développement et d'activité, ses opérations sont en harmonie avec les véritables proportions des quantités, avec les lois de la réfraction, des vibrations et du mouvement en général. Ce sens se borne à reconnaître les lois et non à les créer : « Si un plus un égale deux, et deux fois deux quatre, ce n'est point le talent de l'homme qui a créé cette nécessité ; mais son talent reconnaît cette nécessité en vertu des lois éternelles et immuables. Les angles opposés d'un parallélogramme seront éternellement égaux, que cette loi soit ou non reconnue. »

Les hommes qui ont le sens des rapports des nombres très-développé, éprouvent un besoin impérieux de tout réduire en calcul numérique. Ceux, au contraire, chez lesquels cet organe est peu développé, éprouvent pour les chiffres et pour toute espèce de calcul une répugnance invincible.

Direction.

Le sens du calcul sera exercé, chez les enfants, à l'aide de divers amusements. Qu'on leur donne un certain nombre de jouets, et qu'on ne l'augmente qu'à mesure que les enfants pourront les compter; qu'on favorise entre eux les jeux de noix, de fèves et autres, dans lesquels ils seront à chaque instant obligés de compter, on éduquera de cette manière le sens des nombres, sans compromettre la santé des enfants. Ces jeux doivent commencer dès l'âge de cinq ou six ans : à onze, l'enfant doit connaître parfaitement l'arithmétique, et passer à la géométrie, à l'algèbre, etc.

Il est clair que le sens du calcul doit être laissé dans le repos, sous peine de faire encourir de grands dangers pour la santé, quand il est développé comme chez Zerah Colborn, Jedidiah Buxton, et ce petit pâtre qui résolvait, sans hésitation, des calculs que d'Alembert pouvait à peine faire, la plume à la main, et ce jeune Sicilien, Vito Mangiamele, dont cette faculté, développée à un degré extraordinaire, a tout récemment excité l'admiration des hommes les plus éminents de l'Institut. Ce sens n'ayant pas sur la santé d'influence spéciale, nous ne nous y arrêterons pas davantage.

CHAPITRE XVII.

Sens de mécanique; sens de construction; talent de l'architecture.

L'organe du sens de mécanique est, dans l'homme, suivant Gall, une circonvolution roulée en spirale, qui, par son développement, détermine à l'extérieur du crâne, dans la région temporale, à la hauteur ou un peu au-dessus de l'œil, une grande protubérance arrondie, un renflement des tempes, en forme de bourrelet.

Le sens de mécanique n'existe pas seulement chez l'homme; il existe encore chez beaucoup d'animaux; il constitue chez eux, comme chez l'homme, une faculté fondamentale à part, qui n'est dans aucune dépendance des autres facultés intellectuelles. Ce n'est pas, en effet, toujours chez les animaux et chez les hommes les plus intelligents sous d'autres points, qu'on trouve le sens de mécanique le plus développé.

Il existe des oiseaux et des mammifères, qui ne font pas de nids pour leurs petits ni d'habitations pour eux, quoiqu'ils aient plus d'intelligence souvent que les individus qui bâtissent. Le chien et le cheval sont supérieurs en intelligence à l'araignée, à l'abeille, à la taupe, au castor, etc.; et cependant ils n'ont jamais manifesté la moindre aptitude pour construire.

Le sens de construction se manifeste dès l'âge le plus tendre, sans aucune espèce d'éducation. Dans une même famille, on voit tous les jours des enfants s'occuper à construire, à charbonner les murailles, à faire des vaisseaux, etc., etc.

Non-seulement la nécessité et le besoin n'ont souvent aucune part à la manifestation de l'exercice de l'instinct de construction, mais même quelquefois il se manifeste, malgré les occupations et les affaires qui s'y opposent le plus, par l'exercice continuel dans lequel elles tiennent un autre ordre de facultés. « Léopold Ier, Pierre-le-Grand et Louis XVI faisaient des serrures; le pasteur Hahn, des montres, etc., etc. »

Ce sens, très-développé, produit les Raphaël, les Vaucanson, les Poussin, les Michel-Ange, c'est-à-dire les grands peintres pour la composition, les grands sculpteurs, les grands fabricateurs, les inventeurs d'instruments, de machines de toute espèce.

Porté jusqu'au degré d'excitation, il produit, quoique rarement pourtant, une espèce de monomanie, pendant la durée de laquelle les malades rêvent à diverses chimères, comme la découverte du mouvement perpétuel, et construisent, pendant leurs accès même, une infinité de mécaniques plus ou moins ingénieuses.

Faiblement développé, le sens de construction rend maladroit dans tous les arts compris dans sa sphère, cause de la répugnance pour tous les travaux de mécanique, etc.

Direction.

Notre savant Hallé, et avant lui, Rousseau et beaucoup de philosophes, étrangers à la physiologie du cerveau, représentent toujours l'homme, dans l'état originel qu'ils lui supposent, comme existant sans aptitude industrielle ou sans exercer ses aptitudes. Ils font ensuite dériver celles-ci, ou seulement leur exercice, de la nécessité ou de toute autre circonstance extérieure, etc. Ainsi, pour ce qui nous occupe, Hallé s'exprime ainsi : « Les premiers hommes ne cherchaient

pas à se garantir des pluies, des impressions d'une trop
forte chaleur, de celles d'un froid trop rigoureux, etc.,
parce qu'ils n'en éprouvaient aucune incommodité remarquable; mais le désir naturel du bonheur a dirigé
l'industrie humaine vers la recherche des moyens qui
pourraient rendre la vie plus agréable, et les habitations ont été construites. » Si, sans demander sur quoi
l'on fonde cette supposition, on émettait la suivante:
« L'homme, dans les temps qui suivirent la création,
resta pendant un certain nombre d'années sans satisfaire le penchant à l'amour; mais le désir naturel du
plaisir le porta vers la femme, et il cueillit le fruit défendu. » On trouverait cette assertion gratuite : elle
ne l'est pourtant pas plus que celle des auteurs cités;
et ce que font les hommes aujourd'hui, il n'y a pas de
raison pour qu'ils ne l'aient pas toujours fait, au moins
à des degrés différents, à moins que dans l'état originel
que supposent les philosophes, l'homme n'ait été privé
de certains organes, ce qu'on ne saurait prouver.

Ces fausses opinions sur l'origine des connaissances
humaines, n'empêchent pas Rousseau de donner un
métier à son Émile, et de suivre sur ce point la nature
d'aussi près que dans les autres préceptes qu'il émet
sur d'autres points de l'éducation. Dans mille circonstances de la vie, l'homme peut avoir besoin, pour sa
conservation, celle de ses enfants, etc., de tirer parti de
l'aptitude industrielle qui nous occupe, et dont la sphère
d'activité s'étend beaucoup plus loin que nous ne pouvons le dire ici. Il est donc utile d'exercer le sens de
construction, comme il l'est d'exercer tous les autres
organes. La jeune fille peut mettre ce sens en action,
au moyen du dessin, de la broderie et de beaucoup d'arts

sédentaires. Pour le garçon, c'est une autre affaire. « Jeune homme, dit Rousseau, imprime à tes travaux la main de l'homme : apprends à manier, d'un bras vigoureux, la hache et la scie, à équarrir une poutre, à monter sur un comble, à poser le faîte, à l'affermir de jambes de force et d'entraits. »

Rousseau rejette avec raison ces stupides professions dans lesquelles les ouvriers, sans industrie et presque automates, n'exercent jamais leurs mains qu'au même travail ; il choisit pour son élève le métier de menuisier : ce métier met en action le sens de construction, en même temps qu'il exerce les bras et les jambes. Tout autre métier aura les mêmes avantages, mais aura peut-être des inconvénients que n'a pas celui-ci. Il faut choisir aussi celui qui est le plus indispensable aux besoins premiers de l'homme. A la rigueur, on peut se passer d'un peintre, d'un horloger, etc. Ces états, d'ailleurs, n'ont pas sur la santé générale, une influence aussi favorable que ceux qui se rapprochent plus immédiatement de la nature. Que l'enfant apprenne donc de préférence à travailler le fer et le bois ; qu'il menuise, qu'il tourne, qu'il lime, et qu'au besoin il sache se fabriquer des instruments et se créer un toît contre les injures de l'air, ou une nacelle contre les envahissements de l'eau. Quand ces métiers lui seront une fois familiers, il saura bientôt construire ses instruments de mathématiques et de géométrie ; il saura plus encore, il saura se passer de tout le monde, aura un remède contre l'ennui, un délassement de ses travaux habituels, et un moyen de conserver sa santé et sa force.

Qu'une heure dans la journée, vers l'âge de douze ans, soit donc consacrée à l'exercice du sens de construction, et surtout à celui des muscles que ce sens met continuellement en action. Pourquoi n'y aurait-il pas, dans les colléges, de vastes ateliers où les jeunes gens puissent se récréer une heure par jour, en apprenant à se suffire à eux-mêmes et à subsister par une industrie utile, dans toutes les positions où pourra les jeter le sort?

CHAPITRE XVIII.

Bonté, bienveillance, douceur, compassion, sensibilité.

La qualité que, dans le langage du monde, on appelle *sensibilité*, *bon cœur*, n'est point une qualité acquise, mais bien une qualité innée et dépendante de l'organisation. Après de nombreuses observations faites sur l'homme et les animaux, Gall crut découvrir que la bienveillance est due à un organe qui rend la partie supérieure antérieure moyenne du front proéminente, en une protubérance allongée. Continuant ses observations, Gall crut encore remarquer que les individus doués de bonté, de bienveillance, de sensibilité, ont l'organe précité dans un très-grand degré de développement, et ce grand développement de l'organe le porta à soupçonner que la bonté, la bienveillance, etc., pourraient bien n'être pas la destination primitive ou la fonction ordinaire de la partie cérébrale indiquée, mais bien la manifestation de sa fonction exaltée; en un mot, que la bienveillance pourrait être quelque chose de plus que la fonction primitive de l'organe dont elle émane; comme le penchant au libertinage est quelque chose de plus que l'instinct de la propagation. Gall enfin fut porté à croire que la destination primitive de l'organe indiqué, était de disposer l'homme à se conduire d'une

manière conforme aux règles du devoir, de lui faire
distinguer ce qui est permis d'avec ce qui est défendu,
ce qui est juste d'avec ce qui est injuste. Suivant Gall,
l'homme qui possède cet organe dans un degré ordinaire, se bornerait à être juste, s'abstiendrait de mal
faire; l'homme chez lequel l'organe est très-développé,
ferait davantage, il répandrait des bienfaits, etc., etc.:
en conséquence. Gall appela, dans son état primitif, le
sentiment qui nous occupe, *sens moral, sentiment du
juste et de l'injuste.* Mais des observations postérieures
autorisèrent avec raison Spurzheim à faire du sentiment
du juste et de l'injuste, un sentiment tout à fait à part
de celui de bienveillance. Il fait valoir avec raison qu'il
existe des personnes très-bienveillantes qui n'ont aucun
sentiment de justice, et, d'un autre côté, des personnes
douées d'un grand esprit de justice qui ne sont ni bien-
veillantes ni compatissantes. Gall, au reste, avait parfaitement senti, et consigné dans son ouvrage, la différence qui existe entre ces deux sentiments. Probablement il ne les aura pas séparés parce qu'il ne se croyait
pas assez de preuves pour assigner un organe à l'un
d'eux; mais ce qu'il y a de fort plaisant, c'est qu'il avait
sur le crâne, laissé vacante la place qu'on assigne aujourd'hui au sentiment de justice. Nous examinerons
donc ici séparément le sentiment de bienveillance, et
le considérerons comme tout à fait distinct de celui de
justice, qui sera étudié dans le chapitre suivant.

Pour quelle raison la nature a-t-elle doté l'homme
du sentiment de bienveillance? Nous avons vu que l'espèce humaine, en vertu de son organisation, comme
plusieurs espèces d'animaux, était destinée à vivre en
société, et nous avons vu déjà que beaucoup des senti-

ments étudiés avaient pour but de disposer l'homme à se conduire d'une manière conforme à la réunion sociale : celui que nous examinons n'a pas d'autre destination. Si l'homme n'était pas doué du sentiment de bienveillance, dans quelque mesure que ce soit, la première chose qu'il ferait à l'aspect de son semblable souffrant, serait de s'éloigner de lui au lieu de le secourir. Ce sentiment est donc un des plus précieux que la nature nous ait donnés : il est le ciment de toute sociabilité.

Il est inexact d'attribuer la bonté à l'absence du courage; car tous les jours on voit des hommes très-courageux et même querelleurs, qui sont en même temps très-bons; c'est d'eux qu'on dit : *Excellent cœur et mauvaise tête*. On voit aussi, tous les jours, des hommes qui sont à la fois sans bonté et sans courage. L'absence de la bienveillance ne donne pas lieu à la cruauté, mais elle laisse celle-ci se manifester sans contre-poids.

La bienveillance existe chez les animaux comme chez l'homme; elle a chez eux même énergie, même destination, et présente les mêmes degrés de développement, les mêmes différences, lorsqu'on l'observe chez les divers individus. Les chiens, les singes, plusieurs espèces d'oiseaux habitant le rivage de la mer, et d'autres espèces sans doute, se portent des secours mutuels, s'avertissent d'un péril par des cris d'alarme. Non-seulement le chien exprime, par des aboiements plaintifs, le malaise qu'il éprouve quand on frappe son semblable, mais sa bienveillance se manifeste encore envers l'homme; il brave le danger pour sauver son maître.

Une bienveillance extrême se trouve quelquefois réu-

nie dans le même individu à un grand développement
de la destructivité. Il résulte alors de la coexistence de
développement de ces facultés, chez l'homme, des actes
de violence continuels, immédiatement suivis de cuisants regrets. La bienveillance coïncidant avec le trop
faible développement du sentiment de justice, produit
ces voleurs qui dérobent pour faire l'aumône, etc.

Le sentiment de bienveillance très-développé, fait
ressentir à l'homme une souffrance réelle à la vue des
douleurs éprouvées, non-seulement par ses semblables,
mais encore par les animaux : une impulsion intérieure
le porte à s'immoler pour les autres.

Quand, au contraire, ce sentiment est trop peu développé, l'homme n'est touché d'aucun acte de bonté,
n'éprouve aucune pitié à la vue des souffrances de ses
semblables. Interprétant toujours, par des causes étrangères à la bonté, qu'il ne connaît pas, le bien qu'on lui
fait, il ne saura l'attribuer qu'à la faiblesse.

Le sentiment de bienveillance peut quelquefois être
assez exalté pour produire une monomanie. J'ai donné
des soins à plusieurs personnes qui se trouvaient dans
ce cas : elles s'affligent sur le sort de tout le monde,
donnent ce qu'elles possèdent, se reprochent, avec l'afflic-
tion la plus profonde, le mal très-léger et souvent imaginaire qu'elles croient avoir causé soit à leurs semblables, soit aux animaux.

Direction du sentiment de bienveillance.

Quelque sage a dit, je crois, qu'une âme sensible est
souvent un triste présent de la divinité. Cependant
on a tiré si peu de conséquences de cette vérité, qu'il
a toujours semblé, et qu'il semble encore aujourd'hui à

tous ceux qui écrivent sur l'hygiène ou sur l'éducation,
que le sentiment dont nous traitons ne puisse être trop
développé, et qu'il ne soit jamais utile de l'affaiblir.
Nous avons souvent dit, en traitant de la direction des
facultés cérébrales, que leur trop et leur trop peu de
développement sont seuls nuisibles à la santé et au bonheur ; que ces facultés doivent toutes être renfermées
dans de justes bornes. Le sentiment de bienveillance
ne fait pas exception à cette règle. L'homme chez lequel il est développé à l'excès éprouve, à chaque pas
qu'il fait dans la vie, les froissements les plus douloureux, et qui ont sur sa santé l'influence la plus marquée.
Ce sont des reproches qu'il s'adresse, des regrets qui le
déchirent, à l'occasion d'une négligence qui a entraîné
un mal qu'il n'avait pu prévoir. Sort-il de chez lui, il
éprouve les plus pénibles angoisses en voyant déchirer
à coups de fouet ce cheval qui ne peut traîner un fardeau disproportionné à ses forces. Parcourt-il un journal où se trouve la proposition d'une loi nouvelle, tous
les gouvernements lui semblent ligués pour plonger les
hommes dans l'esclavage, et sa philanthropie ne se borne
pas à déplorer les maux qui frappent les contemporains,
elle gémit encore sur ceux qui doivent accabler la postérité. Enfin, l'homme chez lequel est exagéré le sentiment de bienveillance peut manquer à la justice, soit
dans un jury lorsqu'il s'agit de prononcer sur la culpabilité d'un criminel, soit dans mille circonstances de la
vie, où, faible jouet des impressions qu'il reçoit, il fait
du bien aux dépens d'autrui, ou favorise le vice par une
aveugle compassion. Pour réprimer cet excès de bienveillance, il faut, comme pour toute autre faculté, ne
point donner à ce sentiment l'occasion d'entrer en exer-

cice, appeler à son aide, en les fortifiant, les autres
sentiments supérieurs trop faibles, notamment celui de
justice, celui de circonspection, et toutes les facultés
intellectuelles. On empêchera par là que le sentiment
de bienveillance ne s'exerce aveuglément d'une manière
irréfléchie, et, qui pis est, aux dépens de l'équité. Mais
quel secours apporter au malheureux chez lequel des
circonstances pénibles et non illusoires affectent trop
douloureusement le sentiment de compassion? Par exemple, sans sortir des cas que nous avons cités, quel moyen
prendre pour émousser chez l'homme trop bienveillant
l'impression douloureuse ressentie à l'aspect des maux
qui surviennent à ses semblables ou aux animaux, à
l'aspect, par exemple, de ce cheval déchiré de coups
par son féroce conducteur, ou à la vue de toute autre
scène non moins atroce? Faudra-t-il, pour émousser
l'impression, habituer à ces spectacles l'homme né trop
sensible? Je doute que les avantages qu'on retirerait de
ce moyen pussent compenser ce qu'il a d'horrible.

Quand, ainsi que nous venons de le dire, la bienveillance dégénère en faiblesse, il suffit quelquefois
qu'elle soit éclairée pour qu'elle rentre dans des bornes
convenables. Un homme, par exemple, montre-t-il trop
de tolérance pour les méchants, dirigez sa compassion
sur la société entière, en lui montrant le mal que ré-
pandent sur elle les méchants non comprimés. Alors,
chez cet homme bienveillant, le sentiment de justice
reprendra ses droits.

Il faut agir tout différemment à l'égard des sujets
chez lesquels est trop peu développé le sentiment de
bienveillance, qui sont indifférents aux peines de leurs
semblables, comme aux souffrances des animaux, qui

n'ont ni compassion ni pitié pour rien. Il est utile, dans l'intérêt même de ces malheureux, de développer chez eux la bienveillance. Il ne faut pas croire qu'il ne peut résulter pour eux que du bien, de leur froide indifférence aux maux d'autrui; la nature, en établissant la sociabilité, et en resserrant celle-ci par le sentiment inné de la bienveillance, a attaché un mal nécessaire à la non manifestation de ce sentiment. L'homme qui ne se croit obligé à rien envers ses semblables, n'a droit de rien exiger d'eux; l'isolement dans lequel il se place lui fait tôt ou tard payer cher la peine due à sa funeste indifférence. Ces devoirs réciproques, ces secours mutuels qui sont la douceur et le devoir de la vie, qui entretiennent la santé, qui prolongent l'existence, ne sauraient plus exister pour un tel être. Aucune main n'allégera pour lui les maux attachés à la nature humaine; sur le déclin de la vie, il se trouvera seul en face de ses infirmités; à son dernier jour, les angoisses de l'abandon se joindront à celles de l'agonie, et quand il aura cessé de vivre, aucune larme ne tombera sur son cercueil. Il faut donc, pour remédier à tous ces maux, développer le sentiment qu'il s'agissait précédemment de restreindre, et, pour le faire avec fruit, il faut employer peu de paroles, mais beaucoup d'exemples et d'actions.

Il ne faut faire ni raisonnements ni sermons sur la bienveillance, mais placer la personne chez laquelle on veut développer ce sentiment, dans des situations propres à le mettre en action. Arrachez l'enfant aux salons du riche, et conduisez-le dans l'asile du pauvre; enlevez-le aux plaisirs du premier, pour le rendre témoin des maux du second; faites-lui souvent partager ce qu'il possède, avec les malheureux : que ce partage soit fait loin de tous les yeux; que la vanité n'y ait aucune part; qu'il soit fait surtout sans espoir de recouvrer ce qui a été donné.

Les événements qui rompent la continuité de son bonheur agissent efficacement chez l'enfant qui n'a pas été ému par les maux de ses semblables. Ces événements le portent d'abord à faire attention aux maux d'autrui, qu'il n'avait pu apprécier, puisqu'il n'avait jamais rien éprouvé de pareil; ensuite la disposition à y compatir se développe :

Non ignara mali, miseris succurrere disco.
ÆNEIDOS lib. 1, v. 634.

Rousseau dit qu'il ne connaît rien de si beau, de si profond, de si touchant, de si vrai que ce vers; puis, il s'exprime ainsi : « Pourquoi les rois sont-ils sans pitié pour leurs sujets? c'est qu'ils comptent de n'être jamais hommes. Pourquoi les riches sont-ils si durs envers les pauvres? c'est qu'ils n'ont pas peur de le devenir. » En supposant que l'assertion de Rousseau soit exacte, je ne crois pas qu'il ait trouvé la vraie manière de l'expliquer. L'avare craint autant de devenir pauvre que qui que ce soit, et cependant il n'est pas ordinairement très-compatissant. Bien des pauvres enrichis ne se font-ils pas souvent d'ailleurs remarquer par leur insensibilité absolue et leur révoltante dureté? Le peu de compassion que Rousseau suppose aux grands pour leurs semblables tient moins à ce qu'ils ne craignent pas de devenir pauvres, qu'à ce que, lorsqu'ils étaient jeunes, on a moins exercé chez eux le sentiment de bienveillance

que tous les autres sentiments, particulièrement ceux de
la vanité, de l'orgueil, etc. Ce n'est certainement pas
par la crainte de devenir cheval ou chien, que les hommes bienveillants ont tant d'horreur pour les mauvais
traitements qu'on fait endurer à ces animaux.

Il faut exercer de bonne heure le sentiment qui nous
occupe.

Que si, avec ces moyens, on ne parvient pas à acti-
ver la manifestation du sentiment de bienveillance, c'est
qu'il est des organisations tellement pauvres, que l'éducation la mieux dirigée devient insuffisante, et que les
hommes qui les ont en partage, restent, toute leur vie,
malgré tout, nécessairement et irrésistiblement portés
au mal. Lorsqu'on a à réprimer de pareils individus, et
qu'on s'est bien assuré qu'ils ne sont pas susceptibles
d'être ramenés au bien par aucun motif élevé, il faut
les traiter comme les animaux, au niveau desquels les
rabaisse leur organisation; il faut les empêcher de se
livrer à leurs mauvaises inclinations, en leur infligeant
de vigoureuses punitions corporelles. Ce moyen révol-
tant ne doit, je le répète, être mis en usage que lorsqu'il y a manque d'intelligence, et qu'aucun motif moral
ne peut arrêter l'individu et faire contre-poids aux mauvaises impulsions. Haslam parle, dans ses ouvrages, d'un
enfant tout à fait étranger à la bienveillance, qui mal-
traitait continuellement tous les êtres faibles, et évitait
tous ceux dont il redoutait la force; qui, chaque fois
que son chat trop confiant s'approchait de lui, s'amu-
sait à le brûler ou à lui arracher un à un les poils de la
moustache, et à faire mille autres méchancetés pareilles,
dont on n'a jamais pu le corriger. J'ai déjà dit (chap.
Instinct carnassier) comment on doit se conduire avec

I.   20

un pareil individu; il faut lui faire sentir toutes les douleurs qu'il fait éprouver à ses semblables et aux animaux, et le faire avec la plus scrupuleuse exactitude.

C'est dans des vues analogues que des philanthropes,
en Angleterre, ont provoqué et obtenu du gouvernement, des lois qui placent les animaux sous la protection publique, et punissent sévèrement les individus
qui les maltraitent.

CHAPITRE XIX.

Sentiment de justice, sens du juste et de l'injuste, sens moral, conscienciosité.
— Repentir, remords.

Nous avons dit, dans le chapitre précédent, que le
sentiment de justice est, avec raison, distingué du sentiment de bienveillance; que celui-ci n'est point, comme
penchait à le croire Gall, l'exagération du premier :
nous verrons, en effet, que la monomanie qui trouble
le sentiment de justice se manifeste tout autrement que
la monomanie de bienveillance.

Le propre du sentiment de justice est de faire distinguer à l'homme ce qui est juste de ce qui est injuste;
ce qui est permis, ce qui est devoir, d'avec ce qui est
proscrit. L'innéité de ce sentiment, reconnue par beaucoup de philosophes, a été parfaitement établie par
J.-J. Rousseau, témoin des effets effrayants d'une injustice exercée sur un enfant. Gall, quoiqu'ayant à tort
fait du sentiment de justice le principe du sentiment de
bienveillance, a cependant remarquablement analysé le
premier, et parfaitement tracé les différences qui existent entre ces deux sentiments. « Il (le premier) dispose, dit-il, l'homme à se conduire d'une manière con-

forme au maintien de l'ordre social. Je l'appelle *sens moral, sentiment du juste et de l'injuste*..... Sans lui, aucune association, aucune famille, aucune réunion, aucune nation ne sauraient subsister. S'il ne m'est imposé aucun devoir envers vous, vous n'en reconnaîtrez aucun envers moi; nous serons forcés de nous isoler l'un de l'autre. Sans devoir réciproque, point de secours mutuel : chacun s'érigera en maître; nos relations seront celles des animaux de proie, une guerre éternelle sera notre partage. Or, comme dans tous les temps et partout les hommes ont formé des sociétés, il s'ensuit nécessairement que chacun est convaincu qu'en qualité d'individu, il n'est qu'une partie du tout qui exige tous ses égards; que la nature a imposé à chacun une condition tacite de concourir au bien public, c'est-à-dire que tous les hommes sont doués d'un sens moral, d'un sentiment de ce qui est permis, de ce qui est devoir et de ce qui est proscrit..... (Tome v, p. 273 et 274.)

« Le domaine du sens moral se borne à des généralités : s'abstenir de faire du mal aux autres, être juste envers tout le monde, faire son devoir, voilà ce que renferme le sens moral.

« Mais les idées des hommes, sur ce qui est bien ou mal, sur ce qui est juste ou injuste, sur ce qui est devoir ou non devoir, sont, à l'égard de bien des choses, très-différentes, souvent contradictoires d'individu à individu, et de nation à nation.......

...... « Seulement, quand il est convenu que telle chose est bonne ou mauvaise, juste ou injuste, le sens moral devient le régulateur de nos actions. Le commandement de bien faire et d'éviter le mal a été donné à tous les hommes; tous ont le sentiment intime de ce devoir, et tous en conviennent. Ainsi, le sens moral n'est pas le principe d'un acte déterminé ; mais il est le principe du devoir en général.

« Les philosophes qui ont négligé cette distinction essentielle ont cru pouvoir nier l'existence du sens moral inné, et l'ont regardé comme un produit artificiel de la société. Mais, en cela ils ont commis la même erreur qu'ils commettraient en niant l'existence de la faim, par la raison que ce besoin peut être satisfait de mille aliments différents.

« Peut-être ferais-je mieux ressortir les propriétés du sens moral, en le mettant en parallèle avec la bienveillance. Ce rapprochement servira en même temps à faire sentir l'analogie de ces deux sentiments (de ces deux sentiments ! on voit qu'il n'a pas été nécessaire à Spurzheim et à ceux qui l'ont copié, d'un grand effort de génie pour faire deux sentiments de la bienveillance et de la justice) : s'abstenir de faire le mal, faire le devoir, est la loi du sens moral, de la justice ; répandre le bonheur est la loi de la charité, de la bienveillance, etc. » (Pages 275 et 276.)

Gall consacre quatre à cinq pages au parallèle de ces deux sentiments ; et quand il manifeste cette opinion, qu'il n'y a que du plus ou du moins entre le sens moral et la bienveillance, il ne le fait point d'une manière affirmative : « Il doit être permis *de présumer*, dit-il, que la bonté, la bienveillance n'est qu'une gradation du sens moral. » (Page 282.) Ses successeurs n'ont donc guère fait de plus que lui, à cet égard, que de remplir sur le crâne, d'y numéroter, veux-je dire, la place qu'il avait laissée vacante sur les côtés du sommet de la tête, ou, si l'on veut, en dedans de la circonspection et en dehors de la fermeté. Cet organe, pour le dire en passant, est encore un de ceux sur lesquels la cranioscopie doit difficilement avoir prise; car si la tête est large dans la région indiquée, qui peut dire que la largeur n'est pas due à la circonspection? Si la tête est étroite, comment savoir si c'est la justice ou la circonspection qui manque?

Quand le sentiment de justice est très-développé, on est disposé à se conduire avec équité par amour de la justice; on éprouve une répugnance prononcée à faire ce que l'on soupçonne être injuste; ou plutôt on en a horreur. Les personnes douées à un haut degré de ce sentiment ont un éloignement instinctif pour celles dont la conduite n'est pas loyale, et les traitent avec sévérité. Si ce sentiment existe plus développé encore chez l'homme qui n'a pas d'idées éclairées sur ce qui est mal et sur ce qui est bien, et que quelque penchant prédominant entraîne cet homme dans des actions que ses préjugés lui font trouver mauvaises, sa vie ne sera jamais tranquille, et la plus sombre monomanie finira par le conduire au tombeau. Ce sentiment, en effet, comme tous les autres, peut être morbidement excité. Alors, il en résulte une monomanie scrupuleuse, si je puis m'exprimer ainsi. La personne qui en est atteinte est poursuivie de remords continuels, à l'occasion des actions les plus indifférentes, et ne parle que d'expiations. J'ai soigné un de ces malades qui se reprochait continuellement d'avoir craché dans le jardin des Tuileries. La plupart de ces malades ne manifestent aucune altération des facultés intellectuelles, tant qu'il n'est pas question de leurs remords, ou dès qu'on peut les en distraire. Ordinairement ils refusent toute nourriture, et l'on est obligé de leur injecter des aliments presque liquides à

l'aide de la sonde introduite par les narines. Ces monomaniaques scrupuleux sont, ainsi que les monomaniaques religieux, les plus malheureux des hommes; mais
les premiers sont doux avec les personnes qui les environnent, et se reprochent la peine qu'ils leur causent;
il n'en est pas toujours de même des seconds.

Le trop peu de développement du sentiment de justice ne donne plus que faiblement la distinction entre le
bien et le mal. L'homme ainsi organisé ne trouve plus
son juge en lui-même; les idées qu'il a sur le juste et
l'injuste ne viennent plus de son propre fonds, mais des
notions que lui fournissent les livres, les lois, les exemples. La règle de ses actions ne part plus du dedans de
lui-même; elle est basée sur le raisonnement, et conséquemment fort sujette à errer. Si un pareil individu
n'a pas développé ses facultés intellectuelles, ses actions
seront réglées par un aveugle caprice. Si la faiblesse du
sentiment de justice se rencontre chez un homme doué
de hautes facultés intellectuelles, cet homme calculera
parfaitement ses actions, mais, dans son intérêt; arri-
vera, sans remords et sans hésitation, au but qu'il se
propose, quelque inique qu'il soit, et ses hautes facultés n'auront servi qu'à masquer les moyens mis en œuvre
pour réussir; et si cet homme est placé dans les hautes
régions sociales, si le pouvoir lui est confié, il fera en
politique constamment abstraction de ce qui est juste,
pour ne voir que ce qui peut servir à l'accomplissement
de ses projets, et alors il ne jouera qu'une comédie so.
lennelle à son bénéfice, toutes les fois qu'il fera réson-
ner aux oreilles des peuples les grands mots de justice
et de vertu.

Conscience, remords. — Avant d'arriver à la directión du sentiment qui nous occupe, empruntons à Gall ses opinions sur ce qu'on appelle *conscience*. Ce sentiment, soit de peine, soit de plaisir, qu'on éprouve intérieurement par suite d'une mauvaise ou d'une bonne action, ou bien d'une action qu'on jugeait mauvaise ou bonne, n'est autre chose qu'une modification, une affection du sens moral, du sentiment du juste et de l'injuste. La conscience est ou *naturelle* ou *artificielle;* car ce sont ou nos dispositions naturelles, ou bien les idées reçues, qui nous font juger une chose, une action, comme permise ou comme défendue, comme bonne ou comme mauvaise.

L'homme a la conscience naturelle d'autant plus délicate, qu'il a le sentiment du juste et de l'injuste plus prononcé. Les scrupules, les remords poursuivent les individus justes, après l'action la plus innocente. Les remords sont bien plus réels encore, lorsque des personnes douées d'un grand sentiment de justice se seront laissé entraîner à des actions en elles-mêmes mauvaises ou criminelles. A peine ces personnes auront-elles repris l'usage entier de leur caractère habituellement prédominant, que l'opposition, la contradiction qui existent entre l'action commise et leurs dispositions naturelles se feront vivement sentir, et que les plus noirs remords assailliront leur esprit. Au contraire, l'homme organisé assez malheureusement pour être entièrement étranger au sentiment du juste et de l'injuste, et qui est, en outre, puissamment disposé à se livrer à des actes opposés au devoir et au bien public, trouve rarement son juge en lui-même; les inclinations perverses sont chez lui dominantes; elles composent son caractère propre : par conséquent, les mauvaises actions sont en harmonie avec lui, et rarement le contentement de son âme en est troublé. Aussi, l'étude psychologique des grands scélérats prouve-t-elle qu'ils sont inaccessibles au repentir et au remords. « Pourquoi, dit le cardinal Polignac, des hommes très-vicieux, pour qui le crime a des délices, et qui ne se croient pas criminels, se repentiraient-ils? »

Direction du sentiment de justice.

Pour remédier à la fausse direction que peut recevoir le sentiment de justice chez un malheureux, auquel des scrupules exagérés ont fait perdre la tranquillité, et que des remords non fondés vont faire tomber dans la plus noire mélancolie, il faut rectifier les idées qu'il se fait du bien et du mal, du juste et de l'injuste; atténuer, par le raisonnement et par les exemples, les principes outrés qu'il a sur la morale et les devoirs de l'homme. Je parle seulement des *principes outrés*, car il serait dangereux et criminel d'invoquer sans choix les exemples et les habitudes d'une société corrompue, qui regarde comme un jeu la séduction de l'innocence et la violation de la foi jurée. C'est en suivant ces préceptes, que je n'indique ici que d'une manière générale, qu'un médecin sage apportera le calme et le repos chez l'homme troublé par des scrupules minutieux ou des remords injustes.

Quand le trouble fonctionnel est arrivé jusqu'à la monomanie, que les scrupules détruits sur un objet renaissent sur un autre, que le malade désire des expiations, refuse la nourriture, etc., il faut alors laisser de côté les consolations et les raisonnements, le traiter avec l'apparence de la sévérité, le forcer d'obéir à la loi qu'on lui impose, l'obliger à manger, par exemple, en le lui ordonnant d'un ton ferme et qui ne souffre pas de réplique.

Si l'on a, au contraire, à développer le sentiment de justice, il faut condamner sévèrement, en présence des enfants, tout ce qui porte atteinte à l'équité; signaler, avec l'accent du mépris, toute infraction aux conventions faites dans leurs jeux, leurs échanges de jouets. Plus tard, et ainsi que nous l'avons dit dans notre *Gymnastique*, un jury sera formé, à tour de rôle, par les plus sages des élèves pour désigner ceux de leurs compagnons qui se sont le plus distingués dans les exercices, prononcer sur tous les cas de discipline, juger de la valeur morale des actions. Plus tard encore, le jeune homme sera formé, par de nobles préceptes, à la virile habitude de défendre hautement, même au détriment de son intérêt, tout ce qui lui paraît équitable, et de flétrir énergiquement tout ce qui lui paraît injuste. Dans ce cas, comme dans l'éducation de tout autre sentiment, il est bien entendu que le précepte doit toujours être fortifié par l'exemple, et que l'instituteur ou les parents doivent toujours se montrer scrupuleux observateurs des lois de la justice.

On a vu souvent le cerveau d'un enfant à la mamelle recevoir d'une injustice le germe des plus redoutables affections. Qu'on soit donc toujours attentif aux cris de l'enfant, qui sont l'expression du besoin et de la douleur; qu'on prenne bien garde de le corriger à tort. Quand ses cris viennent de la souffrance, ils sont accompagnés de pleurs; quand quelque caprice le fait crier, ils sont forts, saccadés et souvent sans larmes. Avec un peu d'attention et de vigilance, ces distinctions seront faciles à faire.

CHAPITRE XX.

Faculté d'imiter, mimique.

La mimique est la faculté de personnifier en quelque façon les idées et les sentiments, et de les rendre avec justesse par des gestes. Les observations de Gall l'ont porté à reconnaître que la mimique dérive d'un organe particulier qui, dans la plupart des cas, forme une proéminence en segment de sphère, un peu plus haut que l'organe de la bonté, placé en avant. « Quelquefois, dit Gall, les circonvolutions qui constituent cet organe forment à l'extérieur deux proéminences allongées, qui s'étendent d'avant en arrière, placées à côté de l'organe de la bonté. »

La nature, en douant de la mimique l'homme et quelques animaux, n'a eu d'autre but que d'agrandir la sphère de leurs moyens d'expression. Ceux-ci nous sont donnés pour manifester, dans l'intérêt de notre conservation, les sentiments qui nou animent. Nous avons vu qu'un de ces moyens d'expression, le langage, est commun à l'homme et aux animaux, au moins à ceux d'entre eux qui vivent en société. Il en est de même de la mimique. L'homme étant pourvu de facultés qui lui font rechercher la société, et qui le font y porter son tribut de secours, devait aussi, pour être à portée de profiter de ces secours, pouvoir manifester qu'il en a besoin. Sujet tour à tour à la crainte et à la compassion, à l'amour et à la haine, il devait être pourvu de moyens prompts d'exprimer ces sentiments. Ces moyens d'expression devaient surtout être multipliés chez les individus qui occupent un degré élevé dans la chaîne animale,

et dont les sentiments sont nombreux, les idées abondantes, etc. Cette faculté est, pour les espèces vivant
en société, ce qu'est la locomotion pour tout être sensible.

La mimique est d'un puissant secours à l'orateur, aux
paroles duquel elle donne de l'âme et de la vie. Elle constitue le grand acteur; elle se manifeste avec d'autant
plus d'énergie, et a d'autant plus d'étendue qu'elle est
accompagnée d'une plus grande vivacité de sentiments,
et d'un plus grand nombre de facultés supérieures. Les
développements diversement répartis des autres organes
qui accompagnent celui de la mimique, constituent la
diversité des acteurs.

Quand la mimique est très-développée, ses effets ne
sont plus bornés à l'expression des sentiments éprouvés;
l'organe peut rendre par le geste ou par la parole, des
sentiments tout à fait étrangers à la personne douée de
la mimique. Cette personne revêt tour à tour l'habitude
de l'homme humble ou de l'homme fier, de l'homme franc
ou de l'homme dissimulé, imite les écritures diverses ou
les manières différentes de dessiner. Il en est de même du
style : ni les phrases ni les mots ne sont copiés; mais
l'arrangement de ceux-ci, la rapidité ou la lenteur du
style; en un mot, la manière de travailler, tout cela
est imité. L'homme doué à ce degré de la mimique reste-
t-il un certain temps avec une personne capable de fixer
son attention; après l'avoir quittée, il conserve pendant
quelques moments, quelquefois même quelques jours,
et, pour ainsi dire malgré lui, non-seulement tout l'extérieur de cette personne, mais même quelques-uns de
ses sentiments intérieurs. Ainsi, non-seulement les attitudes, la démarche, les gestes, le son de voix, la parole;

mais encore l'esprit de ruse ou de franchise, la tendance
à la rixe, à l'économie, à l'ordre, tout cela est conservé,
et fait de la personne un autre individu, change, pour
ainsi dire, son caractère propre, son *moi* habituel.

La mimique peut être portée encore plus loin : il est
des cas où l'organe peut être excité jusqu'à un état maladif : alors, ainsi que l'ont observé Cabanis, Pinel et
Haslam, les personnes qui sont affectées de cet état
éprouvent une impulsion intérieure violente, qui les
porte à imiter tout ce qu'elles voient, et elles souffrent
lorsqu'on les empêche de suivre cette impulsion. M. Landouzi, dans une série d'articles attrayants par la philosophie, par l'érudition, par le style, a montré jusqu'à
quel degré peuvent être portées les propensions imitatives [1].

Un trop grand développement de la mimique doit être
réprimé par l'exercice des autres organes. Gall soupçonne
que la coïncidence de ce développement exagéré avec un
pareil développement de l'organe de la poésie, est la
cause productrice des visions, c'est-à-dire de la faculté
de personnifier de simples idées, et de les transporter,
ainsi métamorphosées, hors de nous. Suivant lui, celles-
ci ont avec les rêves cela d'analogue, que, pendant les
unes et les autres, tout ce que nous voyons, tout ce que
nous entendons, comme se passant dans le monde extérieur, se passe dans notre intérieur; les inspirations,
au contraire, ne sont que l'effet de l'activité désordonnée et involontaire d'un seul organe, au moyen de laquelle l'homme sent une impulsion violente qui lui semble
agir indépendamment de son *moi*, et qu'il regarde à

---

[1] Voyez *Presse médicale*, t. 1er, p. 105 et suiv.

cause de cela comme une inspiration, comme un ordre, un commandement reçus d'ailleurs.

La mimique étant une faculté qui se manifeste de jeune âge, il est très-important de placer auprès des enfants, des personnes dont la conduite ne puisse fournir que de bons exemples à imiter, tant pour ce qui a rapport à la moralité des actions, que pour ce qui a trait aux idées, au langage, à la prononciation, aux gestes, etc., etc.

CHAPITRE XXI.

Sentiment de vénération, sentiment religieux.

Suivant Gall, la croyance en Dieu, le penchant à un culte religieux, sont un sentiment inhérent à la nature humaine, un sentiment primitif, fondamental, auquel une partie du cerveau de l'homme est particulièrement affectée. « Cette croyance, dit-il, n'est point le résultat de l'éducation, ni d'un artifice des législateurs pour conduire les peuples; elle n'est point davantage le résultat de la crainte. »

« Comment, dit le même auteur, des nations si différentes de mœurs entre elles, si éloignées dans leur manière de penser, qui, dans les choses les plus nécessaires à la vie, ont conçu des idées si disparates, auraient-elles cependant pu s'accorder sur l'existence d'un être suprême et sur un culte religieux, si l'auteur de l'univers n'eût gravé ce sentiment dans le cœur de tous les hommes, si Dieu n'en avait pas empreint l'organisation de l'espèce humaine? »

Gall assigne, pour organe du sentiment religieux, des circonvolutions cérébrales placées au sommet de la tête, sous le lieu de réunion de l'angle supérieur du frontal avec l'angle rentrant des pariétaux. « Que l'on considère, dit-il, les bustes et les portraits des hommes qui, dans tous les temps et dans toutes les sectes, ont été attachés avec le plus d'ardeur aux idées religieuses.... l'on verra que, constamment chez eux, le grand développement de la partie cérébrale indiquée, fait bomber considérablement la partie postérieure moyenne de la moitié supérieure du frontal. » L'aplatissement des mêmes parties de la tête, chez les athées, explique, suivant Gall, pourquoi, avec la même éducation, le sentiment religieux peut néanmoins différer chez les individus.

Spurzheim appelle *sentiment de vénération* la faculté dont nous traitons. Sa sphère d'activité n'a plus pour objet exclusif l'adoration de Dieu ; il nous porte à vénérer tout ce que nous croyons au-dessus de nous : par exemple, nos pères et mères, les vieillards, les hommes distingués par leurs talents, leurs vertus; il s'étend jusque sur les objets inanimés : les tombeaux de nos ancêtres, la demeure des hommes célèbres, etc.; la croyance en Dieu n'est plus son unique et nécessaire résultat, ainsi que le supposait Gall, et, par une conséquence nécessaire de cette variante phrénologique, les preuves de l'existence de l'Être suprême, puisées dans l'organisation, n'ont plus le degré de force que les travaux du chef de la doctrine leur avait attribuées. En effet, par l'extension nouvelle donnée à la sphère d'activité de ce sentiment, on peut au moins croire que l'une de ses destinations est de concourir, comme tous ceux que nous avons étudiés jusqu'ici, à resserrer les rapports des hommes, en leur inspirant du respect et de la déférence pour ceux d'entre eux qui sont supérieurs aux autres en force, en vertu, en intelligence. Cependant, comme ce qui paraît à l'homme revêtu du plus haut degré de supériorité, comme ce qui écrase le plus sa faible intelligence est la cause première de l'univers, le sentiment de vénération, même avec la nouvelle manière dont on l'envisage, doit se porter naturellement sur cette cause, comme sur le premier et le plus élevé de ses excitants fonctionnels, comme sur l'objet par excellence de toute vénération, et l'homme alors marche à l'adoration d'un dieu.

Quelle que soit, au reste, la sphère d'action de la faculté cérébrale qui nous conduit à l'idée de Dieu, cette idée nous paraît venir d'un sentiment et non de l'intelligence.

1°. *Effets des divers degrés de développement du sentiment de vénération, du sentiment religieux.*

La faiblesse du sentiment de vénération laisse l'homme indifférent aux objets qui attirent les respects des autres hommes. Il ne sait rien respecter, ridiculise toute espèce d'hommage, blâme, critique et avilit tout ce que les autres vénèrent : lois, autorité, supériorités sociales, etc.; et pour peu qu'il ait le penchant à détruire, il n'y a plus rien de sacré pour lui, pas plus dans les croyances, que dans les monuments et les hommes.

Le trop peu de développement du sentiment religieux prive l'homme d'un puissant motif à opposer à des penchants devenus nuisibles, lui ôte un appui moral si nécessaire dans beaucoup de circonstances de la vie, dans les maladies, par exemple, pendant lesquelles le sentiment religieux peut prêter un aide au courage, et fournir une puissante égide contre le désespoir.

Le sentiment de vénération, porté à l'excès, rend au contraire tout respectable, multiplie les objets de culte, porte à vénérer ou à épargner ce qui souvent ne mérite que le mépris, et dispose à la superstition et au fanatisme.

Ce sentiment même ne fait donc pas exception à la règle d'hygiène immuable, qui prescrit à toutes nos facultés, quelles qu'elles soient, une juste mesure de développement. Le sentiment religieux trop développé absorbe tous les autres sentiments, et les appauvrit en quelque sorte. Le sens moral, l'amour de la progéniture, l'attachement, etc., sont souvent frappés de nullité par le trop d'exercice donné à la vénération et aux sentiments religieux. Ne voit-on pas souvent, chez de tendres parents, s'évanouir, au sein de l'exaltation religieuse, l'attachement qu'ils avaient pour leurs proches, et la part qu'ils prenaient aux intérêts humains ?

Si les hommes joignent à un grand développement des sentiments religieux, des facultés médiocres, « partout, dit Gall, et dans toutes les sectes de religion, ils se croient beaucoup plus obligés de remplir scrupuleusement les promesses et les devoirs qu'ils s'imposent envers les idoles de leur imagination, envers les fétiches, que de remplir les devoirs d'une pure morale. On est à genoux devant une image, on est l'esclave d'une croyance fanatique, on s'impose des obligations aussi pénibles que ridicules, tandis que l'on ne se fait aucun scrupule d'enfreindre les lois de la société et de la nature. Qui n'a pas fait la triste expérience que là où les ministres de la religion n'entretiennent le peuple que de mystères et de dogmes, l'intolérance, la fraude, le parjure, le vol, les assassinats, les viols, les incestes, etc., se commettent avec une déplorale indifférence? On perdrait plutôt la vie que de rompre le vœu d'une certaine absti-nence[1]. »

Porté à un plus haut degré de développement et d'ex-citation, le sentiment religieux produit les folies les plus difficiles à guérir, et les folies qui rendent les hommes les plus malheureux ou les plus dangereux. J'ai donné des soins à plusieurs de ces malades; j'ai vu les uns éprouver les angoisses déchirantes du désespoir, parce qu'une voix divine leur annonçait, pour une autre vie, d'éternels sup-plices. J'ai vu l'un d'eux dans une anxiété cruelle, parce que la même voix le plaçait dans l'affreuse alternative d'être condamné aux peines de l'autre vie ou de me donner la mort, à moi pour qui il avait de la recon-naissance et de l'attachement. Ce sacrifice lui était com-mandé parce que mes idées religieuses n'étaient pas, suivant lui, ce qu'elles devaient être. Il faut avoir vécu longtemps avec des monomaniaques religieux pour sa-voir à quelles inexprimables tortures sont, nuit et jour, en proie ces malheureux. Le jeune homme dont je parle ne devait certainement pas sa monomanie à l'éducation qu'il avait reçue, mais à son organisation, qui, à l'insu des personnes qui l'environnaient, le portait continuel-lement à lire des livres de dévotion. J'ai souvent conversé avec d'autres infortunés atteints de la même monoma-nie, et je suis persuadé que rien n'égale la torture qu'éprouvent jusqu'à leur mort certains monomaniaques religieux.

Il suffit maintenant, pour avoir une idée de la fré-quence de toutes les espèces de monomanies dues à

---

[1] *Sur les Fonctions du cerveau*, t. v, p. 376; Paris, 1825.

l'exaltation des sentiments religieux, de consulter les observations si intéressantes de Pinel et de M. Esquirol, et de parcourir les différents hospices d'aliénés.

Les sentiments religieux peuvent, dans un grand degré ou de développement ou d'excitation maladive, se rencontrer chez le même individu, avec d'autres sentiments également très-développés, et former une alliance assez bizarre pour que des observateurs superficiels ne voient dans la manifestation des sentiments religieux de cet individu, que du calcul ou de l'hypocrisie. Uni à la destructivité, le sentiment religieux produit ces hommes qui, par conviction et croyant plaire à Dieu, arment l'inquisition, font des *auto-da-fé*, inventent de nouveaux supplices, demandent, en un mot, du sang pour racheter les insultes faites à la Divinité, qu'outrage leur barbarie. Avec l'instinct de propre défense, le sentiment religieux produit le guerrier pieux : Gustave-Adolphe. Enfin, uni à d'autres facultés, le sentiment religieux produit les poètes, les philosophes pieux; uni à l'instinct des voyages, les missionnaires. Ces complications de facultés peuvent aussi être portées jusqu'à l'état de manie, comme on l'observe dans les hôpitaux chez certains fanatiques furieux, qui immolent tout aux objets de leur culte, aussitôt qu'ils ne sont plus contenus par des liens.

2°. *Direction du sentiment de vénération, du sentiment religieux.*

Il faut habituer l'homme à la déférence, au respect, à la vénération, pour ce qui est véritablement au-dessus de lui par l'intelligence et le savoir unis à la moralité et à la vertu; faire comprendre à celui que trop dè développement du sentiment de vénération pousse au prosélitisme, que nul d'a droit d'imposer aux autres ce qui lui est révélé par un sentiment intime, par les phénomènes de conscience; car, en le faisant, on s'expose à imposer comme révélation d'une loi morale universelle, ce qui souvent n'est qu'un fait spécial de son organisation; faire sortir de son humilité l'homme que trop de tendance à vénérer laisse dans une faiblesse qui lui est préjudiciable; et, en appelant l'intelligence à la direction du sentiment de vénération, l'empêcher de prendre pour objet de ce sentiment ce qui n'en serait pas digne.

Rousseau veut qu'on laisse passer tout le jeune âge de l'enfant sans lui parler de religion, parce que son intelligence n'est pas assez forte pour avoir une juste idée de Dieu, et qu'il vaut mieux qu'il n'en ait aucune, que d'en avoir de basses et d'injurieuses. Il attend que le progrès naturel des lumières porte son élève du côté des grandes questions qui ont rapport à la Divinité. On fait précisément le contraire de ce que prescrit Jean-Jacques : il semblerait, à voir la manière dont on procède journellement, qu'on ne croie ni à l'existence de Dieu ni à l'innéité du sentiment intérieur qui nous fait remonter à lui; qu'on s'imagine que tous ces objets ne soient que des préjugés à l'aide desquels on veut emmaillotter la raison de l'homme, qu'ils ne dépendent que de l'éducation, et qu'en conséquence on ne saurait trop tôt les mettre dans la tête de l'enfant. On les lui inculque, en effet, à une époque où il a peu d'idées, où il n'est pas susceptible de raisonner, où il admet tout ce qu'on lui dit sans y rien comprendre. Cette manière d'agir n'est conséquente que pour ceux qui ne croient ni à l'innéité du sentiment religieux, ni à l'existence de Dieu. Ceux qui pensent autrement devraient, ce nous semble, attendre pour diriger le sentiment religieux, que l'organe soit formé et qu'il manifeste sa fonction. Pour qu'on pût craindre avec quelque motif que cette fonction ne se manifestât pas, il faudrait croire qu'il n'existe pas d'intelligence suprême, ou qu'elle n'a voulu établir entre elle et l'homme aucune relation. Le sentiment de l'amour laisse-t-il passer le temps de la jeunesse sans se manifester, lors même qu'on n'entretient pas l'adolescent de ce qui a rapport à ce sentiment? Non, certainement. Pourquoi donc en serait-il autrement du sentiment religieux, s'il est naturel, inné, s'il n'est pas dû aux préjugés communiqués dès l'enfance?

Non-seulement donc l'organisation cérébrale quelle qu'elle soit qui dispose aux sentiments religieux, doit être formée, si l'on veut les cultiver convenablement, mais il faut encore laisser se développer beaucoup de facultés intellectuelles de l'ordre le plus élevé, favoriser chez le jeune homme la louable tendance qu'il éprouve à remonter aux causes premières, et à chercher à se rendre compte des grands phénomènes de la nature. Que si vous agissez ainsi, bientôt votre élève, éprouvant l'insuffisance de son intelligence dans ses recherches sur l'origine et le but de l'univers, et sur les objets élevés qui se rattachent à ces questions, reconnaît et admire une grande intelligence, que lui a fait deviner son organisation. Il sent le besoin de se réfugier dans le dogme consolant d'un Dieu puissant et bon, dogme qui fait cesser cet état d'incertitude dans lequel laissent tous les systèmes à l'aide desquels on prétend expliquer l'univers. Que si, au contraire, vous prenez un chemin différent, vous risquez de faire de votre élève un fanatique ou un athée : dans le premier cas, vous fomentez en lui le germe de toutes les monomanies qui résultent d'une intelligence faussée, unie à un développement exagéré et vicieux, à une excitation morbide du sentiment religieux ; dans le second, vous le laissez exposé aux conséquences de l'athéisme, qui sont de dessécher l'homme, de le désenchanter de tout, de le replier sur lui-même, de le dégoûter de l'existence, de le livrer aux noirs accès de l'hypochondrie et de la mélancolie suicide ; enfin vous ôtez au moins un appui à la morale, un encouragement aux bonnes actions, et vous apportez un relâchement dans les services mutuels et les relations qui consolident la sociabilité de l'homme, et conséquemment son bonheur et sa santé.

N'oublions pas que, vicieusement cultivé, le sentiment religieux produit les plus horribles folies, les démonomanies, les théomanies, et ce fanatisme qui tant de fois a baigné la terre de sang et couvert des royaumes, de cendres humaines.

Il faut donc bien se garder d'abrutir l'homme par des pratiques superstitieuses et des croyances ridicules ; il ne faut pas davantage l'empêcher de penser par lui-même et mettre sa raison en interdit ; il faut, au contraire, exciter sa curiosité par les sujets de réflexion qu'on lui présente, mais ne les lui offrir que quand il est en état de réfléchir. Il faut que ces sujets lui apparaissent remplis de grandeur et de nouveauté, c'est-à-dire qu'on ne l'en ait pas ennuyé dans son jeune âge ; car quel désir de connaître et d'adorer Dieu pourrez-vous inspirer à ce jeune homme dont vous avez rendu l'enfance si triste par des leçons inintelligibles, par des

pratiques fastidieuses que vous lui avez si maladroitement et si intempestivement persuadés être agréables à
la Divinité? Vous avez fait de Dieu, que ne pouvait
encore comprendre l'enfant, l'ennemi le plus prononcé de
ses jeux innocents, et vous voulez, et vous pouvez penser
que, quand il sera soustrait à votre discipline, il conserve des souvenirs bien attachants de ce qui lui a si
fort déplu dans son enfance!

Si le sentiment religieux est assez exalté pour faire
craindre l'explosion de la théomanie, il faut éloigner
des prédications véhémentes, détourner de la lecture
et de la méditation des livres ascétiques l'individu qui
présente cette disposition; il faut mettre en usage les
voyages, en tenant compte des précautions indiquées
lorsqu'il a été fait mention de ce moyen. Les consolations d'une piété éclairée et compatissante sont quelquefois utiles pour délivrer des scrupules exagérés qui
détruisent leur santé, les individus disposés à la manie religieuse; mais plus souvent encore ces moyens
échouent, parce qu'ils entretiennent l'individu dans ses
idées. Aussi, un principe qu'on ne saurait trop répéter,
non-seulement aux gens du monde, mais encore aux
médecins, c'est qu'on ne doit jamais raisonner avec un
aliéné sur les objets qui ont rapport à son délire.

Le sentiment religieux étant, comme le sens moral,
une égide puissante contre le débordement des passions, c'est précisément vers l'âge où celles - ci peuvent
se manifester avec violence, que vous devez avoir fortifié
l'homme par la culture récente du sentiment religieux.

Le développement du sentiment religieux ne doit
pas se faire à l'exclusion de celui des autres facultés
encéphaliques, et notamment des facultés intellec-

tuelles; car, si ce sentiment est isolément cultivé, l'homme deviendra, à la vérité, pieux et plein de respect pour la Divinité, et disposé à tout faire pour lui être agréable; mais comme son ignorance ne lui permettra pas de distinguer ce qui est vraiment raisonnable, utile, et conséquemment agréable à Dieu, il sera exposé à mille écarts aussi funestes pour lui que pour ses semblables : il négligera la morale pour des pratiques superstitieuses, se relâchera de la sévérité due à l'accomplissement des devoirs, pour vaquer à des actes contraires au bon sens et à la morale naturelle. N'a-t-on pas vu même des hommes véritablement religieux persécuter et même faire périr leurs semblables dans les plus affreux supplices, et cela sans aucune espèce de motif autre que celui de remplir un acte de devoir, et de plaire à Dieu?

D'autres fois, l'homme dont les facultés intellectuelles ne marchent pas de pair avec les sentiments religieux, sera livré, pour n'avoir pas exécuté les actions les plus indifférentes, mais qu'il croira obligatoires envers Dieu, aux remords les plus cuisants, et conduit à une des monomanies les plus douloureuses et les plus incurables. Il est donc nécessaire, il est donc indispensable de faire marcher simultanément la culture des facultés intellectuelles et celle du sentiment religieux, et surtout de placer toujours dans la morale, l'essence de la religion.

Relativement aux attributs sous lesquels on doit peindre Dieu, il faut se garder de rien émettre qui soit contraire à la raison et capable de fausser l'intelligence et d'exalter le cerveau. Je n'ai pas besoin de dire qu'il est impie, et aussi dangereux pour l'individu que pour la société, d'attribuer à Dieu des qualités qui, dans un homme, inspireraient l'éloignement et le mépris. Il est absurde de montrer Dieu en contradiction avec lui-même, de croire qu'il puisse traiter les hommes avec partialité, revenir sur les lois qu'il a une fois établies. Il n'est pas moins dangereux de le représenter plein de colère et de vengeance, ordonnant des sacrifices sanglants, et prêt à frapper quiconque est dans l'erreur. Le tableau que Moïse fait de Dieu, pouvait être utile au législateur qui avait à morigéner un peuple ignorant et obstiné, mais ne peut plus convenir aux hommes éclairés. Dieu ne peut plus et ne doit plus être représenté que sous les traits que Jésus-Christ donne à son père, c'est-à-dire plein de justice et de bienveillance, de charité et d'amour; défendant aux hommes la haine et la vengeance, que le Dieu d'Israël prescrit contre les infidèles; commandant le pardon des offenses, ayant horreur du sang, comprenant dans ses affections le Juif et le Gentil, quelque differentes que soient les croyances et les cérémonies par lesquelles ils ont pour objet de l'honorer; n'exigeant de personne ce qui est contraire aux lois qu'il a établies à l'époque de la création, et formant une alliance avec le genre humain tout entier.

Il est encore un point important à faire observer à celui qui se charge de cultiver, chez ses semblables, les sentiments religieux : il doit servir d'exemple dans tout ce qu'il prescrit. S'il agit autrement, on en conclura, et peut-être avec raison, qu'il ne croit pas ce qu'il enseigne, et qu'il n'a pour but que d'exploiter à son profit la crédulité de ses aveugles disciples.

CHAPITRE XI.

Fermeté, constance, persévérance, opiniâtreté.

La manière d'être, désignée par ces différents syno-
nymes, constitue une seule et même faculté : celle qui
fait persister l'homme inébranlablement dans le parti
qu'il a pris, qui lui donne une impulsion intérieure à
entreprendre les choses difficiles, à résister aux obstacles, etc.

Gall place l'organe de la fermeté sur la même ligne
que celui de la vénération, et derrière lui. Il fait observer qu'il ne faut pas confondre la fermeté de caractère
avec la persévérance dans certains penchants, ou avec
la manifestation non interrompue de certaines facultés
qui peuvent avoir lieu avec le caractère le plus vacillant. En effet, si un homme continue toute sa vie de se
livrer au libertinage, ou de voler, ou de faire de la
musique, cela prouve que les différents organes de ces
facultés sont très-énergiques; mais on n'en peut pas
conclure que l'individu en soit pour cela doué d'une plus
grande fermeté.

Cette faculté qui, dans un degré ordinaire, rend
l'homme capable de résister aux froissements de la vie,
de pousser à bout ses entreprises, etc., produit, lorsqu'elle est très-développée, l'*entêtement*; par la même
raison, trop peu développée, elle rend faible et incon-
stant. L'homme sans fermeté offre ses hommages à
l'idole du jour, est l'éternel jouet des circonstances au
milieu desquelles il se trouve, cède aux dernières impressions qu'il reçoit, et souvent traîne des jours cou-
verts de mépris et de honte; tandis que l'homme ferme,

inaccessible aux séductions, appuyé de sa conscience et de l'estime de ses compatriotes, répète au milieu des menaces qui l'environnent :

Si fractus illabatur orbis,
Impavidum ferient ruinæ.

Direction.

La première empreinte du caractère se manifeste dès l'enfance la plus tendre. Tel individu est sans caractère, sans volonté, ne sait jamais dire non; tel autre est entêté, volontaire, rien ne peut le détourner de ce qu'il a une fois projeté.

Pour donner au premier du caractère, il faut lui présenter des obstacles faciles à surmonter et l'exercer à les vaincre; il faut accroître peu à peu ces obstacles, et surtout faire attention à ce que ceux-ci ne soient pas de nature à le rebuter.

Pour réprimer l'opiniâtreté du second, il faut commencer de bonne heure, si vous ne voulez voir vos soins infructueux, et l'enfant périr d'angoisse et de suffocation plutôt que de vous céder. Si, dès le berceau, il exige que vous veniez le prendre sur les bras et vous occuper de lui, plus tard il exigera davantage : dès ce moment-là même accoutumez-le donc à plier à la nécessité. Devenu plus grand, s'obstine-t-il à vouloir une chose, je ne dis pas malgré vos défenses, vous n'en devez jamais faire, mais malgré vos représentations, vos avis donnés sans aigreur et sans exagération, ne lui dites plus rien, car toutes vos observations ne servent qu'à fournir des obstacles à combattre, c'est-à-dire qu'à exciter l'opiniâtreté. Laissez, au contraire, votre petit entêté parfaitement libre; oubliez même que vous l'avez averti ; mais faites en sorte, sans qu'il puisse s'en douter, que les conséquences de son entêtement soient assez préjudiciables pour donner une leçon forte et qui ne puisse être oubliée. Il est clair que vous ne devez pas vous apercevoir de cette leçon, et prendre un air de triomphe; car ce serait le moyen d'échouer : la vanité viendrait au secours de l'opiniâtreté, et l'enfant recommencerait, à la première occasion, à se montrer rebelle à vos conseils. Si donc la conséquence de l'entêtement est trop apparente, oubliez que vous avez donné un conseil à l'enfant, et consolez-le. Prenez garde qu'il ne prenne vos consolations pour une dérision : si vous soupçonniez qu'une pareille méprise pût avoir lieu, il faudrait vous retirer pour ne pas lui laisser voir que vous vous êtes aperçu des conséquences de son entêtement.

On ne saurait trop réprimer la fermeté, lorsqu'elle se rencontre accompagnée d'orgueil ou de vanité chez un individu dont le sentiment du juste et de l'injuste est peu développé; mais, pour le faire avec fruit, agissez de manière à ce que votre élève reconnaisse, dans ce qui lui est prescrit, l'expression de la nécessité, et n'y voie jamais les caprices d'une volonté arbitraire.

REMARQUES SUR LES OBJETS CONTENUS DANS CETTE SECTION.

Nous terminons ici l'hygiène de l'encéphale. Pour compléter le nombre des facultés que Gall admet, il nous en resterait encore quelques-unes à étudier. Nous les passons sous silence, 1° parce que nous ne sommes pas assez convaincus de l'existence des unes; 2° parce que, comme les autres ne tiennent que d'une manière fort éloignée à la conservation de l'individu, on trouvera, pour les diriger d'une manière convenable à la santé, des indications suffisantes dans les généralités placées en tête de cette section. Passons donc à un autre objet.

Les moyens que nous avons indiqués pour diriger les facultés, réprimer les passions, remédier aux affections, paraîtront peut-être incomplets; car les seuls agents dont on tienne compte dans les traités d'hygiène, aux articles où l'on traite de la direction des passions et de l'intelligence, sont précisément ceux dont j'ai cru devoir négliger l'action comme impuissante. Avant donc de terminer cette section, je dois expliquer cette opposition évidente qui existe entre ce travail et ceux qui en précèdent la publication. Les moyens dont je conseille l'emploi pour la direction des fonctions encéphaliques sont les impressions morales, c'est-à-dire les impressions qui agissent directement et immédiatement sur l'encéphale, qui en sont les excitants fonctionnels, en modifient, par l'exercice, les différentes parties, étendent ou restreignent les divers actes que produisent celles-ci. Les *moyens d'hygiène* indiqués par l'un des auteurs les plus suivis sont les aliments, leurs assaisonnements, les évacuations de toute espèce. Comment agissent ces derniers moyens? Ils agissent tous en augmentant ou en diminuant le développement et l'excitation de tous les organes du corps, sans exception; et l'estomac, sur lequel ils portent leur première et leur plus forte action, est précisément celui dont l'énergie et le développement sont le plus opposés à l'accomplissement et au perfectionnement des actes encéphaliques. R endons ceci plus clair : une alimentation animale, certains stimulants développent, excitent, dit-on, le cerveau et les actes qui en émanent : soit ; mais ces agents ne développent et n'excitent pas moins tous les viscères, tous les muscles, etc. Les saignées, une nourriture faible, etc., ajoute-t-on, diminuent les passions, et Cabanis nous apprend qu'on saignait les moines quatre fois par an pour les rendre plus continents : soit ; mais une nourriture faible, la saignée diminuent également la force de la locomotion, celle de toutes les autres fonctions et de tous les organes ; et si, quand ils venaient d'être saignés, les révérends pères n'étaient pas portés à se livrer aux plaisirs de l'amour, certes, ils ne l'étaient pas davantage à se livrer aux exercices musculaires. Mais cependant, ajoute-t-on encore, on a remarqué que les gens qui se nourrissent de chair sont plus féroces, moins doux que ceux qui se nourrissent de lait, etc. : d'accord ; mais nous avons ici une distinction à faire : si les hommes qui se nourrissent de chair commettent, pour se la procurer, des actes de carnage, comme le font les lions, les anthropophages, les peuplades chasseseresses, les bouchers, etc., nul doute que ces individus, quand on pourrait supposer que, pour commettre de tels actes, ils ne fussent pas nés moins sensibles que les autres hommes, nul doute, dis-je, que ces individus n'acquissent par ces habitudes meurtrières une certaine dureté de caractère. Mais ici c'est l'habitude de tuer et de faire souffrir, comme nous l'avons vu en traitant de l'instinct carnassier, et non la chair mangée, qui produit la modification des habitudes morales.

On comprend maintenant que ce n'est pas à l'occasion

des modificateurs spéciaux de l'encéphale, qu'on doit examiner l'influence des aliments, puisqu'ils n'agissent pas plus sur cet organe que sur un autre; mais qu'au contraire, cette influence doit être examinée en traitant de l'appareil organique (le tube digestif), dont ils sont les modificateurs propres et immédiats.

Ainsi donc, règle générale, il n'y a pas d'autre *agent de l'hygiène* propre à développer, réprimer ou diriger une faculté, que l'excitant fonctionnel de cette faculté. Pour la développer, il faut la mettre en action, au moyen de son excitant fonctionnel; pour la réprimer, il faut la laisser en repos, en lui soustrayant son excitant fonctionnel. Les excitants généraux, le sang, ou bien ce qui le produit ou l'excite, comme les aliments ou assaisonnements, n'exercent rien spécialement. (J'excepte, bien entendu, le tube digestif, dont les aliments sont l'excitant fonctionnel.) Qu'un homme use d'une nourriture abondante et condamne son œil à l'inaction, en lui soustrayant toute espèce d'objets lumineux, sa vue n'en deviendra pas plus parfaite; qu'un autre se nourrisse aussi bien, et condamne ses muscles au repos absolu, ses mouvements n'en acquerront pas plus de force ou plus de prestesse. Croit-on que la même règle ne soit pas applicable aux organes encéphaliques? Qu'un troisième individu condamne à l'inaction, par l'absence de tout excitant fonctionnel encéphalique, ses facultés intellectuelles et morales; qu'il soigne tant qu'il voudra son estomac et s'engraisse autant que possible, j'aurai bien de la peine à croire que cette riche alimentation étende beaucoup les domaines de son intelligence, ou monte à un bien haut degré ses passions. Toutes les facultés, répétons-le encore, ne peuvent être développées que par leur propre activité, et restreintes que par l'oubli dans lequel on les laisse.

Je quitte les domaines qu'a fertilisés le génie de Gall. En faisant quelques applications d'hygiène à ses découvertes, je n'ai pas prétendu épuiser le sujet ; je n'ai voulu que rompre la routine adoptée, et indiquer le nouveau chemin que doivent suivre ceux qui s'occupent de l'hygiène des facultés intellectuelles et morales. Il a été suivi récemment par un jeune auteur qui vient de publier sur cette matière un livre remarquable, et c'est une véritable satisfaction pour nous, de voir entrer M. Casimir Broussais dans la route que nous avons tracée.

TROISIÈME SECTION.

L'hygiène de l'appareil locomoteur n'est autre chose que la direction des mouvements divers. Ceux-ci ont pour organes les différentes parties du cerveau (suivant nous), la moelle épinière, quelques parties de la moelle allongée, les nerfs cérébro-spinaux, les muscles et les os. On peut ajouter à ces parties les aponévroses, les membranes synoviales, les tendons et les cartilages.

Voici comment je conçois le mécanisme des mouvements. Les différentes parties du cerveau ayant leur moi propre, leur volonté propre, ordonnent, d'après la notion qu'elles ont des corps extérieurs, et d'après le sentiment de leurs besoins et de ceux des viscères, des mouvements qui mettent ces corps extérieurs en relation, soit avec elles-mêmes, soit avec les autres organes dont elles perçoivent les privations. Cet ordre est transmis à la moelle épinière, qui, au moyen des cordons nerveux, le fait exécuter aux muscles. Les excitants propres des organes de la locomotilité sont donc toute espèce de besoins, d'impressions qui peuvent solliciter des actions cérébrales. Cette manière de présenter l'action du cerveau, dans le mécanisme des mouvements, est un peu différente de celle de quelques auteurs, qui cherchent une portion de cerveau exclusivement attachée à la production de ces actes : il reste à savoir si l'opinion que nous émettons est admissible.

L'exercice de la locomotilité doit être, comme l'exercice de toute autre fonction, dirigé convenablement, tant pour rendre les mouvements les plus parfaits possibles et en perfectionner les organes, que pour contribuer à la santé générale. Cette direction constitue une branche spéciale de l'hygiène, la gymnastique, art très-cultivé des anciens, et dont nous avons traité ailleurs dans un ouvrage spécial. Nous rapportons à la locomotilité les divers mouvements d'expression, tels que la parole et le chant; les différents moyens de translation, à l'aide desquels l'homme supplée, en tout ou en partie, à l'exercice de ses muscles. Ne pouvant entrer ici dans le détail de tous les exercices gymnastiques auxquels peut être soumis le corps de l'homme, nous nous bornerons à indiquer l'influence générale des trois classes d'exercices admises dans la gymnastique, et l'influence particulière de ceux de ces exercices qui se rapprochent le plus de la nature de l'homme, servent le plus ses besoins, ou contribuent le plus ordinairement à ses amusements.

CHAPITRE Ier.

Des exercices actifs.

Les exercices actifs sont ceux dans lesquels notre corps se meut de lui-même en totalité ou en partie, mais dans lesquels il est toujours le seul agent du mouvement.

Leurs effets sont ceux de toute autre action organique, c'est-à-dire *locaux* et bornés à l'organe, et *généraux*, c'est-à-dire étendant leur influence sur diverses autres parties du corps.

L'effet local que produit en général l'exercice d'une

partie quelconque, a été indiqué dans les règles générales exposées en tête de ce travail : l'exercice des muscles ne fait pas exception à ce que nous avons dit; le
membre exercé devient le siége d'une innervation plus
active; il augmente momentanément de volume, par l'afflux plus fréquent et plus considérable du sang; la chaleur s'y développe avec plus d'abondance; si le mouvement est continué quelque temps, le membre s'engour-
dit; on y éprouve un sentiment pénible, connu sous le
nom de *lassitude* (premier degré de la douleur musculaire), et une difficulté de contraction qui en est le résultat. Si le mouvement était excessif, et que les éléments organiques fussent appelés dans le membre au
delà de toutes les lois physiologiques, il y surviendrait
une véritable inflammation, et ses fonctions devien-
draient plus ou moins difficiles. Mais si, au contraire,
après certains intervalles de repos, nous répétons plusieurs fois les mêmes mouvements, nous voyons se développer dans la partie qui en est le siége, une perfection d'action dont elle ne jouissait pas auparavant. Il
s'y manifeste, en outre, un surcroît de nutrition et
d'énergie et un développement de formes, dus à l'assimilation plus active des matériaux nutritifs.

L'effet général des exercices actifs est d'autant plus marqué, que plus de parties entrent en mouvement et sont
dans une action plus énergique. Dans ce cas, l'augmentation d'action organique ne se passe pas seulement dans
les parties qui sont le siége de contractions musculaires;
elle se répète dans toutes les parties de l'économie, et
influence toutes les fonctions. Ainsi, les exercices pratiqués hors le temps de la digestion excitent la faculté
digestive; pris pendant la digestion, ils troublent cette

fonction; pris hors le temps de l'absorption intestinale, ils préparent un enlèvement plus rapide des matériaux aux surfaces muqueuses de l'intestin, rendent également plus énergique l'absorption interstitielle. Les circulations artérielle et veineuse deviennent plus actives par l'exercice actif, qui finit par donner au tissu du cœur une plus grande force.

M. Nick, dans son mémoire sur les conditions qui font changer la fréquence du pouls dans l'état de santé, prétend déterminer de quel nombre de pulsations chaque exercice augmente cette fréquence. Suivant cet auteur, l'équitation au pas produit une accélération de dix à quinze pulsations; et au trot, de quarante à quarante-cinq; la marche sur un plan horizontal, à raison de soixante à soixante-dix pas par minute, augmente la rapidité du pouls de six à huit pulsations; si l'on double le pas, le pouls s'élève de dix à seize pulsations, et même de vingt-six à vingt-huit, si la marche est continuée au delà d'une demi-heure (*Archives*, mai 1831, page 114), etc., etc. Nous ne prolongerons pas d'avantage cette citation, parce que les nombres donnés sont tout à fait illusoires, et que la fréquence du pouls, dans quelque exercice que ce soit, varie d'un individu à un autre, non-seulement suivant la force de l'individu, mais encore suivant l'habitude qu'il a de l'exercice, etc., et, bien plus, varie, chez le même individu, suivant les conditions diverses dans lesquelles il se trouve. A quelque exercice que l'on se livre, en effet, le cœur bat d'autant plus vite, qu'on éprouve plus de difficulté à le pratiquer, et cette difficulté n'est pas seulement en raison du genre d'exercice, considéré d'une manière absolue; elle est encore, et bien plus encore, en raison directe de la faiblesse du sujet qui pratique l'exercice, ou du peu d'habitude qu'il en a, peu d'habitude qui, du reste, équivaut à une faiblesse relative des parties qui exécutent les mouvements. Une personne d'une constitution faible, ou même d'une constitution forte, mais étrangère à la natation, à la lutte, à l'escrime, etc., se livre-t-elle, une seule minute, à ces exercices, son cœur bat tumultueusement et met dans l'impossibilité de compter les pulsations du pouls ; la fréquence du pouls, au contraire, n'est plus la même, si le sujet est habitué à ces exercices, et, au lieu d'une minute, il pourra les continuer une demi-heure et plus. Au reste, toutes les autres indications fournies par M. Nick (je suppose exact l'extrait de son mémoire, couronné par la Faculté de médecine de Tubingen), touchant la variation du pouls, quelle qu'en soit la cause, du moment que la variation est précisée numériquement, donnent lieu aux mêmes objections. Ainsi, avancer que « l'application, l'étude et la colère produisent une accélération du pouls de quatre à six pulsations par minute ; » indiquer également par des chiffres les pulsations, en plus ou en moins, produites par le vin, la bière, le thé, c'est méconnaître les plus importantes circonstances qui font varier sur l'homme l'effet des modificateurs hygiéniques, savoir la force, le tempérament, l'idiosyncrasie, l'habitude, toutes les circonstances individuelles et autres, en un mot, dont nous avons tenu compte dans nos Prolégomènes. L'étude peut-elle accélérer les battements du cœur chez cet homme à cerveau vaste, et habitué à l'exercice intellectuel, comme chez ce sujet dont le cerveau étroit et inexercé doit faire des efforts continuels pour produire le moindre travail ? Et cet homme habitué au café et à tous les stimulants, ou ce lymphatique habitant des marais, sentiront-ils leur pouls s'accroître du même nombre déterminé de pulsations, que cet homme irritable inhabitué aux boissons fortes, chez lequel elles causent l'insomnie et une véritable fièvre? Non, certainement; et nous verrons de même les variations de santé, les changements dans la surexcitation physique ou morale, produire des différences importantes dans l'accélération du pouls, que tel ou tel exercice peut déterminer.

Les mouvements respiratoires augmentent également de fréquence par les exercices actifs; les poumons paraissent absorber plus d'oxygène, puisque, suivant les expériences d'Allen, de Pepys et de Jurnie, l'air qui en est expulsé contient moins d'oxygène et plus d'acide carbonique. La chaleur animale, quelle qu'en soit la source, se développe en plus grande abondance, les sécrétions synoviales et cutanées sont également augmentées.

La même chose a lieu pour la nutrition, fonction que l'exercice augmente non-seulement dans les muscles en mouvement, comme nous venons de le voir, mais encore dans les os, dont il développe visiblement les saillies, dans les vaisseaux, les nerfs, la moelle épinière.

Les exercices actifs musculaires laissent dans le repos les différentes parties encéphaliques affectées aux qualités morales et aux facultés intellectuelles, de sorte qu'ils calment la violence des passions, amortissent l'activité de la pensée; car la seule action de l'encéphale, pendant la plupart des exercices, semble se borner à ordonner et à diriger les mouvements.

1°. *Effets des exercices actifs exagérés.*

Ces effets sont encore *locaux* ou *généraux.*

Les effets locaux, ou ceux qui se passent dans les membres en action, sont, comme nous venons de le dire, l'inflammation des muscles, un rhumatisme véritable, comme celui qui serait causé par le froid, l'inflammation des membranes séreuses articulaires.

Les effets généraux des exercices musculaires trop continués sont : l'épuisement du système nerveux cérébral et rachidien, l'épuisement des organes de relation et des viscères, la gastro-entérite qui naît sous l'influence de l'alimentation stimulante administrée à l'estomac après une grande fatigue, ou qui naît même sans l'influence des stimulants, et causée par la seule fatigue ; enfin, d'autres fois, l'inertie de l'estomac dont les plans musculeux ne se contractent plus qu'imparfaitement pour opérer la digestion, et dont la membrane muqueuse peut rester saine et dans l'état normal.

Si l'exercice est porté trop loin, mais d'une manière moins continue, il vieillit prématurément les individus ; il dessèche leurs muscles, rend leurs vaisseaux variqueux, cause des rhumatismes chroniques. Ces effets se font sentir non-seulement sur l'homme, mais encore chez les animaux que celui-ci emploie pour ses besoins. Il suffit, pour se convaincre de cette vérité, de jeter un coup d'œil sur les chevaux qui courent journellement la poste, et sont pourtant pourvus d'une nourriture réparatrice abondante. Suivant M. Dupuy, le sang pris sur des chevaux que l'on a fait courir à dessein pendant quelque temps, contient beaucoup moins de fibrine après la course achevée, qu'il n'en contenait avant.

Pour prévenir l'excès d'exercice, la nature nous offre le repos et le sommeil. Elle nous avertit du besoin que nous avons du premier de ces deux états, en nous faisant éprouver le sentiment de lassitude. Nous devons y donner attention comme à toute sensation interne ; car si cette sensation pénible est bravée, il en résulte toujours un mal quelconque.

2°. *Effets du repos musculaire.*

On peut appliquer au repos des muscles prolongé outre mesure, ce que nous avons dit du repos de tout organe dans les généralités qui précèdent ce travail, ce que nous avons dit du repos des sens dans la 1re Section, ce que nous avons dit du repos de l'encéphale dans la 2e Section : ainsi, le repos continué d'un membre y diminue l'innervation, l'activité d'assimilation, et conséquemment la nutrition. L'espèce d'irritation physiologique causée par le mouvement n'ayant plus lieu, l'afflux des éléments organiques qu'elle déterminait cesse aussitôt. A la diminution de nutrition se joint l'affaiblissement de la fonction : le membre resté un certain temps dans le repos n'a plus la même force. Pour peu que ce repos dure plus long-temps, le mouvement devient impossible ; car, avec l'affaissement des muscles et la diminution du calibre des vaisseaux, survient aussi (toujours par l'absence du mouvement) un défaut d'exhalation dans les membranes synoviales, qui amène la rigidité, puis la soudure des articulations. Voilà pour l'effet local.

Mais, de même que l'exercice actif qui met en jeu un certain nombre de muscles, ne borne pas ses effets aux organes locomoteurs, et porte son influence sur les viscères, de même aussi le repos de tous les muscles du corps influe (mais d'une manière opposée) sur tous les organes de la vie assimilatrice. Ainsi, toutes leurs fonctions sont diminuées d'énergie, à l'exception de la sécrétion graisseuse chez quelques individus. Le repos des muscles favorise au contraire l'exercice des fonctions encéphaliques, que font toujours languir les exercices musculaires très-violents et trop répétés.

Si, au contraire, le repos est intermittent, il favorise la nutrition et le développement de la force dans les muscles ; il est le meilleur moyen pour rappeler dans ceux-ci l'excitabilité épuisée par la continuité des mouvements ; il favorise également l'assimilation dans les divers tissus de l'économie. L'homme qui se livre à des exercices musculaires d'une manière trop continue n'acquiert jamais une grande force. Si ces exercices continus sont violents, la restauration ne peut suffire aux pertes ; il s'use promptement. L'homme qui devient le plus robuste est celui qui se livre à des exercices musculaires exigeant un certain emploi de forces, mais suffisamment interrompus par des intervalles de repos.

Le repos musculaire est donc et fortifiant et débilitant, selon la manière dont on en use. Il doit être proportionné à la violence des exercices, à la force des individus, à leur tempérament. L'excès du repos est très-contraire au tempérament lymphatique ; il favorise, chez les personnes de ce tempérament, les irritations des glandes mésentériques et de tout le système blanc, que l'exercice préviendrait en appelant révulsivement les fluides à la peau et dans les muscles. Les tempéraments bilieux, dont les muscles sont secs et les fonctions douées de beaucoup d'énergie, les mouvements, rapides et forts, sont ceux auxquels le repos est le moins défavorable. L'inaction musculaire est contraire au tempérament pléthorique, qui, par la continuité d'exercices modérés, doit perdre, s'il veut prévenir les apoplexies et autres affections, le superflu du fluide sanguin qui colore tous ses tissus. Le repos est indispensable dans les maladies aiguës.

3°. *Examen de quelques exercices actifs.*

1°. DE LA MARCHE. — Cet exercice met particulièrement en action les muscles extenseurs et fléchisseurs des cuisses et des jambes, un grand nombre de ceux du tronc, et plus ou moins ceux de l'épaule, suivant la rapidité de la marche et la projection plus ou moins grande imprimée au bras, qui, dans cet exercice, sert au corps de balancier, et dont le mouvement se fait en sens contraire de celui de la jambe correspondante.

Exécutée sur des plans inclinés, la marche détermine dans la machine animale des effets plus marqués que lorsqu'elle a lieu sur un sol plane. Si l'on monte, le corps est fortement courbé, le haut du tronc porté en avant, l'action des muscles antérieurs de la cuisse, considérable; enfin, la circulation et la respiration sont bientôt accélérées par la violence des contractions musculaires. Si l'on descend, l'effort consiste à retenir le corps, qui tend à projeter en avant son centre de gravité, le tronc est porté en arrière, la masse sacro-spinale et les muscles

postérieurs du cou sont fortement contractés, les genoux fléchis et les pas beaucoup plus courts.

La marche modérée exerce la plus douce influence
sur toutes les fonctions. Elle se trouve indispensable-
ment liée, chez tous les individus, à l'exercice d'un ou
de plusieurs sens externes. Elle reçoit des facultés cérébrales une influence puissante, par laquelle elle est
accélérée ou prolongée. Elle attire davantage les fluides
dans les membres inférieurs que dans les membres supérieurs; elle donne peu de forces à ceux-ci; elle n'est
guère propre à opérer une puissante diversion aux idées
des mélancoliques, et conseiller, comme on le fait quelquefois, la promenade aux hypochondriaques, c'est leur
dire de se livrer sans contrainte aux idées qui les tourmentent, et leur donner les moyens d'aggraver leurs
maux. La marche sur un terrain plane et doux est un
exercice qu'on peut faire sans inconvénient et même
avec avantage après le repas. Elle convient aux convalescents, auxquels des exercices plus forts ne sont pas
encore permis. Je n'ai pas besoin de dire que, dans les
promenades que l'on fait, on doit avoir égard au choix
des lieux.

2°. DE LA DANSE. — La danse ne diffère, pour le
médecin, de la marche ordinaire, qu'en ce que les ex-
tensions et les flexions sont plus vivement répétées, et
que le corps se trouve à tout moment détaché du sol,
et comme suspendu en l'air par le redressement subit des articulations : aussi, les commotions qu'occasionne ce genre d'exercice sont-elles plus fortes que
celles qui ont lieu dans la marche, et leurs effets sur
les viscères, beaucoup plus sensibles. Quelques fonctions sont bientôt portées au delà de leur rhythme habi-

tuel : la circulation devient plus rapide, la respiration plus fréquente, l'exhalation cutanée plus abondante, etc.

Quant à son influence sur les muscles, la danse n'exerce beaucoup que ceux de la partie inférieure du tronc, ceux des cuisses et des jambes, qui ordinairement prennent un accroissement marqué aux dépens de la partie supérieure du torse, du bras et de l'avant-bras. Cet exercice donne aux hommes qui en font leur état habituel, des formes qui se rapprochent infiniment de celles de la femme : leur bassin paraît considérable par le développement prodigieux des muscles qui l'entourent; leur cou et leurs bras sont peu développés, leurs épaules peu charnues, paraissent fort étroites, et contrastent avec la largeur du bassin, et surtout avec l'énorme proéminence des fesses. Les danseurs présentent une constitution totalement opposée à celle des forgerons ou des *forts* des halles, qui tous ont les épaules, la poitrine et les bras développés aux dépens des fesses et des membres abdominaux. Tout ce que je viens d'émettre touchant cet exercice se rencontre exactement chez les danseurs et danseuses des théâtres; c'est pourquoi les jeunes gens devront toujours associer à la danse un autre exercice qui ait pour but le développement presque exclusif des membres thoraciques. L'exercice de la danse ne convient guère aux hommes, qui ne manquent pas d'occasions d'exercer leurs jambes, et qui, à moins qu'ils n'exercent un métier, en ont si peu d'exercer leurs bras.

La danse, pour être utile à la santé, ne doit pas être exécutée, comme on a l'habitude de le faire, immédiatement après le repas, ni se prolonger pendant des nuits entières, et dans des lieux peu spacieux rela-

tivement au nombre des danseurs. Dans ces lieux il
s'élève souvent une poussière abondante qui, jointe aux
émanations animales et portée dans les voies respiratoires, contribue avec la plus légère cause, le moindre
refroidissement, par exemple, à déterminer dans ces
parties des irritations. Celles-ci deviennent ensuite d'autant plus graves, que les jeunes personnes, celles du
sexe féminin surtout, de peur de contrarier leurs vues
de plaisir, prennent un plus grand soin de cacher à
leurs parents le début de ces affections. La danse est
l'exercice des dames; elle contre-balance les effets de
leurs occupations sédentaires : on l'a vantée comme un
moyen propre à contribuer à l'établissement de la fonction périodique de l'utérus.

3°. DE LA COURSE. — Dans la course, la masse de
nos organes est agitée, comme dans l'exercice précédent, par de forts et continuels ébranlements qui se
succèdent avec rapidité; mais les membres abdominaux
ne sont pas les seuls en mouvement, quoiqu'ils soient
ceux chez lesquels le développement devient le plus
considérable. Il existe en effet, pendant tout le temps
que dure la course, une contraction forte et permanente des muscles de l'épaule, du bras et de l'avant-
bras; contraction qui, bien que très-violente, sert moins
pourtant à des mouvements étendus, qu'à assurer l'im-
mobilité du thorax, contre lequel est rapproché tout le
membre thoracique, dont les fléchisseurs et les adduc-
teurs sont fortement contractés.

La course est liée à l'exercice des organes de la respiration, d'une manière plus essentielle que la danse.
Elle est en rapport de vitesse et plus encore de durée
avec le développement de ces organes, et conséquem-

ment avec le volume d'oxygène et de sang dont ils peuvent opérer la combinaison dans leur parenchyme, à chaque mouvement respiratoire. Ainsi, de deux hommes dont l'un a le membre abdominal développé, et dont l'autre possède de vastes poumons, le premier peut parcourir plus vite que le second un espace de peu d'étendue, mais, si la course continue, il sera bientôt gagné de vitesse par celui-ci. Le coureur, après avoir franchi un certain espace, est abattu par la difficulté de respirer, bien avant que la répétition des contractions ait déterminé la fatigue des membres abdominaux. La course demande donc, comme la marche et la danse, un exercice spécial, lorsqu'on veut y exceller. La physiologie nous fournit aussi quelques préceptes dont l'observation peut contribuer à la vitesse et à la durée de cet exercice. Ainsi, porter en arrière la tête et les épaules, non-seulement pour corriger la propension de la ligne de gravité à s'incliner antérieurement, mais encore pour que la portion cervicale du rachis, les os de l'épaule et les humérus, retenus immobiles, puissent fournir un point plus fixe à l'action des muscles auxiliaires de la respiration; ne point détruire par un trop grand balancement des bras, la fixité du thorax, puisqu'il devient le point d'appui des puissances qui retiennent le bassin, et empêchent que cette partie ne présente elle-même aux membres abdominaux un point d'appui chancelant; ne point multiplier inutilement les contractions musculaires en relevant les jambes sur les parties postérieures et supérieures des cuisses, etc., sont autant de règles qu'on peut indiquer aux jeunes gens qui se livrent à la course, et dont l'efficacité leur est bientôt démontrée par l'expérience.

La course ne développe pas seulement les membres abdominaux, elle a encore une influence marquée sur le développement de l'appareil respiratoire. Cet exercice, plus encore que les autres, exige que l'on y procède d'une manière progressive. Si, dès les premières fois que l'on s'y livre, on court trop vite et trop longtemps, il peut survenir des crachements de sang ou des maux de tête, des altérations organiques du cœur et des gros vaisseaux. Les effets de la course varient, comme ceux de la marche, suivant qu'elle a lieu sur un terrain ascendant ou plane. Cet exercice convient particulièrement aux jeunes gens, et à ceux surtout d'un tempérament lymphatique; il ne doit pas être pratiqué après le repas.

4°. Du saut. —Le saut consiste principalement et le plus ordinairement dans l'extension subite et brusque des articulations du tronc et des membres inférieurs préalablement fléchis.

Le saut simple, produit principal de l'extension des membres abdominaux qui projettent le corps, soit directement en haut (saut vertical), soit obliquement en haut et en avant (saut horizontal, ou mieux, parabolique), nécessite, surtout lorsqu'il est exécuté *à pieds joints*, une contraction de tous les muscles extenseurs du corps, et principalement de ceux qui déterminent l'extension de la jambe sur le pied. Les épaules, les bras et les muscles du ventre sont également le siége d'une action assez forte : le sterno-pubien et le dorso-sous-acromien sont surtout très-douloureux le jour qui suit celui où l'on a pris cet exercice.

Les sauts que, dans ma *Gymnastique*, j'ai nommés *composé* et *compliqué*, sont ceux dans lesquels les membres thoraciques, après une impulsion préalable communiquée au corps par les membres abdominaux, prennent, avec les mains, un point d'appui soit sur l'objet même qu'on se propose de franchir, soit sur le sol au moyen d'une longue perche. Ces sauts joignent à l'exercice des membres abdominaux une action forte des muscles du thorax, de ceux des bras et avant-bras, et même de ceux de la paume de la main. Le corps ne reçoit plus des membres abdominaux, qu'une demi-impulsion qui est rendue complète par l'effort considérable des membres thoraciques. Ceux-ci, dans le saut *compliqué vertical*, prenant leur point d'appui sur la base étroite et mobile que leur fournit la perche, contribuent fortement à élever le corps, et même le maintiennent un moment suspendu pour le passage des jambes (si l'objet à franchir est très-élevé), avant de lui permettre d'obéir à la force de gravité qui doit l'entraîner.

Le saut communique au corps, comme les deux exercices précédents, ce qu'on appelle une grande légèreté, une grande souplesse, c'est-à-dire une grande force relative des membres abdominaux; mais il est déjà un des exercices qui développent les parties supérieures. Il convient aux tempéraments lymphatiques, et aux jeunes gens; il ne doit pas être pris immédiatement après les repas. Il peut occasionner des accidents vers le cerveau, la moelle épinière et le foie, si l'on n'a la précaution de fléchir toutes les articulations en retombant sur le sol. Outre ces accidents, il peut encore résulter du *saut en profondeur*, espèce de chute sans élan, des ruptures du diaphragme. Lorsque l'élévation d'où l'on s'élance est graduellement augmentée, ce saut accoutume l'œil à mesurer sans épouvante les distances les plus considérables, en même temps qu'il façonne par l'habitude les articulations abdominales à fléchir convenablement sous le poids du tronc, et à préserver par là les organes contenus dans celui-ci des lésions les plus graves.

5°. DE LA CHASSE. — La chasse exerce les mêmes parties que la marche, la course et le saut, puisque ces derniers exercices peuvent être pratiqués par le chasseur; de plus, elle endurcit les organes aux vicissitudes de l'atmosphère, exerce l'ouïe et surtout la vue. Ce dernier sens est souvent en action, puisqu'il s'agit de suivre de l'œil le vol ou la course du gibier, dont la couleur fauve se distingue avec tant de peine de celle de la terre dépouillée de ses productions. La chasse n'exerce guère, dans les facultés cérébrales, que l'instinct de destruction, quelquefois celui de propre défense et le sentiment de la vanité. Elle a semblé à quelques auteurs un moyen efficace d'étouffer les sentiments tendres, comme l'attachement, l'amour, etc.

La chasse n'est guère propre à communiquer une grande force au système musculaire. Elle le forme, par une espèce d'habitude, à résister à la fatigue, plutôt qu'elle ne le rend capable de vaincre de grandes résistances. Bien que le fusil ou toute autre arme dont le chasseur est nécessairement pourvu, mette en action les membres thoraciques, cette action est néanmoins si faible en raison de celle qui se passe dans les membres abdominaux, que ni les uns ni les autres ne retirent de cet exercice une grande vigueur matérielle. Si, d'un côté, les premiers sont soumis à une action trop faible pour acquérir un grand développement, de l'autre, les seconds deviennent, par une fatigue trop continue, par une si-

tuation verticale trop prolongée, le siége de stagna-
tions sanguines, de dilatations variqueuses, etc., sans
acquérir la force qui résulte des exercices dans lesquels
les muscles subissent d'énergiques contractions suffisamment entremêlées d'intervalles de repos. La jambe d'un
vieux chasseur est loin d'être développée comme celle
d'un danseur; elle est même souvent grêle et couverte
de nodosités variqueuses; il en est ainsi de celle des fantas-
sins vétérans, des rouliers ou des hommes qui ont toujours
fait le métier de distribuer les lettres. Une autre cause
de la constitution généralement sèche des chasseurs, se
déduit d'une assimilation insuffisante à la réparation
des abondantes excrétions cutanées auxquelles les expose
la continuité de leurs mouvements, souvent exécutés
dans les saisons chaudes et pendant les heures où le soleil
darde ses rayons sur l'horizon. Les viscères pectoraux
ne reçoivent, la plupart du temps, de la chasse, qu'une
influence peu considérable. Cet exercice convient au
tempérament sanguin, bien plus qu'au bilieux. Les
chasses de nuit laissent le corps dans l'inaction, l'exposent au froid humide, et cela pendant les heures qui
doivent être consacrées au sommeil; elles sont donc
nuisibles à la santé.

6°. De l'escrime. — L'escrime est un des exercices
qui mettent le plus vivement en jeu un grand nombre
de muscles, et un de ceux qui déterminent l'action la
plus violente des viscères de la poitrine. Il n'exige ni un
aussi grand concours d'efforts, ni un aussi grand de-
ploiement de forces, que le fait la lutte, parce qu'il y a
dans l'escrime peu de résistance extérieure à vaincre;
mais il demande une action prompte et presque continue.

Dans cet exercice, en même temps que le bras qui

tient le fleuret est dans une contraction et un mouvement perpétuels, le torse, supporté par les membres
inférieurs, également fléchis, est, pour l'attaque, projeté vivement en avant par l'extension subite d'un des
membres inférieurs et l'abaissement simultané du membre supérieur correspondant, et tout aussitôt aussi vivement reporté à sa place pour la défensive, par le concours simultané d'un bras, des muscles postérieurs du
tronc et des deux membres inférieurs. Il y a dans ce
déplacement une certaine force employée pour lancer en
avant le haut du corps, beaucoup plus pour le reporter à sa place, surtout quand on se fend trop. C'est
principalement la rapidité du grand mouvement dé-
ployé pour cette alternative et de la *fente* et de la re-
prise de la position dite *en garde*, qui accélère si considérablement la circulation et la respiration, et détermine une exhalation cutanée si abondante. Si l'on reste
sur la défensive, il n'y a plus d'action forte que celle des
muscles de l'avant-bras et de la main, et cette action
est trop locale pour déterminer une grande augmentation des phénomènes organiques.

Dans l'escrime comme dans tous les exercices violents
qui établissent une rivalité directe entre deux individus,
le désir du triomphe ajoute quelquefois à la vivacité
apportée dans cet exercice, et contribue encore à l'accélération de la circulation et de la respiration.

La violence des mouvements et plus encore l'action
trop exclusive dans laquelle l'escrime met certaines parties, l'éloignent des exercices que nous pourrions appeler *naturels*, et nous empêche de le regarder, ainsi
qu'on le fait d'habitude, comme susceptible de produire
un développement complet et parfaitement régulier de

formes. On peut même rigoureusement prouver que, tout en les rendant en général belles, elle en altère pourtant, jusqu'à certain point, l'harmonie primitive et la régularité. Ainsi, quoique les deux membres thoraciques et abdominaux soient bien manifestement mis en mouvement, la cuisse, l'avant-bras et le bras du côté droit, chez le tireur droitier, prennent un développement bien supérieur à celui qu'acquièrent les mêmes parties du côté gauche, tandis qu'au contraire c'est à l'avantage de ces dernières qu'a lieu la nutrition dans le gaucher. Ce développement dans le membre qui fait agir le fleuret, résulte de ce que ce membre se fléchit et s'étend fréquemment, et de ce que l'avant-bras se porte continuellement de pronation en supination, d'adduction en abduction, etc. Du côté opposé, le membre thoracique n'est en action que pour servir de balancier au corps, n'exécute aucun de ces mouvements partiels si multipliés dans l'autre membre, et n'est guère soumis qu'au mouvement de totalité, dont l'articulation scapulo-humérale est le centre, ainsi qu'à une extension et à une demi-flexion qui n'exigent pas d'efforts.

Quant aux membres abdominaux sur chacun desquels, dans la position *en garde*, repose également le haut du corps, ils sont aussi, dans les mouvements de fente et de replacement en garde, soumis à une action différente. Ainsi, la force principale est déployée par le membre qui occupe le plan antérieur : il supporte entièrement le tronc lorsqu'on est fendu, repousse avec force le sol lorsqu'on se relève, et acquiert un développement plus considérable que celui du côté opposé, qui n'est soumis qu'à des mouvements de flexion et d'extension, qui n'exigent pas d'aussi grands efforts.

Nous avons depuis longtemps (*Influence de l'exercice*, thèse, 1819; *Gymnastique médicale*, 1821) et avec exactitude, constaté ces effets particls de l'escrime sur des tireurs droitiers et gauchers.

Pour remédier en partie à ce qu'a d'incomplet cet exercice, et prévenir les développements partiels qu'il détermine, il faut le pratiquer des deux mains, en commencer l'apprentissage avec celle dont on ne se sert pas naturellement, la gauche, si l'on est droitier, la droite, si l'on est gaucher, et ne changer de côté que lorsque la leçon sera facilement prise avec celui par lequel on aura débuté. Pris ainsi, cet exercice remédiera à l'état de faiblesse et d'inaptitude dans lequel se trouve chez la plupart des hommes l'un des membres thoraciques, il établira une symétrie de formes, de forces et d'adresse, entre la partie droite et la partie gauche.

Pour nous résumer et finir, disons que l'escrime développe plus particulièrement les muscles des membres, que ceux du tronc, développe moins les jambes que les cuisses, donne une grande souplesse aux ligaments articulaires, et une extension remarquable à la cavité thoracique. Cet exercice n'est peut-être pas sans action sur certains sens externes et sur certaines facultés cérébrales : il exige un coup d'œil sûr, une détermination rapide, contribue peut-être à donner à certains hommes un juste sentiment de leurs forces.

L'escrime convient aux jeunes gens, aux tempéraments lymphatiques, aux tempéraments sanguins, aux personnes dont les professions exigent une attitude dans laquelle le tronc est fléchi, la circulation pulmonaire gênée, comme les gens de bureau, les horlogers, etc. Il est propre à dissiper l'excès d'embonpoint général, il ne doit pas être pratiqué quand la température est très-élevée, il ne doit jamais l'être immédiatement après les repas; nous indiquons plus loin pour quel motif. (Voyez *Remarques relatives à l'emploi des différents exercices.*)

Les précautions à prendre dans la pratique de l'escrime sont les mêmes que pour les autres exercices actifs violents qui déterminent une grande exhalation cutanée. Certaines précautions sont cependant particulières à l'escrime, et ont pour but de mettre le tireur à l'abri de contusions trop fortes et de blessures. Ainsi, il n'est pas sans avantage d'être vêtu, quand on fait assaut, d'un gilet de buffle, et l'on doit toujours être muni d'un masque à mailles bien serrées et d'un gantelet bien rembourré.

7°. De la natation. — Il existe une multitude de façons de nager, et l'influence qu'exerce la natation sur le système musculaire, varie suivant le procédé dont on use.

Dans la natation *sur le ventre*, dite *en brasse*, il y a 1° extension, flexion, abduction et adduction des membres; 2° dilatation presque soutenue de la poitrine, pour diminuer la mobilité du point d'attache des muscles qui s'insèrent aux parois élastiques de cette cavité, et rendre en même temps le corps spécifiquement plus léger; 3° action constante des muscles postérieurs du cou, pour soulever la tête (dont la pesanteur relative est très-considérable), afin de donner à l'air une libre entrée dans les poumons.

Dans la natation sur le dos, l'action des membres thoraciques est plus faible, puisque le nageur peut se soutenir sur l'eau sans leur secours. Les contractions musculaires se passent principalement dans les muscles des membres abdominaux et dans ceux de la partie antérieure du cou.

Dans le mode de nager sur le ventre, appelé *la coupe*, les membres thoraciques et abdominaux sont en action; mais comme les premiers sortent alternativement de l'eau, il y a déploiement d'une plus grande somme de force musculaire. Aussi, ce mode de nager, ordinairement mis en usage quand il s'agit de parcourir avec rapidité un espace peu étendu, cause beaucoup plus de fatigue que les deux précédents, et surtout que le second.

Ce n'est pas la peur seule qui empêche l'homme de nager; la natation est un art qu'il doit apprendre, mais à l'apprentissage duquel la peur peut, il est vrai, apporter obstacle.

La natation, considérée sous le point de vue des mouvements combinés qu'elle exige, est propre à donner une grande force musculaire; mais les bons effets de la natation ne sont pas seulement le résultat de l'exercice que prennent les muscles, ils sont encore dus au milieu dans lequel ceux-ci se meuvent. Cependant il ne faudrait pas expliquer par la réaction seule qu'occasionne l'eau froide appliquée à la peau, les effets bien réellement fortifiants produits par la natation. Cette explication serait erronée : c'est principalement en effet dans des mouvements qui n'occasionnent aucune perte, à cause du milieu froid et dense dans lequel ils ont lieu, que sont dues, dans la natation, et l'augmentation considérable des forces générales et la sédation du système nerveux. L'effet tonique du bain froid sans mouvement ne serait que momentané, ou plutôt ce bain froid ne

serait que stimulant, si l'on ne considérait que la réaction, puisque Sanctorius a prouvé qu'après le bain froid
les corps transpirent davantage, et deviennent sensible-
ment plus légers.

On conçoit maintenant de quelle utilité la natation
doit être, lorsque la température atmosphérique très-
élevée commande l'inaction, à cause des pertes exces-
sives qu'entraîne le moindre mouvement. C'est alors
qu'elle devient une ressource extrêmement précieuse,
la seule même qu'on ait en son pouvoir, pour remédier
à la faiblesse musculaire, relever l'énergie des fonctions
nutritives, etc. Disons donc que la natation est un des
exercices les plus avantageux qu'on puisse prendre en
été; qu'elle doit avoir lieu dans les eaux courantes et
dans la mer, et qu'elle convient particulièrement à ces
jeunes gens qu'un malheureux penchant entraîne à faire,
aux plaisirs solitaires, le sacrifice de leur vigueur. Cet
exercice, qui agit si puissamment sur les muscles et sur
les poumons, et qui n'occasionne pas de pertes cutanées,
appliqué aux jeunes gens dont nous parlons, jouit de
l'avantage de les fortifier sans les échauffer, sans exciter
ceux de leurs organes qui sont trop irritables, comme
le feraient les toniques internes les moins stimulants.
Qu'on joigne à tout cela la distraction, l'appel dans les
membres, des fluides qui étaient dirigés vers un autre
système d'organes, l'espèce d'atrophie de ceux-ci, que
cause un exercice aussi énergique, et l'on verra quel
avantage on peut tirer de la natation, particulièrement
dans le cas que je viens de spécifier.

Il est quelques précautions auxquelles on doit avoir
égard quand on se livre à l'exercice de la natation.
Ainsi, 1° il est prudent de ne pas se mettre à l'eau avant

que la digestion ne soit entièrement achevée. 2° On ne doit jamais entrer dans l'eau pendant une transpiration quelque peu abondante qu'elle soit. 3° Les personnes douées d'un tempérament pléthorique et sujettes à des évacuations périodiques, telles que des hémorrhoïdes, ou bien à des éruptions cutanées, doivent s'abstenir de la natation lors de l'apparition de ces affections. Les personnes disposées à l'accident connu sous le nom de *crampe*, devront avoir égard au choix des lieux où elles se baignent, si elles ne sont assez exercées dans l'art de nager, pour varier leurs attitudes et pouvoir se passer momentanément du membre où survient la crampe. Elles peuvent encore user du *nautil*, ceinture imperméable qu'on peut remplir d'air à volonté, à l'aide de trois robinets communiquant avec trois comparti-ments séparés, suivant le modèle donné par la Société générale des naufrages (*voyez* le Mémoire du 1er mai 1837, page 148). 4° Il ne sera pas sans utilité pour les personnes délicates, surtout lorsqu'elles se disposent à plonger, de mettre dans leurs oreilles, avant d'entrer dans l'eau, du coton préalablement imprégné d'huile et for-tement exprimé. Cette précaution peut épargner des af-fections de l'organe de l'audition. 5° Quand on se livre à la natation pendant les heures du jour où la chaleur du soleil se fait le plus vivement sentir, et qu'on a une épaisse chevelure, il est bon de la mouiller à chaque instant. Si l'on n'a pas de cheveux, il faut s'entourer la tête d'un mouchoir et le mouiller souvent. Cette pra-tique peut préserver le nageur d'une phlegmasie de la peau du crâne ou même des méninges et du cerveau. L'heure de se livrer à la natation est le matin, avant le premier repas, c'est-à-dire de sept à huit heures. Le soir, on ne sèche qu'imparfaitement sa chevelure, et l'on contracte des coryzas.

8°. DE LA LUTTE. —Cet exercice, pratiqué entre deux individus dans le but de se terrasser, réunit, à lui seul, les mouvements de préhension, de répulsion, de constriction, etc., etc. Les lutteurs, en effet, se saisissent corps à corps, se serrent de leurs bras entrelacés, s'ébranlent par de fortes secousses, se raccourcissent, se soulèvent de terre, se plient en avant, en arrière et sur les côtés. Dans ces divers mouvements, les muscles du tronc et des membres sont à la fois dans une contraction forte et continue. Chaque fois que le lutteur se prépare à un effort violent, son inspiration est profonde, son expiration suspendue par l'occlusion de la glotte, afin que le thorax puisse présenter un point fixe d'attache aux muscles qui vont entrer en action, et que la force des muscles auxiliaires de la respiration, devenue inutile à l'accomplissement de cette fonction, puisse être employée en totalité dans les efforts de la lutte. Quand l'effort est terminé, la circulation et la respiration sont grandement accélérées.

Il résulte de ce qui vient d'être dit, que les hommes adonnés à un exercice aussi violent, ont bientôt acquis une force musculaire étonnante, quand les réparations sont en proportion des pertes, et qu'il existe assez de sucs dans l'économie pour fournir au développement énorme des muscles et à cette grande dépense d'action. La lutte, qui, comme l'escrime, aiguillonne puissamment l'amour-propre par l'attrait d'une victoire due à la fois à la force et à l'adresse, est un fort bon moyen de soustraire les jeunes gens réunis dans les colléges, aux pernicieuses habitudes auxquelles ils ne s'adonnent que trop souvent à l'époque de la puberté.

Cet exercice, en faisant refluer le sang des gros troncs veineux dans toutes les parties du corps, et surtout dans la tête, peut occasionner des congestions cérébrales et des ruptures de vaisseaux. Ces effets sont si rares, néanmoins, que je n'en ai pas à citer un seul exemple, quoique j'aie vu pratiquer bien souvent cet exercice. Il peut aussi donner lieu à des fractures. On peut mettre les jeunes gens à l'abri de ces dangers en ne permettant la lutte que sur un terrain profondément sablé, et entre des antagonistes de forces à peu près égales. Cet exercice convient particulièrement aux tempéraments lymphatiques, et ne saurait être exécuté après le repas.

9°. DE LA PHONACIE, OU DE L'EXERCICE DES ORGANES DE LA VOIX. — En parlant des facultés cérébrales, nous avons dit que la nature a donné à certains animaux la faculté du langage, pour qu'ils puissent se communiquer leurs sentiments divers. Les organes dont nous allons examiner l'exercice, servent à cette communication; en les développant et en les perfectionnant, l'homme ajoute aux moyens dont il est doué pour sa conservation.

On exerce les organes de la voix par la *conversation*, la *lecture à haute voix*, le *chant* et la *déclamation*.

Les effets primitifs des exercices de la voix en général se portent d'abord directement sur l'appareil vocal (larynx et dépendances); et à cause de la liaison intime qui existe entre la formation de la voix et l'accomplissement de la respiration, ils se portent aussi sur les organes respiratoires. La voix est rendue plus forte, plus sonore, plus étendue, plus flexible, par le jeu plus complet et plus répété des cordes vocales et des muscles intrinsèques du larynx; la respiration est rendue plus libre, plus accomplie, plus grande, par les inspirations plus fréquentes et plus profondes, par les contractions plus répétées du diaphragme. Les effets secondaires des exercices dont nous traitons, se portent sur l'appareil digestif. Si ces exercices sont portés à un haut degré, leurs effets s'étendent à toutes les fonctions.

La *conversation* est l'exercice le plus modéré des organes vocaux. Assaisonné par la gaîté, il est le plus salutaire dont on puisse user après le repas et pendant le séjour des aliments dans l'estomac; il est aussi le plus avantageux dans les premiers moments de convalescence des maladies qui n'ont pas intéressé les organes vocaux et respiratoires.

La *lecture à haute voix* diffère peu de l'action de parler. Cet exercice cependant ne procure pas, comme la conversation, des intervalles de repos; certains ouvrages, dont les périodes sont très-longues, ne laissent pas même au lecteur la faculté de renouveler assez fréquemment ses inspirations. Les effets de cet exercice sont donc un peu plus marqués que ceux du précédent.

Le *chant* exige plus d'efforts et de mouvements que les deux exercices précédents, et quoiqu'on ne puisse le pratiquer avec une grande perfection dans l'état de plénitude de l'estomac, parce qu'alors cet organe ne permet au diaphragme que des contractions imparfaites, le chant modéré n'en contribue pas moins cependant, après le repas, à l'accomplissement de la digestion.

La *déclamation* exerce encore à un plus haut degré que les précédents exercices, les organes de la voix et de la respiration : elle exige souvent des efforts violents qui peuvent devenir nuisibles. On ne peut et on ne doit s'y livrer que fort modérément quand on vient de manger, à cause de la diminution de capacité que la poitrine éprouve par la distension de l'estomac. La déclamation est, de tous les exercices vocaux, celui qui contribue le plus à rendre l'articulation facile et correcte, et à en corriger les vices.

Pour terminer maintenant ce qui a rapport aux exercices appartenant d'une manière spéciale aux organes de la voix, nous dirons qu'ils produisent à un haut degré sur les fonctions nutritives, tous les bons effets qu'on peut attendre des exercices modérés ; qu'ils paraissent très-convenables pour se reposer de la fatigue produite par les exercices violents, et très-propres à disposer, quand on vient de se livrer à ces derniers, l'estomac à recevoir des aliments. Si les exercices des organes de la voix durent longtemps et avec quelques efforts, ils peuvent déterminer, chez les personnes qui présentent une grande irritabilité du système capillaire sanguin, la laryngite, la péripneumonie, l'hémoptysie, l'apoplexie, etc. C'est pourquoi l'on doit s'en abstenir lorsque l'on a quelque disposition à ces affections.

Lorsqu'on se livre aux exercices de la voix, il faut avoir soin de dégager le cou, de tout ce qui peut le serrer : la voix perd la moitié de sa force et de son étendue si les organes où elle se forme sont comprimés et ne peuvent exécuter librement les divers mouvements dont ils deviennent le siége pendant toute espèce de phonation. Mais outre le défaut d'agrément, de force et d'harmonie de la voix, qui résulte toujours, et même nécessairement de la compression du cou pendant les exer-

cices que nous venons d'examiner, il peut encore survenir, par l'effet de cette compression, les accidents les
plus graves. La rupture des vaisseaux céphaliques ou
thoraciques, une apoplexie foudroyante, peuvent frapper de mort le chanteur ou déclamateur imprudent,
qui, sacrifiant à notre mode absurde et dangereuse, et
craignant de porter atteinte à l'arrangement de sa toilette, a négligé de prendre une précaution toujours utile
et souvent indispensable aux individus pléthoriques.

Nous venons de dire que la déclamation est celui des
exercices vocaux qui contribue le plus à rendre l'articulation facile et correcte, et à en corriger les vices. Celui
qu'on connaît sous le nom de *bégaiement*, semble exiger, pour sa guérison, que l'exercice des organes vocaux
soit rendu plus difficile dans son exécution, par quelque
entrave artificielle; et de même qu'autrefois les hommes
qui voulaient devenir d'habiles coureurs, s'exerçaient
d'abord à la course avec des chaussures lourdes et des
poids aux pieds, de même celui qui veut se délivrer du
bégaiement paraît devoir apporter à l'exercice de la parole, des obstacles, et exercer ses organes vocaux à les
surmonter. Autrefois, dit-on, Démosthène remplissait
sa bouche de petits cailloux, et s'exerçait, sur le rivage
de la mer, à dominer par sa voix le mugissement des
flots. Cependant les médecins qui, de nos jours, s'occupent du bégaiement, n'ont pas tous pour but unique
d'augmenter les obstacles, mais bien encore de placer
la langue dans chacune des positions qu'ils croient propre à opposer à chaque espèce de bégaiement. M. Itard
laisse à demeure dans la bouche du bègue, une four-
chette métallique à deux branches qui refoule fortement la langue en arrière, puis il le force à articuler

une langue étrangère; M. Arnolt fait parler les bègues
sans leur permettre aucun repos entre les mots et les
phrases ; madame veuve Leight, dont le procédé a été
confié à MM. Malbouche, exige du bègue qu'en parlant
il relève le bout de la langue, et tienne la pointe constamment appliquée à la voûte palatine ; M. Colombat fait
placer la pointe de la langue au-dessous et en arrière de
la voûte palatine, etc., etc. Nous ne nous étendrons pas
davantage sur ces divers procédés, dont le plus accré-
dité, par l'éloge qu'en font MM. Duméril et Magendie,
a pour règle invariable et infaillible : d'*articuler le plus
nettement possible en détachant du palais la langue le
moins possible.*

10°. Exercices pratiqués dans les gymnases modernes. — Les principaux exercices spéciaux à ces
gymnases, dont j'ai tracé l'histoire ailleurs (voyez *Gymnastique médicale*, page 211), sont :

1°. Une série de mouvements dits *élémentaires.*

Pour les membres thoraciques, ce sont des mouvements de projection en avant et en arrière, d'élévation
et d'abaissement alternatifs, de circumduction, etc.

Pour les membres abdominaux, ce sont des *piaffer*,
espèce de sautillements sur place, exécutés de trois manières différentes, et dans lesquels la flexion de la cuisse
sur le bassin, est telle, que les genoux frappent, à
chaque mouvement, l'épaule située du côté correspondant.

Tous ces mouvements sont accompagnés de chants,
et peuvent être rendus d'une difficulté croissante si l'on
en augmente la vitesse. Ils sont exécutés à temps égaux,
avec la plus grande simultanéité; ils mettent dans une
action modérée les muscles des membres thoraciques et

ceux de la poitrine, les muscles des membres abdominaux et ceux de l'abdomen, et sont une sorte de prélude à des exercices plus compliqués.

2°. Une série d'exercices dits *du portique*. On les appelle sans doute ainsi parce que les machines à l'aide desquels on les exécute, sont fixées à une poutre transversale maintenue à dix-huit ou vingt pieds du sol par trois autres poutres verticales, construction qui simule un portique. Ces exercices consistent à monter au sommet d'une échelle par le revers, et sans appuyer les pieds; à s'élever au sommet d'une perche par l'action réunie des membres thoraciques et abdominaux; à monter à l'échelle de corde mobile, à de minces câbles, également mobiles, à nœuds ou lisses; à s'élever entre deux perches accrochées à des anneaux dans la partie supérieure, libres et mobiles en bas, sans prendre aucun appui pour les pieds, en se tenant alternativement d'une main à l'un des mâts, de l'autre main, à l'autre; à passer, lorsqu'on est ainsi élevé, d'un lieu à un autre, au moyen d'une corde tendue horizontalement et par la seule action des bras, etc., etc. Ces exercices et quelques autres se résument, pour le physiologiste, dans l'action de grimper à l'aide ou sans l'aide des pieds, et sont variés de vingt manières différentes. Cette seconde série développe principalement les muscles du bras, de l'avant-bras, de l'épaule et tous ceux qui, des parois de la poitrine, viennent s'insérer à l'humérus ou au scapulum; par exemple, les sterno-huméral, costo-scapulaire, scapulo-huméral, etc.

Il résulte de l'action forte de ces muscles une augmentation d'étendue des axes costal et sterno-costal de la poitrine, plus de vigueur et de liberté pour les poumons, plus d'amplitude pour l'acte respiratoire. Les autres résultats de ces exercices rentrent dans les effets généraux des exercices actifs.

Les exercices des gymnases ont, relativement à la régularité des formes, un inconvénient analogue à celui que nous avons reproché à l'escrime : ils sont trop partiels, trop exclusifs aux parties antérieures du corps. Il conviendrait de contre-balancer leur effet par d'autres exercices qui pussent mettre dans une action exclusive les muscles postérieurs du torse, et malheureusement, il faut bien le dire, si ce genre d'exercices se rencontre dans les gymnases modernes, il n'y est pas multiplié comme le précédent.

Les autres exercices pratiqués dans les gymnases, ne sont pas spéciaux à ces établissements ; ce sont la course, le saut, etc.: nous en avons traité précédemment.

CHAPITRE II.
Des exercices passifs.

Les exercices passifs sont ceux dans lesquels notre corps, placé dans un réceptacle quelconque, est mû avec ce réceptacle par une force étrangère, et n'est plus l'agent du mouvement qu'il éprouve.

1°. *Effets des exercices passifs.*

Dans les exercices passifs, le mouvement n'a plus son point de départ dans le cerveau, puisque l'homme ne se meut plus ; le cœur n'est plus ni influencé ni influençant, puisqu'il n'existe plus de contractions musculaires ; les effets des exercices passifs enfin ne peuvent plus être, comme ceux des exercices actifs, divisés en locaux et en généraux, puisque la totalité de l'économie reçoit d'une impulsion étrangère, des secousses auxquelles aucune partie ne peut plus se soustraire.

L'influence des exercices passifs sur les fonctions est bien différente de celle des exercices actifs. La digestion, que nous avons vue troublée par les mouvements actifs un peu énergiques, ne l'est plus par les mouvements imprimés ; ceux-ci pourtant, mais lorsqu'ils sont doux et uniformes plutôt que violents, déterminent, chez quelques personnes, des contractions antipéristaltiques de l'estomac. Mais ces contractions n'ont rien de commun avec les troubles produits par les exercices actifs : elles ont lieu dans l'état de vacuité comme dans l'état de plénitude de ce viscère.

L'absorption paraît augmentée par les exercices passifs, mais seulement à la surface des membranes muqueuses intestinales, et non dans le tissu lamineux intermédiaire aux muscles. La circulation, la respiration, la calorification ne sont nullement dérangées.

Il en est de même des sécrétions intérieures ; et si celle du rein semble augmentée, c'est probablement parce qu'on ne compare l'état de cette sécrétion pendant l'exercice passif, qu'avec ce qu'elle est pendant le mouvement nécessité par les occupations ordinaires de la vie. Il en serait peut-être autrement si l'on comparait l'état de la sécrétion rénale et pendant les exercices passifs et pendant le repos complet, à l'air extérieur ; alors peut-être on verrait que pendant l'exercice passif, l'organisme ayant à se débarrasser de ce qui lui est superflu, et n'ayant plus pour cet objet l'exhalation cutanée qui résulte de l'exercice actif, ne fait autre chose que de choisir, comme pendant l'inaction musculaire, le rein dont alors la fonction est en quelque sorte rendue supplémentaire de celle de la peau. Les exercices passifs paraissent avoir une action réelle sur la nutrition. Elle paraît au moins favorisée par ces secousses qui se réfléchissent sur tous les points de la machine animale ; celles-ci semblent, en effet, en pénétrant les molécules les plus intimes des tissus, y donner entrée à une somme de vitalité, et y faciliter l'intercalation d'une quantité de matériaux nutritifs, qui n'y eussent point pénétré sans ce petit dérangement moléculaire et expansif du canevas de nos organes. Sans chercher d'ailleurs à expliquer comment et pourquoi cette fonction s'exécute avec plus d'énergie, et devient, pour ainsi dire, plus générale, il nous suffit de citer l'exemple des personnes qui voyagent habituellement en voiture, et y acquièrent une complexion plus riche et des organes dont les tissus sont beaucoup mieux nourris. Si, dans les exercices actifs, la nutrition est répartie de manière que, plus certaines parties sont exercées, plus elles acquièrent de prépondérance relativement à d'autres qui perdent dans la proportion de ce que les premières gagnent en puissance; dans les exercices passifs, où la distribution de mouvement a lieu d'une manière égale, c'est aussi dans la plus parfaite égalité qu'a lieu la nutrition. L'exhalation graisseuse est augmentée par ce mode d'exercice. Quant à son influence sur les fonctions de relation, elle est toute négative.

2°. *Examen de quelques exercices passifs.*

1°. PROGRESSION EN VOITURE. — Cet exercice, pris à l'aide de voitures bien suspendues, ne transmet aucun choc à nos organes, et ne peut avoir une grande utilité comme moyen d'hygiène; si la voiture est fermée, il devient nuisible. Pour qu'il procure des résultats véritablement avantageux, il doit être pris dans des voitures dont les ressorts ne soient que médiocrement élastiques, et dont les soupentes soient fortement tendues; car si d'un côté la colonne de mouvement doit être assez rompue pour épargner les rudes commotions imprimées par la charrette, de l'autre, elle ne doit pas l'être assez pour annuler les légères secousses qui constituent précisément les avantages hygiéniques de l'exercice en voiture. Il convient aussi d'imprimer à la voiture un certain degré de vitesse, car les chocs sont d'autant plus répétés dans un temps donné, que les roues auront rencontré sur le sol plus d'éminences et d'enfoncements.

L'exercice de la voiture, donnant plus de vigueur à nos organes sans ajouter à l'activité de leurs fonctions, facilitant l'assimilation d'une plus grande quantité de matériaux sans occasionner de pertes, jouissant, en un mot, dans le degré le plus élevé, de tous les avantages départis aux exercices passifs, est très-favorable au rétablissement des convalescents qui ne peuvent encore prendre d'exercice actif, aux personnes affectées d'irritations chroniques, surtout de celles de l'estomac. Cet exercice peut être mis en usage avec beaucoup de succès par ces constitutions sèches, irritables, douées d'une trop grande activité sensitive, pourvu, je le répète encore, que leur délicatesse, contraire aux vues du médecin, ne leur fasse pas rejeter ce qu'il y a de vraiment salutaire dans cet exercice, parmi les bons effets duquel on doit compter encore le renouvellement continuel de la masse d'air et la distraction qu'il procure.

DE LA NAVIGATION. — La navigation, considérée seulement comme mouvement imprimé, n'a pas sur l'économie un aussi grand effet que l'exercice de la voiture. Ce sont moins des secousses que des balancements qu'éprouve le navigateur. Quand ces balancements sont très-prononcés, ils donnent lieu, chez certains individus, à des accidents connus sous le nom de *mal de mer* : ces accidents sont des nausées, des vomissements, accompagnés de sueurs froides, d'anxiété, et d'un abattement qu'il faut avoir éprouvé pour s'en faire une juste idée.

La navigation, considérée seulement comme exercice passif, n'est donc guère propre à développer, à perfectionner la constitution. Celle des gens de mer, que nous voyons toujours si belle et si forte, ne tient pas au mouvement passif communiqué par le vaisseau, mais bien au genre d'exercice qu'ils prennent au milieu d'une atmosphère toujours pure, genre d'exercice qui porte son influence sur les bras, la poitrine, les lombes, etc., et qui est si avantageux pour développer une santé robuste et de grandes forces musculaires; mais considérée sous le rapport de l'influence qu'elle exerce sur le cerveau et sur les poumons, la navigation a, même sur le passager inactif, d'incontestables avantages : elle contribue au développement du courage, par l'habitude des dangers; à la guérison de certaines monomanies, par les impressions multipliées et nouvelles auxquelles elle donne lieu chez le malade qui n'a jamais voyagé sur mer : la bruyante agitation des vagues, les cris des matelots, l'activité presque continuelle de l'équipage, les évolutions, les manœuvres qui se font à bord, le spectacle si imposant de l'immensité : voilà autant d'impressions qui transportent le navigateur dans un autre monde, et font diversion à la série d'idées fixes dont s'occupait le malade. Ces effets seront plus prononcés encore, si le calme de la navigation vient à être rompu par quelques orages : les commotions qui frappent alors le cerveau forcent le monomaniaque le plus profondément affecté, à s'arracher à l'objet qui le domine habituellement, pour donner son attention au spectacle terrible qui l'entoure. Qu'on joigne à ces impressions l'effet du mal de mer, perturbateur révulsif, puissant dans les affections mentales, et dans celles auxquelles ne participent ni l'estomac ni le foie.

La navigation modifierait bien plus puissamment encore l'organisme, si l'on pouvait faire partager au passager une partie de l'exercice des matelots.

Enfin, la navigation agit sur l'économie par la voie des poumons en exposant ces organes à un air frais, pur, d'une température uniforme, mais non en les soumettant à l'action de certains corps de bitume, de soufre et d'iode, que Gilchrist et autres auteurs supposent gratuitement contenus dans les vapeurs de l'Océan.

On pourrait ajouter aux avantages de la navigation la facilité qu'elle offre d'atteindre plus rapidement les pays les plus favorables à la constitution des individus et à la guérison des affections auxquelles on a pour but de remédier.

La navigation doit être de courte durée, lorsqu'on y soumet un monomaniaque ou un hypochondriaque ; car les longues croisières déterminent quelquefois l'hypochondrie chez les officiers de marine.

Les inconvénients de la navigation sur mer sont le scorbut, maladie due à l'ennui et à l'altération des aliments végétaux et animaux, ainsi qu'à celle de l'eau ; les affections gastro-hépatiques, causées, chez quelques individus, par le mal de mer prolongé. On prévient la première de ces affections en relevant, pendant les trop longs calmes, le moral des marins par la musique, quelques jeux propres à éloigner l'ennui, etc., etc., en renouvelant les approvisionnements du vaisseau, en les conservant d'après divers procédés, qui seront indiqués plus loin (*voyez* l'article *Aliments*, 2ᵉ partie, 1ʳᵉ section); enfin, en appliquant strictement les lois générales de l'hygiène à l'assainissement du bâtiment (voyez *Renouvellement de l'air*, 2ᵉ partie, 2ᵉ section). Quand l'habitude ne met pas à l'abri des récidives du mal de mer, on le diminue en se couchant dans les hamacs, parce que la position horizontale de ces lits suspendus ne varie guère dans les mouvements du vaisseau.

La crainte de la submersion prive quelquefois les personnes craintives, de l'avantage des promenades sur mer, pendant la saison des bains. Nous devons donc répéter ici que la ceinture dont il a été parlé à l'article *Natation*, met tout à fait à l'abri de la submersion, et dire aussi que, grâce à la philanthropie de la Société générale des naufrages, les moyens de sauvetage se multiplient chaque jour sur les principaux points des côtes de France.

Si la navigation sur les fleuves offre quelque avantage, c'est en soumettant l'organisme à l'action d'une atmosphère plus rafraîchie et plus renouvelée, et en procurant une distraction agréable. Du reste, les hommes qui naviguent par état sur les fleuves sont exposés aux affections causées par l'application du froid humide à la peau, telles que les rhumatismes, les catarrhes, etc.

CHAPITRE III.

Des exercices mixtes.

On range ces exercices, comme les précédents, dans l'hygiène de la locomotilité, parce qu'ils sont un moyen de progression à l'aide duquel l'homme supplée, non en totalité, comme dans les exercices passifs, mais en partie seulement, à l'exercice de ses muscles. Les exercices *mixtes* sont donc ceux dans lesquels quelques parties de notre corps entrent d'elles-mêmes en action, quoiqu'il soit mû en totalité par une force étrangère. Ils se composent de deux ordres de mouvements : le premier est communiqué à l'individu par cette puissance étrangère ; le second a son principe dans l'individu même, et n'est le plus ordinairement exécuté que pour régler le premier. Les effets de ces exercices ne seront autres que ceux des deux ordres précédents réunis.

DE L'ÉQUITATION.—L'équitation nous fournit l'exemple de ce que nous venons d'avancer : elle nous présente deux actes bien distincts : l'un, passif, par lequel l'homme, placé sur l'animal, reçoit, comme le ferait un corps privé de vie, la somme de mouvement que cet animal lui communique chaque fois qu'il se déplace ; l'autre, actif, en vertu duquel l'homme se maintient sur l'animal, se prête à ses mouvements ou les contrarie, et le dirige. Dans le premier cas, l'équitation communique à l'économie ou de légers ébranlements ou de violentes secousses, suivant l'allure du cheval et le terrain sur lequel il marche ; dans le second, l'équitation exige des contractions musculaires qui ont lieu dans la partie postérieure du tronc, interne des cuisses, et de plus dans les bras et les jambes. L'homme qui s'est longtemps promené à cheval éprouve, après le repos qui suit sa promenade, de légères douleurs dépendantes des deux ordres de mouvements que nous avons assignés à cet exercice. Elles sont d'autant plus prononcées, qu'on a moins d'habitude de l'équitation, qu'on emploie trop de forces pour se maintenir à cheval, et que l'animal a l'allure plus dure.

Le mouvement général qu'imprime l'exercice modéré du cheval est un des moyens les plus propres à fortifier la presque universalité des organes du corps humain, et c'est cette propriété, tonique par excellence, qui le rend si avantageux aux personnes faibles, aux convalescents, surtout à ceux chez qui de longues maladies auraient occasionné une diminution générale des forces. Ce sont surtout les gens de lettres qui doivent pratiquer cet exercice : ils y trouveront un moyen propre à opposer aux dangers de leur genre de vie ; car la position qu'exige l'équitation et les mouvements qu'elle détermine, étant très-favorables à la libre expansion des poumons, détruisent avec efficacité l'effet nuisible de la position nécessitée par les travaux de cabinet. C'est pour cette raison qu'elle convient à toutes les personnes sédentaires, à celles surtout qui exercent un état dans lequel le tronc est habituellement courbé, comme les gens de bureau, les horlogers, les bijoutiers, etc., etc. Cet exercice est d'ailleurs l'un des plus propres à reposer le cerveau, puisque, sans fatiguer beaucoup les membres, sans consumer beaucoup d'influx nerveux, quand il est pris modérément et qu'on en a l'habitude, il apporte dans les mouvements vitaux qui se dirigent vers l'encéphale une diversion salutaire, mais trop peu considérable pour empêcher cet organe de reprendre bientôt avec la même énergie son action accoutumée.

L'équitation peut causer des hémorrhoïdes, si elle est immodérée; elle pourrait aussi donner lieu à des hématuries et déterminer des hernies, si le cheval avait l'allure trop dure. Nous avons, dans notre *Gymnastique*, traité avec de grands détails les effets qu'on attribue à l'équitation; nous nous bornerons ici à dire qu'elle convient aux personnes peu surchargées d'embonpoint et peu pléthoriques; que l'équitation au pas est la seule allure qu'on puisse se permettre immédiatement après le repas; que cette allure est aussi la plus convenable aux personnes faibles ou atteintes de maladies chroniques, aux convalescents et aux vieillards; que les allures qui sont les plus douces après celles-ci, sont l'amble, si le cheval y est dressé, ensuite le galop, qui ne fait éprouver au cavalier que d'agréables mouvements ondulatoires.

L'état de maigreur de quelques postillons ne peut prouver contre les avantages que nous avons assignés à l'équitation, parce que ces hommes en font un usage immodéré, sont presque toujours soumis à l'allure la plus fatigante, le trot, passent une grande partie des nuits à cheval, et abusent des liqueurs spiritueuses.

REMARQUES RELATIVES A L'EMPLOI DES DIFFÉRENTS EXERCICES.

De ce que nous avons avancé sur les trois classes d'exercices, on peut déduire, pour leur emploi, les règles suivantes :

1°. Les exercices actifs doivent être dirigés de manière à entretenir la régularité de toutes les parties musculaires, à solliciter l'action de celles qui sont le moins développées. L'attention donnée à ce précepte est le moyen de prévenir ces déviations de la colonne vertébrale, si fréquentes chez les jeunes filles des grandes villes ; c'est aussi pour remédier à ces difformités, lorsqu'elles sont légères et indépendantes du mal de pott, un moyen qui jouit de beaucoup d'efficacité, ainsi que, dans ces derniers temps, l'a prouvé le premier M. Lachaise (*de la Courbure de la colonne vertébrale*. Paris, 1826).

2°. Les exercices actifs doivent être proportionnés aux dépenses que peuvent faire les organes en faveur des actions musculaires, sans que ce détournement de matériaux épuise la source des forces nécessaires à l'intégrité des fonctions. « Il convient de n'employer la force active, disent Hallé et M. Thillaye, qu'à mesure que la force matérielle se reproduit par les aliments et le repos, et d'en maintenir alors l'exercice extérieur dans des limites qui ne l'empêchent pas de suffire aussi aux fonctions intérieures, et surtout de concourir au succès de l'alimentation, à la perfection de laquelle elle est également nécessaire. » (*Dictionn. des Sciences médicales.*)

3°. On doit procéder avec gradation aux exercices actifs ; on ne doit passer à ceux qui exigent un grand déploiement de forces, que lorsque l'habitude a naturalisé ceux qui en demandent un peu moins.

4°. Les exercices passifs, mixtes, et actifs modérés, sont ceux qui conviennent au tempérament bilieux, caractérisé par la sécheresse et l'extrême rigidité de la fibre. Il doit faire usage d'un exercice modéré et soutenu, plutôt propre à régler qu'à accélérer la marche déjà très-rapide de ses fonctions.

Les exercices actifs conviennent à l'individu d'un tempérament lymphatique, naturellement engourdi, lent et paresseux : la chasse, la lutte, la course, les armes, en été comme en hiver, voilà les exercices dont il doit faire usage. Ils donneront lieu au développement du système musculaire, qui, pour s'accroître, déterminera l'absorption de l'énorme quantité de sucs qui remplissent les vaisseaux blancs des personnes de ce tempérament. La force et la résistance de la fibre s'augmenteront à mesure que se dissipera cette pléthore graisseuse ou séreuse qui rend les lymphatiques si impropres aux actes physiques et moraux.

L'individu doué du tempérament sanguin doit faire un usage constant des exercices actifs. Si la sanguification est très-active, il peut, sans inconvénient, les porter jusqu'à la transpiration. C'est le meilleur moyen de dissiper, à l'avantage de la nutrition des muscles, l'excès de pléthore, la surabondance des sucs nutritifs, qui tourmentent les personnes de ce tempérament. Elles doivent s'abstenir des exercices qui demandent de grands efforts, à cause de la disposition qu'elles ont aux anévrismes, aux hémorrhagies, aux congestions cérébrales. Les exercices passifs ne peuvent aucunement leur convenir.

Le tempérament appelé *nerveux* réclame les exercices les plus soutenus. La natation en été, les exercices des gymnases en hiver, donneront aux organes musculaires un surcroît de puissance et d'activité, en même temps qu'ils émousseront la sensibilité.

5°. L'exercice doit varier selon les âges. La nature

nous annonce, par l'extrême mobilité qu'elle imprime à l'enfant, le besoin pressant d'exercice actif que son organisation réclame. C'est la grande liberté de se mouvoir, accordée aux enfants des campagnes, qui leur donne en grande partie la forte constitution qui les distingue de ceux des villes. L'exercice qu'on fera prendre aux enfants qui ne peuvent se soutenir sur leurs jambes ne doit pas consister à les suspendre, comme on en a la mauvaise habitude, par les aisselles, pour leur faire raboter la terre avec leurs pieds : tout cet attirail de lisières, au moyen duquel on a la ridicule prétention de les faire marcher avant le temps prescrit par la nature, comprime la poitrine, dont il diminue l'axe antéro-postérieur, soulève les épaules, gêne souvent le cours du sang dans les vaisseaux de l'aisselle, nuit à la respiration et à la circulation.

La déviation latérale du genou, celle de l'articulation de la jambe avec le pied, peuvent aussi être le résultat de l'empressement qu'on a de faire marcher les enfants avant que leurs membres abdominaux soient assez solides pour supporter le poids disproportionné que le tronc présente à cet âge.

L'enfant doit être promené souvent, surtout s'il est nourri à la ville; mais on ne doit pas le tenir assis sur un seul avant-bras : cette manière de le porter expose à des déviations sa colonne vertébrale, qui est encore dans un état presque cartilagineux. La mère ou la nourrice doit donc porter sur ses deux bras et à demi couché l'enfant, de telle façon qu'elle puisse présenter un soutien égal à toutes les parties de sa faible colonne vertébrale. Elle ne doit pas abandonner à son propre poids la tête, dont le volume est si considérable relati-

vement à tout le reste du corps; car cet abandon pourrait occasionner des luxations et des accidents cérébraux. On peut encore faire prendre aux enfants l'exercice passif de la voiture, en fixant la corbeille qui leur
sert de lit, sur les deux essieux d'un chariot à quatre
roues; mais c'est surtout le mouvement que les enfants
se donnent d'eux-mêmes qui leur devient le plus utile,
parce que la célérité de leurs actes doit suivre la vivacité de leurs sensations.

L'exercice qui convient le mieux à l'enfant est celui
qu'on lui laissera prendre sur une natte ou sur un vaste
tapis étendu à terre; qu'il s'y agite tout nu, s'y exerce
de lui-même en se tournant et retournant à sa fantaisie; bientôt il trouvera des forces dans la série des
efforts généralement répartis sur tous les muscles à
l'aide desquels il se soulève et se redresse; en peu de
temps ses reins et ses membres acquerront de la souplesse et de l'agilité, si toutefois la nature seule est son
guide et qu'on ne lui apprenne à marcher à l'aide
d'aucune invention que ce soit. Que, dans ses premiers
exercices l'enfant soit donc abandonné aux inspirations
de son instinct; point de maître pour la marche ni pour
aucun autre mouvement; qu'on le laisse se traîner pendant quelques mois sur ses mains et ses pieds : cet
exercice, le seul naturel à cet âge, est, par cela même,
le plus salutaire et le plus propre à commencer le développement de belles formes; il ouvre la poitrine,
met simultanément en action et fortifie la presque totalité des muscles du corps. L'enfant, après l'avoir quelque
temps pratiqué, se dresse sur ses pieds, retombe sur
ses mains, se redresse et retombe de nouveau; puis,
après avoir répété pendant quelques jours ces essais,

se hasarde à parcourir debout une petite distance. D'abord, il le fait par amusement ou pour se faire remarquer, et, lorsqu'il est pressé, il prend sa course à l'aide des mains et des pieds; mais, après quelques semaines, il renonce à ce dernier mode de progression, et se livre sans retour à l'exercice de la marche. L'enfant qui a de lui-même appris ainsi à marcher, court bientôt sur la terre ou sur le pavé, sur un terrain droit ou incliné, uni ou raboteux, sans qu'il en résulte jamais pour lui le moindre accident. S'il perd le centre de gravité, il se laisse tomber sur ses mains ou sur ses fesses; il paraît même souvent le faire dans l'intention de se reposer. Par cette adresse naturellement et spontanément acquise, il arrive à l'âge de deux ans, sans avoir jamais éprouvé ces contusions et autres petits accidents qui causent tant de pleurs à la première enfance. Au contraire, l'enfant auquel on a appris à marcher à l'aide de lisières ou de tout autre artifice, contracte l'habitude d'une pernicieuse sécurité, tombe comme une masse inerte, lorsqu'il est abandonné à lui-même, et, si vous ne voulez le voir toujours meurtri de contusions et baigné de pleurs, il vous faudra annuler les résultats du mauvais moyen que vous avez employé, par un autre qui n'est guère moins mauvais, l'usage d'un bourrelet sur la tête. Arrivé à trois ans, l'enfant commence à s'exercer à l'aide de sa brouette et de ses jouets, qu'il porte ou traîne d'un lieu à un autre; puis vient l'époque des exercices de la balle, du cerceau, etc.; enfin ceux des gymnases, de la natation, etc.

Les exercices actifs sont utiles, dans l'adolescence, pour attirer dans les membres ces principes vivifiants qui souvent se dirigent avec trop d'activité vers les or-

ganes reproducteurs et respiratoires. Lorsque l'accroissement est extrême et accompagné de faiblesse, c'est
servir les intentions de la nature, que de supprimer les
exercices trop violents, et de ne permettre que ceux
qui sont nécessaires pour faciliter l'assimilation des matériaux nutritifs. L'accroissement rapide du corps peut,
par la débilité musculaire qui en est le résultat, donner
lieu à des déformations nombreuses. On doit donc, à
cette époque, surveiller les exercices et les attitudes que
prend l'adolescent.

Dans l'âge adulte, l'exercice offre l'avantage de distribuer dans les membres ces principes vitaux que nos
pernicieuses habitudes concentrent continuellement sur
les organes abdominaux ou sur l'encéphale.

Enfin, dans la vieillesse, l'exercice délivre les principales fonctions, de ce sentiment de gêne dont elles
sont accompagnées, et prévient souvent les *raptus* mortels qui se font, à cet âge, sur le cerveau.

6°. Les exercices doivent varier suivant le sexe;
mais ce serait une erreur préjudiciable, de croire que
la femme ne doit être soumise qu'aux exercices passifs.
Ses occupations, trop sédentaires, lui imposent, au
contraire, plus encore qu'à l'homme, la nécessité de
se livrer aux exercices actifs. Ceux-ci seulement doivent être plus modérés chez la première que chez le
dernier. Elle fera, avec avantage, usage de ceux qui
mettent en action les muscles thoraciques, que son
genre de vie lui donne trop peu d'occasions d'exercer.
Le jeu de volant (*voyez* cet article dans notre *Gymnastique*) réunira, surtout pour elle, un grand nombre
d'avantages.

7°. Relativement aux moments les plus convenables

à l'exercice, on peut avancer ce qui suit : les exercices actifs, tels que les armes, le saut, la lutte, etc., ne doivent être pris que lorsque la digestion est achevée, parce que l'organisme ne peut convenablement accomplir plusieurs actes à la fois. L'exercice très-modéré, comme la promenade à pied ou en voiture, celle à cheval au petit pas, la lecture à haute voix (pourvu que l'ouvrage qu'on lit soit gai, et n'exige aucune contention d'esprit), le volant, etc., peut être mis en usage immédiatement après le repas; cependant, il n'est ni naturel, ni utile aux personnes qui jouissent d'une santé parfaite, et font un usage habituel des exercices de corps, de se livrer à ces mêmes exercices, quelque modérés qu'ils puissent être, dans la vue d'aider l'accomplissement d'aucune espèce de fonction de la vie organique. L'indispensable nécessité du mouvement, pour faciliter l'action des organes digestifs, est une preuve, ou du mauvais état de ces organes, ou d'une vie habituellement trop sédentaire hors le temps de leurs fonctions. Cette vie sédentaire n'occasionne en effet aucun besoin dans les organes de relation ; ceux-ci exigent moins de matériaux des organes de la vie intérieure, et ces derniers, par cette raison même, deviennent plus paresseux. Si les médecins prescrivent aux personnes livrées aux travaux de cabinet, une promenade, ou quelque autre exercice modéré après le repas, c'est parce qu'ils pensent, et avec raison, que les fonctions gastriques sont loin d'être aussi dérangées par ces mouvements doux, qu'elles le seraient par l'exercice des facultés intellectuelles. Si la même prescription est faite aux personnes qui n'exercent pas leur cerveau, et qu'elle leur soit avantageuse, ce résultat vient de ce

qu'elles languissent trop habituellement dans un pernicieux repos, dont l'effet se trouve alors en partie
neutralisé par l'exercice, bien qu'il ne soit pas pris en
temps convenable.

8°. Les repas ne doivent jamais suivre immédiatement les exercices très-violents. La stimulation toujours durable que ceux-ci déterminent dans l'économie,
pervertit l'ordre des mouvements vitaux, et enlève momentanément à l'estomac les forces nécessaires à la
fonction qu'il doit remplir. Il faut donner le temps aux
phénomènes produits de rentrer dans l'ordre naturel,
et attendre que l'équilibre soit parfaitement rétabli,
sans quoi les aliments placés dans l'estomac n'y pourraient de suite subir l'altération convenable.

9°. Il faut faire précéder de l'excrétion des matières
alvines, des mucosités nasales ou pulmonaires, les
exercices actifs auxquels on va se livrer. Quand ces
exercices exigent des mouvements violents et variés,
on doit se couvrir de vêtements légers, à moins que
l'on n'ait en vue de provoquer la sueur pour obtenir
une révulsion. Ces vêtements doivent être larges,
exempts de tous ces liens qui nuisent à l'action musculaire, à la circulation du sang veineux, et s'opposent
au libre développement des cavités thoraciques et abdominales.

10°. Lorsqu'après les exercices violents, les vaisseaux
exhalants de la peau sont devenus le siége d'un mouvement fluxionnaire, et que la sueur ruisselle de toute
la surface du corps, il faut prendre garde d'arrêter subitement ce travail : l'économie en a besoin pour se débarrasser du calorique excédant, et si son interruption
brusque venait à avoir lieu, le mouvement fébrile occa-

sionné par l'exercice, ne trouvant plus, dans les exhalants cutanés, de voie à une crise salutaire, pourrait porter le trouble sur les viscères, et y donner naissance à la fluxion qu'il venait de déterminer à la peau. Alors seraient affectés de préférence les organes qui, à raison du tempérament, ou de quelque autre cause prédisposante, seraient le plus disposés à l'irritation. Pour obvier à cet inconvénient, et donner le temps à la fluxion dont nous parlons de diminuer graduellement et de ne cesser que quand le but de la nature sera atteint, il faut tout simplement se couvrir de ses vêtements, s'ils ont été quittés pendant l'exercice, ou bien en changer, si on les a conservés pendant celui-ci, et qu'ils aient été imprégnés de sueur.

Avant de terminer ce qui a rapport à l'appareil locomoteur, indiquons d'une manière générale le parti qu'on peut tirer de l'exercice, soit comme moyen d'aider le traitement des affections de nos organes, soit comme moyen de remédier aux difformités.

L'exercice musculaire, considéré thérapeutiquement, peut remplir un grand nombre d'indications qui sont différentes et même opposées, suivant l'espèce d'exercice qu'on emploie et la mesure dans laquelle on en use. Actif, passif ou mixte, pris en plein air avec modération et gradation, il agit comme excitant et tonique dans les divers états morbides caractérisés par la prédominance lymphatique, la décoloration des tissus et la faiblesse de l'organisme, lorsque celle-ci est directe et ne dépend point d'une irritation viscérale. L'exercice agit de la même manière dans les cas de paralysie incomplète et d'atrophie; c'est enfin comme excitant général et même local qu'il rétablit la menstruation.

Dans un grand nombre de cas, les exercices actifs agissent comme de puissants révulsifs; ils sont le moyen le plus énergique et presque le seul que l'on puisse employer dans les nombreuses affections que l'on désigne sous le nom de *névroses*. C'est encore révulsivement qu'ils agissent lorsqu'ils tarissent la source des affections catarrhales chroniques, leucorrhées, bronchites, diarrhées, etc. D'après les relevés comparatifs du nombre de phthisiques existant dans les professions qui réclament un exercice actif et dans les professions sédentaires, on peut regarder comme probable que les exercices actifs combattent la prédisposition à la phthisie. Quand on les emploie dans ce but, il est clair que l'on doit choisir ceux que nous avons désignés comme propres à étendre les divers axes de la poitrine. On peut aussi user de l'équitation dans le même but.

Dans quelques inflammations aiguës, l'exercice musculaire peut agir efficacement, s'il est suivi d'une exhalation cutanée assez abondante pour produire une grande révulsion. J'ai vu plusieurs fois disparaître entièrement, dans une heure, un coryza très-intense, sous l'influence d'un exercice assez violent pour faire ruisseler la sueur de toute la surface du corps.

Dans les inflammations qui enchaînent l'action d'organes importants, et peuvent être aggravées par l'exercice, on éprouve d'ordinaire une sensation de répugnance pour toute espèce de mouvement, et cette répugnance doit être écoutée comme doivent l'être toutes les inspirations de l'organisme clairement exprimées.

L'exercice est un puissant moyen de remédier à l'altération des formes extérieures; dans ce cas, il agit évidemment comme fortifiant général et spécial : général, en développant les forces musculaires et accroissant l'énergie des viscères, comme nous l'avons démontré précédemment; spécial, en faisant disparaître la faiblesse relative des parties qui entrent comme élément dans la cause de la difformité, en produisant des attitudes favorables au redressement de ces difformités, en restaurant, en un mot, simultanément la force et la forme. Le mode d'action général constitue la gymnastique proprement dite, telle qu'elle est pratiquée dans le vaste gymnase fondé par M. Amoros, dans les gymnases des colléges et des casernes de sapeurs-pompiers. Le mode d'action spécial est la véritable gymnastique orthopédique qu'on trouve appliquée avec les lumières réunies de la physiologie et de la mécanique dans beaucoup de maisons orthopédiques, à la tête desquelles est désormais placé, par la sanction récente de l'Institut, le magnifique établissement de *la Muette*.

Dans la cure de l'altération des formes extérieures, l'exercice peut quelquefois réussir seul; d'autres fois il doit être secondé par les moyens mécaniques, ou seconder ces moyens. Dans tous les cas, il est indispensable, et jamais il n'y a redressement parfait et durable par les seuls moyens mécaniques.

Lorsqu'une déviation de l'épine est légère, reconnaît pour cause le relâchement des ligaments, la faiblesse et la paralysie incomplète des muscles situés du côté opposé à l'inclinaison, et, au contraire, la prédominance, le raccourcissement, l'état spasmodique, la rétraction, par une cicatrice extensible, des muscles situés du côté de l'inclinaison, ou bien encore le poids des parties inclinées, trop considérable relativement aux forces de l'individu, on peut, jusqu'à un certain point, replacer les parties dans leur état régulier, par la seule influence de l'exercice des muscles opposés à l'inclinaison. Exemple : la natation dite *en brasse* suffit pour redonner aux muscles postérieurs du cou la force dont ils ont besoin pour redresser la tête, chez les sujets qui la portent habituellement inclinée du côté de la poitrine. Un moyen mécanique, le redressement de la tête à l'aide d'une lanière de cuir fixée au dos par son extrémité inférieure, produirait un effet tout opposé, augmenterait l'inclinaison, par la raison que, remplissant les fonctions des muscles, il faciliterait leur repos et l'accroissement de leur faiblesse.

Lorsqu'une déviation est considérable, lorsque les rapports articulaires sont changés, lorsqu'à la suite de cette déviation il s'en est formé une seconde en sens contraire pour le rétablissement de l'équilibre, on ne peut plus, comme dans le cas précédent, agir simplement par voie d'antagonisme; il n'y a plus possibilité de mettre en action des muscles antagonistes aux forces qui ont opéré la première déviation, d'abord parce qu'ils sont trop faibles, ensuite parce qu'en supposant même qu'ils ne le fussent pas, leur action sur des parties fortement incurvées n'est plus comparable à celle que les muscles exercent sur des parties bien conformées, pour en opérer la courbure : les éléments du problème sont tout à fait changés, et les effets de la contraction musculaire seraient, non de redresser, mais de produire de nouvelles courbures; car, pendant la station, ainsi que le dit fort judicieusement M. Bouvier (*Dict. de méd. pratique*), et comme l'avait démontré M. Lachaise (*Nouvelles preuves des avantages de la gymnastique*, dans le traité *des Dif-*

formités de la taille, 1828), la contraction de ces muscles (ceux du tronc, situés du côté convexe de la courbure) n'aurait d'autre effet que de fléchir les articulations placées au-dessus ou au-dessous des parties dé-
viées, et beaucoup plus disposées que celles-ci à céder
à leur action. Dans l'impossibilité donc de tenter le
redressement par la simple action des muscles opposés
à ceux de la déviation, on a recours à des mouvements
pratiqués dans des conditions toutes spéciales, et pendant lesquels les parties incurvées doivent être soustraites à la pression exercée par les parties situées au-dessus
d'elles. On remplit, jusqu'à certain point, cette double
indication, soit au moyen de la suspension par les bras,
soit au moyen de mouvements qui, exécutés tandis que
le corps est dans la position horizontale, sont propres
à éloigner l'une de l'autre les deux extrémités de l'in-
curvation.

Voici comment M. Duval, l'orthopédiste des hôpitaux,
emploie la suspension par les bras : dans le cas de déviations latérales de l'épine dont la concavité ne présente
pas encore une profondeur de six lignes, « il faut, dit
ce praticien, exercer les enfants deux fois par jour,
une grande demi-heure chaque fois, à monter sur la
concavité d'une échelle située obliquement. Quand les
jeunes malades commencent à se livrer à cet utile
exercice, ils doivent se servir tout à la fois de leurs
deux mains et de leurs pieds, mais toujours employer
la main du côté de la petite épaule, c'est-à-dire du
côté concave, pour saisir l'échelon supérieur ; la main
du côté de la convexité doit toujours être placée un
échelon ou deux au-dessous de l'autre. Quand le malade est arrivé au haut de l'échelle, les pieds doivent

abandonner celle-ci, et le malade en descendre avec les mains seulement. La main du côté de la convexité, à son tour, doit descendre la première, de manière à ce que les muscles du côté de la petite épaule exercent une action beaucoup plus forte que ceux du côté opposé. » (*Aperçu sur les principales difformités*, page 97.)

Les exercices doivent être aidés par des moyens mécaniques, toutes les fois qu'on ne peut obtenir autrement l'équilibre entre les puissances qui déterminent les mouvements.

Employés sans l'exercice dans les cas curables, les moyens mécaniques n'ont, sur le redressement des difformités, qu'une action qui ne s'étend guère au delà de leur emploi. M. Pravaz, qui a parfaitement fait la part de la gymnastique et celle de la mécanique, dans le traitement des difformités, énonce en ces termes le problème de l'orthomorphie: « Combiner simultanément avec l'action mécanique d'une force prise hors du sujet et destinée à opérer le rétablissement des leviers solides, dans leurs rapports naturels et réciproques, l'influence physiologique du mouvement spontané. »

Ne terminons pas ces applications générales de l'exercice à la thérapeutique des difformités, sans mentionner spécialement, à cause de sa simplicité, le procédé conseillé par Dupuytren pour remédier à la dépression congénitale latérale de la poitrine, difformité dangereuse observée chez les enfants lymphatiques, qui fait perdre aux diamètres latéraux de la poitrine un tiers et quelquefois la moitié de leur étendue, produit la brièveté de la respiration et de la voix, un état d'angoisse et d'anxiété inexprimable, et plusieurs autres accidents mentionnés par le célèbre chirurgien (*Répertoire géné-ral d'anatomie*, 1828). Les exercices qu'il conseille ont pour but et pour résultat de soulever les parois de la poitrine, de les écarter, de les porter en dehors, et de les ramener enfin à leur conformation naturelle. Ces exercices consistent à soulever pendant plusieurs heures par jour, à l'aide des mains et des bras, un poids sus-pendu à une corde passant à travers deux poulies, une de suspension, l'autre de renvoi : l'extrémité de la corde destinée à être saisie doit être attachée au milieu d'un levier que saisissent les deux mains; l'autre extrémité doit soutenir un poids proportionné à la force de l'in-dividu qu'on veut exercer. Cet individu, placé debout, élevé même sur la pointe des pieds pour atteindre le levier placé à l'extrémité de la corde, doit le saisir avec ses deux mains, et, employant l'effort des muscles des avant-bras, des bras, du col et de la poitrine, pour flé-chir tout à la fois la tête, la poitrine et le corps, et les incliner vers le sol, il doit faire élever le poids suspendu à l'autre extrémité de la corde, et employer alternati-vement les muscles fléchisseurs à relever le poids, et les muscles extenseurs à redresser le corps. Dupuytren joint à ce moyen les pressions, à l'aide de la paume de la main, sur le point le plus saillant du sternum, tandis que l'enfant a le dos appuyé contre un mur. Ces pres-sions ont lieu pendant le temps de l'expiration, sont suspendues pendant celui de l'inspiration, sont conti-nuées chaque fois pendant plusieurs minutes et répétées dix et cent fois par jour, si c'est possible [1]. Dupuytren

---

[1] Il est permis de contester l'utilité de ces pressions, et il pourra paraître surprenant qu'un homme comme Dupuytren les ait conseillées.

dit avoir obtenu, par ces moyens, une amélioration
marquée au bout de six mois, et la disparition complète
de la difformité au bout de deux ans. (*Voir* le *Mémoire
sur la dépression congénitale latérale*, par Dupuytren,
Archives, tome XVI, page 556, avril 1828.)

QUATRIÈME SECTION.

REPOS DES ORGANES DE RELATION.

En traitant de l'hygiène des différents organes de relation, nous avons tenu compte du repos isolé de chacun d'eux; ici nous devons examiner les effets du repos général et simultané de tous ou de presque tous ces organes. Quand ce repos simultané des organes de relation est complet, c'est-à-dire frappe tous les organes de relation sans exception, il y a sommeil complet; quand, au contraire, il y a persistance de quelques fonctions de relation, production de quelques actes intellectuels, en un mot éveil de quelques organes, il peut encore y avoir sommeil, mais sommeil incomplet, sommeil accompagné de rêves.

CHAPITRE Ier.

Du sommeil complet.

Le sommeil est la suspension des fonctions de relation, comme la veille est leur exercice. L'absence des sensations, de la pensée, des mouvements volontaires, caractérise le sommeil, comme la présence de ces phénomènes caractérise l'état de veille. Pour que le sommeil soit complet, il faut que cette absence soit entière, qu'il y ait, comme le disent les physiologistes, perte absolue de toute conscience et du moi.

La cause *occasionnelle* du sommeil est la fatigue du système nerveux.

Sa cause *efficiente* ne peut être l'afflux du sang vers le cerveau ; car tout ce qui détourne le sang de cet organe favorise le sommeil.

Les moyens qui contribuent à faire naître le sommeil sont la cessation des excitants externes et internes du système nerveux, la faiblesse de l'organisme due ou à la soustraction de matériaux, ou à une excitation trop longtemps soutenue. Si le sommeil survient vers l'entrée de la nuit, c'est autant parce que les organes sont las de la fatigue du jour, que parce qu'ils ne sont plus excités.

Les causes qui éloignent le sommeil sont la présence des excitants externes et internes du système nerveux, l'action difficile ou le besoin non satisfait d'un organe intérieur quelconque, comme une digestion pénible ou la faim.

De ce qui précède il résulte que, si l'exercice des organes est utile pour amener le sommeil, puisque des organes qui ne sont pas fatigués n'ont pas besoin de repos, l'exercice outré qui produit une grande lassitude et un sentiment douloureux rentre dans la classe des irritants qui empêchent le sommeil, soit que cet exercice ait lieu dans les muscles, comme une marche poussée à l'excès, soit qu'il ait lieu dans le cerveau, comme un travail intellectuel immodéré, une passion portée à un haut degré.

1°. *Effets du sommeil sur l'économie.*

Le sommeil renouvelle dans les organes des sens, de

la pensée, des mouvements, l'excitabilité épuisée par la veille, dissipe leur lassitude, favorise leur restauration; leur rend toute leur énergie.

Les effets du sommeil sur les fonctions de la vie de nutrition sont le ralentissement de toutes ces fonctions. Nous avons vu, en parlant de l'exercice des organes soumis jusqu'ici à notre examen, que cet exercice accélère, jusqu'à un certain point, les fonctions intérieures: rien d'étonnant donc que le repos de ces mêmes organes produise un effet inverse. L'opinion d'Hippocrate et de beaucoup de médecins de nos jours, qui prétendent le contraire, est une erreur. Ainsi, la digestion est ralentie par le sommeil. L'homme, en se réveillant, n'a pas plus de faim qu'à l'instant où il s'est couché. La circulation est plus lente que pendant la veille; il en est de même de la respiration : il suffit de comparer ces deux fonctions pendant la veille et le sommeil, pour avoir la preuve de cette assertion. La production de la chaleur animale est moins active, ce que prouve le refroidissement qui saisit l'homme endormi, quand il n'ajoute pas aux vêtements qui le couvrent pendant la veille; les sécrétions intérieures sont toutes diminuées; du moins aucune cause excitante pendant le sommeil n'agit sur les organes sécrétoires. Enfin, l'assimilation ne saurait être plus considérable là où il y a moins de matériaux à assimiler, et si l'habitude de beaucoup dormir engraisse, ce n'est pas parce qu'on assimile davantage, c'est parce qu'on fait moins de pertes. En somme donc, le sommeil parfait produit une espèce de repos de toute l'économie, quoiqu'il n'y ait repos complet, suspension complète d'action, que pour les agents des relations extérieures. C'est seulement en diminuant la rapidité de la vie, que le sommeil en répare les dépenses; mais il ne fait que permettre cette réparation, il n'effectue rien; il laisse le temps aux organes, principalement aux organes nerveux, de réparer les pertes que leur ont fait éprouver les mouvements moléculaires ou les mouvements de masse qui ont eu lieu pendant la veille. Son action se borne là.

M. Nick prétend que la lenteur du pouls pendant le sommeil est d'autant moins sensible que l'estomac est moins chargé au moment où l'on s'endort; que c'est de minuit à deux heures du matin que le pouls est le plus lent, et qu'après cette époque il devient un peu plus fréquent; qu'au moment où l'on commence à dormir, il n'y a pas de changement sensible, et qu'au contraire, au moment du réveil, il y a une ou deux pulsations de moins (*Archives*, mai 1831, page 114). Si c'est là un changement sensible, quel sera donc le changement insensible? Il est évident que M. Nick, dans son mémoire, ou notre compatriote, dans son extrait, abuse étrangement de la liberté de publication.

Les effets de la veille font ressortir ceux du sommeil et son indispensable nécessité. Or, après un état de veille plus ou moins prolongé, selon l'individu, il se manifeste dans les organes de relation un sentiment de langueur, de fatigue et d'épuisement. « Nos mouvements deviennent plus difficiles, nos sens perdent leur activité; l'intelligence elle-même se trouble, reçoit avec inexactitude les sensations, et commande avec difficulté à la contraction musculaire. A ces signes nous reconnaissons la nécessité de nous livrer au sommeil. » (MAGENDIE, *Physiologie*, tome II.) Le repos est prescrit; on sent du plaisir à s'y abandonner. Si l'on méconnaît la voix de la nature, on éprouve, comme lorsqu'on résiste à toute espèce de besoin, un sentiment pénible, un malaise, de la douleur, etc.; puis, si l'on emprunte, pour s'opposer à l'invasion du sommeil, des causes excitantes quelconques, les organes de relation acquièrent un surcroît d'excitation, qui se réfléchit même sur les organes intérieurs. Cette excitation explique pourquoi, l'heure du sommeil une fois passée, le besoin de dormir est moins impérieux.

Si le sommeil n'est pas assez long, il ne produit qu'une réparation imparfaite : il reste dans les organes un état d'irritabilité, dont le résultat est leur épuisement. En effet, le mouvement de la veille entraîne des pertes matérielles, et, de plus, s'oppose au replacement, dans nos tissus, de nouvelles molécules organiques; il y a donc dépense et impossibilité de réparer. De tout ceci résulte une grande maigreur, ordinairement accompagnée de l'altération de quelque organe. Rien n'est plus propre à faire vieillir avant le temps prescrit par la nature, que l'insuffisance du sommeil; quand cette insuffisance n'a pas les suites que nous avons signalées, elle a toujours l'inconvénient de faire marcher la vie avec rapidité, ou plutôt de la consumer sans en laisser jouir. Ce serait une grande erreur que de prétendre doubler son existence, en se retranchant sur les heures destinées au sommeil : ce serait perdre volontairement sur la somme totale de la vie, sans rien gagner sur sa plénitude pour le temps présent.

Si le sommeil dure trop longtemps, il produit sur les organes de relation l'effet d'une trop longue privation d'exercice : la pensée ne jaillit plus du cerveau, plongé dans une espèce de torpeur; les muscles sont moins aptes à se mouvoir; les fonctions de relation semblent frappées d'engourdissement, et comme les viscères jouissent du privilége d'être infatigables et de continuer leurs travaux, toute l'existence de l'individu se réduit bientôt aux fonctions assimilatrices. Aussi voit-on se manifester souvent, chez les gens qui dorment beaucoup, tout ce qui caractérise la prédominance de ces fonctions sur celles de relation.

Le sommeil est plus nécessaire après les exercices de l'encéphale qu'après ceux des muscles. Après un travail de tête ou un excès dans les plaisirs de l'amour, l'organisme a besoin de plus de sommeil qu'après des exercices musculaires. Voilà, je crois, une des nombreuses raisons pour lesquelles, avec moins de sommeil, les paysans conservent une santé plus forte que les gens qui, dans leur profession, exercent le cerveau.

2°. *Temps pendant lequel on doit se livrer au sommeil.*

C'est pendant la nuit qu'il faut dormir, puisqu'à cette époque les excitants qui tiennent les sens en action pendant le jour leur sont alors naturellement soustraits, et que ce n'est qu'au détriment de l'organisme entier, qu'on prolonge au delà d'un certain temps l'action des excitants artificiels qu'on a substitués à ceux que nous fournit la nature.

On ne répare jamais entièrement la perte qu'on a faite en dormant pendant le jour, après avoir veillé une nuit; le malaise qu'on a dû supporter, l'excitation à laquelle on a dû se soumettre pour veiller pendant les heures qui doivent être consacrées au sommeil, ne peuvent jamais être rachetés par le repos qui les suit. Tout le repos possible ne peut pas faire qu'une excitation trop forte n'ait eu lieu et n'ait porté une atteinte nuisible à nos organes. Il existe toujours d'ailleurs, pendant le jour, des causes d'excitation auxquelles il est difficile de se soustraire.

L'abattement que décèlent les traits des personnes excitables et sèches qui font de la nuit le jour, la pâleur de leur teint, prouvent assez que le sommeil qu'elles invoquent tandis que le soleil est sur l'horizon n'est jamais aussi profond et aussi réparateur que celui qu'on trouve pendant la nuit, dans l'absence de tous les excitants sensoriaux. Pourquoi tant de femmes sont-elle pâles, étiolées, ont-elles la vue usée prématurément? C'est précisément parce qu'elles croient indifférente l'habitude de dormir le jour ou la nuit. Les personnes qui veillent la nuit ne s'exposent pas seulement à tout ce que cette veille a de destructeur pour la santé, elles se privent encore de l'influence salutaire du calorique et de la lumière solaires, de l'air plus oxygéné du jour, etc., et de beaucoup d'avantages que tout l'art possible ne peut remplacer.

Comme il est des saisons pendant lesquelles on ne peut pas se mettre au lit dès l'instant où la nature fait disparaître les stimulants propres des sens, et qu'on ne peut prendre pour guides le lever et le coucher du soleil, il faut régler les heures du sommeil de telle façon que celle du midi se trouve toujours être le milieu du temps consacré à la veille, et celle de minuit, le milieu du temps consacré au sommeil; il faut se coucher et se lever à des heures également distantes du milieu de la nuit. Pendant l'hiver, cette habitude n'est pas indifférente pour la conservation de la vue des personnes obligées de travailler à la lumière artificielle. Il vaut mieux, pour leurs yeux, qu'elles travaillent trois heures le soir et trois heures le lendemain matin, que de travailler le soir six heures de suite. On est bien éloigné d'agir ainsi dans les grandes villes, où l'heure de midi est, pour les habitants, le commencement de la veille, tandis que minuit est à peine pour eux l'heure où commence le sommeil. On s'imagine qu'il faut se coucher plus tard dans l'été, parce qu'il fait jour plus tard; c'est une erreur : ne fait-il pas également jour plus matin? Voilà des préjugés qui influent beaucoup sur la santé, et desquels doivent revenir les hommes qui veulent conserver la leur.

Il n'existe donc aucune raison qui puisse intervertir la loi générale de la nature, qui prescrit de veiller le jour et de dormir la nuit; mais il est une observation qui doit trouver place ici. Toutes les fois que chez un individu qui a commencé sa veille à l'heure convenable, l'économie (et particulièrement le système nerveux) a été soumise à une vive stimulation, à une sensation pénible qui a épuisé l'excitabilité avant la nuit, le sommeil devient nécessaire avant celle-ci; la nature le commande; on doit s'y abandonner. Si l'on y résiste, l'épuisement des organes de relation sera suivi de celui des viscères, et ceux-ci deviendront impropres aux actes de réparation. Ce besoin de sommeil avant la nuit a lieu dans les pays chauds, où une haute température épuise promptement l'excitabilité et rend indispensable son renouvellement prochain. Il peut encore avoir lieu à la suite d'un exercice extraordinaire auquel on a été forcé, ou d'une émotion vive et pénible. Dans ces cas exceptionnels, on peut se mettre quelques instants au lit dans le jour avant de prendre des aliments ; les viscères recouvreront leur excitabilité et n'en seront que plus propres à exécuter leurs fonctions.

3°. *Durée que doit avoir le sommeil chez les différents individus.*

Plus les organes sensoriaux ont d'excitation pendant la veille, plus ils ont besoin de sommeil ; on ne peut assigner au sommeil, de limites absolues, puisqu'il doit durer en proportion des dépenses qui ont été faites. Les individus excitables, dont les actes de relation sont multipliés et qui s'épuisent promptement, sont ceux qui ont le plus besoin de sommeil. Plus ils y peuvent donner de temps, mieux ils se portent. Au contraire, les hommes apathiques, d'une constitution lymphatique, lymphatico-sanguine, ceux chez lesquels l'encéphale est peu impressionnable et ne produit que des actes modérés, peuvent davantage veiller sans inconvénient. Pourquoi l'homme qui pense peu aurait-il besoin de dormir? n'est-il pas dans une espèce de sommeil tout le temps que dure la veille?

C'est cet épuisement rapide de l'excitabilité chez l'enfant qui se meut beaucoup, chez lequel tout est une sensation nouvelle, dont les fonctions viscérales sont si actives pour l'accroissement de l'individu, dont les forces sont dépensées avec tant de profusion, c'est cet épuisement, dis-je, qui rend à toute minute indispensable le besoin du sommeil. On devra donc laisser dormir l'enfant pendant le jour, quand il en manifestera le besoin. Qu'on le laisse aussi dormir la nuit tant qu'il voudra : c'est le moyen le plus sûr de favoriser son accroissement; c'est le moyen le plus certain d'éloigner cette irritabilité qui le prédispose aux affections cérébrales.

Mais qu'on n'aille pas s'aviser de bercer, sous prétexte de procurer le sommeil : ce pitoyable moyen produirait précisément le mal que nous voulons éloigner. Le bercement a l'inconvénient de cette classe d'exercices que caractérisent des mouvements uniformes, circulaires, paraboliques, c'est-à-dire qu'il étourdit, dispose aux congestions vers le cerveau, et les produit quelquefois.

Si le vieillard, qui a beaucoup moins besoin de sommeil que l'enfant et l'adulte, s'y abandonne pendant le jour, après le repas, c'est par ce qu'il donne à l'estomac plus de travail qu'il ne faut, et que ce viscère est obligé, pour s'acquitter de ses fonctions, d'enlever aux autres organes de l'économie les forces qui les maintenaient en action. Le moyen de faire cesser cette habitude est de diminuer la quantité de nourriture, ou d'en changer la nature; par exemple, de réformer les aliments trop substantiels et l'usage immodéré du vin.

On dit généralement que la femme a plus besoin de sommeil que l'homme, parce qu'elle est plus faible que lui : cette assertion n'est peut-être pas exacte; car si la femme n'a pas les muscles et certaines parties du cerveau aussi développés que l'homme, elle ne se livre ni aux mêmes exercices musculaires ni aux mêmes travaux de cabinet, et tout se trouve compensé. Nous pensons donc que c'est principalement, comme pour l'homme, sur l'appréciation de la constitution et du genre de travaux, qu'on doit baser, chez la femme, la durée du sommeil.

4°. *Disposition des lieux où l'on doit se livrer au sommeil.*

Lorsqu'on a tenu compte des moyens de salubrité qui seront indiqués à l'article *Habitation*, toute espèce

26.

d'appartement est convenable pour se livrer au sommeil. Il faut seulement avoir une pièce capable de soustraire les sens à leurs excitants, jusqu'à ce que l'habitude puisse rendre nulle l'influence de ceux-ci. Cette précaution est de rigueur pour l'habitant des grandes villes. La nature, en effet, le délivre en vain de la lumière qui tenait l'œil en action, donne en vain à tous les animaux le signal de la retraite et du silence; sa voix est méconnue : un système homicide renverse ses lois, rejette ses bienfaits, crée de la lumière et du bruit, fait de la nuit un simulacre de jour, et soumet à un insupportable tourment le malheureux qui tente de se soustraire à ces éléments de destruction.

La chambre à coucher doit être vaste, spacieuse, ouverte pendant tout le jour; il ne doit s'y rencontrer, pendant la nuit, rien qui puisse en consumer l'air respirable, ni retenir autour du lit l'air expiré. Ainsi, point de lampe, point de feu, point d'animaux, point de fleurs. Que les rideaux du lit ou l'alcôve restent ouverts. On peut donner à la chambre à coucher une communication avec les pièces voisines; mais il serait aussi nuisible à la santé, tant dans la campagne que dans la ville, de faire communiquer directement, pendant l'absence du soleil, cette pièce avec l'air extérieur, en laissant les fenêtres ouvertes : l'air de la nuit, froid, humide, et chargé, dans certains cas, d'acide carbonique en grande quantité, exerce sur l'économie une influence beaucoup plus nuisible lorsqu'on est plongé dans le sommeil, que dans toute autre circonstance. C'est pendant le sommeil que l'on contracte le plus facilement les rhumatismes et autres maladies dues au froid humide; aussi, c'est pour cette raison que la chambre à coucher, plus encore que toute autre pièce de l'habitation, doit être placée au-dessus du rez-de-chaussée et à l'abri de toute humidité. (Voyez *Habitation.*)

5°. *Composition des lits; soins qu'ils réclament.*

S'habituer à dormir sur un lit dur, est le moyen d'être rarement privé du sommeil pendant les heures auxquelles on doit s'y livrer, et conséquemment d'être à l'abri des suites fâcheuses qu'entraîne sa privation. Si l'homme qui s'habitue à dormir sur un lit dur, est obligé de voyager, les plus mauvaises auberges ne pourront lui fournir de lit qui le prive du repos.

La composition du lit la plus ordinaire et la plus conforme à l'hygiène, consiste dans les objets qui suivent : une couchette d'une élévation suffisante pour isoler du sol les objets dont le lit sera composé, un sommier de crin, ou, au défaut, une paillasse faite avec la paille de nos céréales ou la bourre de blé de Turquie; et mieux encore, un sommier élastique composé de spirales en fil de laiton; un ou deux matelas de laine bien cardée; un traversin de plume, ou mieux de crin; des draps et des couvertures. Beaucoup de personnes ajoutent à ces objets un oreiller et un lit de plumes. Ce lit de plumes, placé entre deux matelas, rend le lit plus souple; placé immédiatement sous les draps, il est très-nuisible à cause de la chaleur qu'il produit, de la perspiration qu'il occasionne, et de la mollesse à laquelle il habitue. La plume ne devrait être mise en usage que dans certaines maladies où il est indispensable d'entretenir à un haut degré l'action perspiratoire de la peau. Dans tout autre cas, il est inutile de rendre cette

membrane le siége d'une sécrétion qu'on ne peut plus
ensuite supprimer sans danger. Ce que nous venons de
dire du lit de plumes et des inconvénients qu'il peut
avoir, s'applique également aux couvertures que certaines gens ont l'habitude d'entasser sur eux, ainsi qu'à
l'édredon. On ne devrait se servir d'oreillers que dans
le cas de certaines affections ou dispositions maladives,
dans lesquelles la tête et le thorax doivent être très-
élevés; encore ces oreillers devraient-ils être de crin,
et non de plume. On doit s'être habitué de jeune
âge à dormir la tête nue, ou au moins très-légère-
ment couverte : cette excellente habitude est le moyen
d'éviter ces maux de gorge, de dents et d'yeux, qui
ne manquent jamais de survenir chez les personnes qui,
ayant contracté l'habitude de se couvrir beaucoup la
tête, se trouvent accidentellement découvertes pendant
quelques instants. La mauvaise habitude de couvrir et
de faire transpirer la tête des enfants peut encore
leur causer des éruptions à la peau du crâne, et les
disposer aux congestions cérébrales. Il est inutile de
dire que toute espèce de ligatures, celles surtout du
cou, ne peuvent qu'être dangereuses pendant le sommeil, et qu'une simple chemise, dont le col ne doit
jamais être fermé, suffit pour tout vêtement dans l'état
de santé.

Il faut faire remuer, chaque jour, les draps, les couvertures, les matelas, les traversins, et, pendant cette
pratique, établir un courant d'air dans l'appartement
en laissant ouvertes les fenêtres opposées les unes aux
autres. Il faut faire rebattre les matelas tous les ans au
moins, et plus souvent lorsqu'on s'en est servi pendant
une maladie; cette précaution n'est point conseillée

pour rendre le lit moins dur, mais bien pour le débarrasser des substances animales putrescentes.

La couchette du lit de l'enfant doit être à bords élevés, pour qu'il ne puisse pas tomber. Ces bords seront à jour pour que l'air circule librement ; on placera dans cette couchette, de petits coussins de balle d'avoine ou de fougère, substance qui, pour les enfants d'une constitution faible et délicate, présente, suivant certains auteurs, des avantages particuliers. On aura soin de renouveller souvent ces coussins. Les matelas de laine, et surtout les lits de plumes, doivent être interdits : ces substances animales, qui conservent trop de chaleur et retiennent trop fortement les émanations animales perspirées, conviennent moins encore dans l'enfance que dans tout autre âge, parce qu'après les premières années, l'enfant dégage beaucoup de calorique ; parce que l'enfance est l'époque de la vie où doit commencer l'apprentissage d'habitudes propres à éloigner une complexion délicate. Il faut avoir soin de disposer le lit de l'enfant de telle façon que la lumière lui arrive par devant, et que les objets sur lesquels il pourrait exercer sa vue se trouvent placés devant lui. On saura que ce précepte a pour but de prévenir le loucher, si l'on se rappelle ce qui a été dit dans le chapitre où est traitée l'éducation de la vue. Il serait encore mieux de ne placer l'enfant dans son lit que quand il dort, et de l'en ôter aussitôt qu'il s'éveille, pour le déposer sur la grande natte ou tapis qui doit servir à ses premiers jeux. Ce dernier conseil ne peut être mis à exécution qu'après les premières semaines qui suivent la naissance.

6°. *Position la plus convenable pour se livrer au sommeil.*

J'ai interrogé sur la position qu'ils gardent pendant le sommeil beaucoup de gens dont les épaules sont placées sur une ligne parfaitement droite, sont, comme on le dit, parfaitement *effacées:* tous m'ont répondu qu'ils se couchent habituellement sur le dos; j'ai fait l'épreuve contraire, en interrogeant ceux dont les épaules font saillie en avant et rendent le dos convexe : ils m'ont répondu qu'ils se couchent habituellement sur le côté. Je ne tirerai pas de ce fait une conclusion absolue, parce que l'exercice des muscles thoraciques a certainement plus d'influence que n'en a la position, pour ramener les épaules en avant, de même que l'exercice des muscles dorsaux en a davantage pour les reporter en arrière; d'un autre côté, il ne dépend pas toujours de la volonté de pouvoir se coucher de telle ou telle façon : celui, par exemple, qui a les clavicules longues, conséquemment les épaules effacées, ne peut pas se coucher sur le côté, et se couche plus facilement sur le dos; tandis que celui qui a les épaules rondes, les clavicules courtes, supporte moins facilement cette position. Cependant je ne crois pas que l'habitude continuelle d'une bonne position, même pendant le sommeil, soit à dédaigner pour conserver de belles formes. La position qui doit tendre le mieux à ce but est celle dans laquelle le corps est étendu horizontalement sur le dos et la tête un peu relevée par un traversin dur et peu volumineux. Quelques auteurs avancent que le coucher sur le côté droit facilite le passage des aliments de l'estomac dans le duodénum, tandis que, dans le coucher sur le côté gauche, le foie comprime l'estomac. D'autres affirment que, dans cette dernière position, les mouvements du cœur doivent être moins libres, et que la circulation doit être gênée. Cependant, comme il est des personnes qui dorment parfaitement, couchées sur le côté gauche, on peut dire que la meilleure position pour se livrer au sommeil est celle qui est la plus commode, qui n'exige, pour qu'on s'y maintienne, aucun effort musculaire. Les personnes disposées aux congestions cérébrales devront avoir, dans le lit, la tête suffisamment élevée : ce précepte est de rigueur pour les vieillards ; c'est chez eux particulièrement que les parties les plus déclives sont les plus exposées aux congestions. Nous ne rappellerons pas, en preuve de cette assertion, la préférence que, chez eux, la pneumonie affecte pour le bord postérieur du poumon, plutôt que pour le bord antérieur.

7°. De quelques moyens propres à amener le sommeil.

J'ai exposé ce qu'il faut faire pour se procurer un bon sommeil, en indiquant précédemment les causes qui l'éloignent, celles qui le font naître, le rendent nécessaire, etc. ; je ne dirai plus que quelques mots à ce sujet. L'homme de cabinet doit suspendre, quelque temps avant de se mettre au lit, ceux de ses travaux qui excitent fortement le cerveau. Il ne faut prendre un livre au lit que dans le cas où l'on ne peut s'endormir, et que cette veille est causée par une forte excitation du cerveau, une idée intellectuelle dominante ou quelques chagrins : dans ce cas, comme il ne peut arriver pire, le livre qu'on lit peut faire une utile diversion à l'idée dominante et amener le sommeil. Il faut prendre garde qu'au lieu d'amener cette utile diversion, le livre ne soit de nature lui-même à causer une excitation nouvelle aussi puissante que la première.

Il est un moyen plus rationnel que l'usage du livre. Lorsque quelque idée dominante, la recherche de quelques causes ou le plaisir qu'amène la solution d'une question longtemps travaillée, viennent à exciter le cerveau au point d'empêcher l'arrivée du sommeil, il faut se lever et s'habiller : on ne tardera pas à éprouver que la position verticale fait déjà une puissante diversion aux idées, dont la position horizontale favorisait l'affluence. Ensuite, pour n'être pas tourmenté, en se remettant au lit, par la crainte de perdre les idées dont on était préoccupé, il faut les écrire avant de se recoucher. Quand même l'insomnie serait due à toute autre cause, il n'en faut pas moins encore quitter le lit, car il n'existe rien de plus fatigant que l'excitation qu'on y éprouve la nuit, lorsqu'on ne dort pas.

8°. *Remarque d'hygiène publique relative à l'époque du sommeil dans les grandes villes.*

On ne manquera pas d'opposer à ce que nous avons dit sur les heures qui doivent être consacrées au sommeil, que nos préceptes ne peuvent être appliqués qu'à l'homme oisif, occupé seulement du soin de sa santé, ou vivant à la campagne; mais qu'ils ne peuvent être suivis par l'habitant d'une grande ville, enchaîné à des occupations dont les heures sont fixées par un ordre établi, qu'il n'est pas au pouvoir des individus d'intervertir. Cette objection est grave; l'obstacle au bien est

réel, mais cependant on peut le détruire. Si les dangers
que nous avons signalés comme devant résulter nécessairement des habitudes actuelles ne sont pas illusoires, si
les moyens que nous avons indiqués pour les combattre
ont une valeur incontestable, il est du devoir des gouvernements, auxquels le pouvoir n'est jamais confié qu'à
la condition de veiller au bien-être des masses et d'assurer leur bonheur par tous les moyens possibles, il est,
disons-nous, du devoir des gouvernements, de changer
une organisation qui produit des résultats aussi nuisibles. Cette idée, qui, au premier abord, peut paraître
étrange, parce qu'elle conduit à bouleverser des habitudes acquises, à changer complétement un ordre de
vie régulièrement suivi chaque jour, est cependant toute
simple, et, pour peu qu'on y réfléchisse, on verra que
cette intervention que nous demandons ici dans l'intérêt
de la santé publique, le gouvernement en a usé dans le
but de sa propre conservation. Toutes les fois, par exemple, qu'il a cru utile, dans son intérêt, de changer à Paris
l'heure des spectacles, il l'a fait sans scrupule, et, disons-
le aussi, sans jamais rencontrer d'obstacles, et l'on sait
pourtant combien, de tout temps, les Parisiens ont tenu
à l'inviolabilité de tout ce qui touche à leurs plaisirs. Ce
que nous proposons n'est pas plus difficile : qu'on change
l'heure où entrent en mouvement ces axes principaux
autour desquels roulent toutes les affaires, et qui semblent fixer par leur marche la durée des travaux, les
heures des plaisirs, etc.; que l'ouverture des tribunaux
et de la Bourse soit avancée de trois heures; qu'il en
soit de même de toutes les administrations publiques,
et le mal que nous avons signalé sera effacé, et une
amélioration réelle sera réalisée. L'on comprend que si

nous faisons porter d'abord nos modifications sur ces pivots de la vie sociale, c'est que, par suite de l'influence qu'ils exercent sur l'ensemble, les changements arriveront de proche en proche, et sans effort, aux extrémités, et que cette réforme si précieuse pour la santé passera, pour ainsi dire, sans secousse, des gens de loi, des employés, de la classe si nombreuse des négociants, à toutes les classes de la société.

CHAPITRE II.

Des rêves.

Si l'une des parties encéphaliques, moins fatiguée que les autres, se trouve plus tôt reposée pendant le sommeil, elle conserve de la tendance à entrer en action; si elle y entre, il y a rêve. La même chose a lieu si l'encéphale conserve de l'état de veille quelques traces d'excitation, ou bien encore que cette excitation lui soit transmise, pendant le sommeil, par un organe, siége d'un état de gêne ou d'un vif besoin, comme l'estomac trop plein d'aliments, la vessie agacée par la présence de l'urine, etc.

Dans tous ces cas, si une partie cérébrale entre en action pendant que les autres reposent, il n'y a plus sommeil complet, il y a rêve.

Les autres causes des rêves tiennent à la susceptibilité nerveuse.

Les rêves roulent ordinairement sur les objets qui nous occupent le plus, sont le plus en rapport avec notre organisation; ce sont ordinairement les parties encéphaliques les plus excitées qui produisent les rêves.

Si, pendant le sommeil incomplet, la portion cérébrale qui veille, qui entre en action, met en jeu les membres, et perçoit les impressions que lui transmettent quelques sens restés éveillés, il y a somnambulisme.

Comme le sommeil est d'autant plus réparateur qu'il est complet, il s'ensuit qu'il est du ressort de l'hygiène d'indiquer le moyen de prévenir les rêves et le somnambulisme, états pendant lesquels l'exercice des organes de relation est souvent assez pénible pour influer sur les fonctions intérieures.

Pour cet effet, il faut avoir égard à la cause qui les fait naître. Dans le premier cas que nous avons cité, c'est-à-dire celui où le rêve dépend de ce qu'un organe s'est plus vite reposé que les autres, le rêve n'a aucun inconvénient : l'organe n'entre en action que parce qu'il n'est plus fatigué. A cette espèce de songes appartiennent ceux du matin, ceux qui précèdent le réveil.

Dans les divers autres cas, on prévient les rêves en éloignant toutes les causes productrices que nous venons d'indiquer, et en suivant les préceptes d'hygiène relatifs au sommeil. Ainsi, inaction de certains travaux intellectuels trop habituels, comme ceux qui roulent sur les mathématiques, la musique, la philosophie, etc., quand ces travaux font l'objet des rêves; répression de certains penchants trop développés, comme l'ambition, la cupidité, l'instinct de la propagation, etc., quand ces penchants entrent pour quelque chose dans la nature des songes ; enfin satisfaction, avant de se mettre au lit, des besoins qui se feraient sentir dans les viscères : tels sont les moyens propres à prévenir les rêves, et ces moyens, comme on peut le voir, ne sont que l'application bien dirigée des préceptes d'hygiène.

Les rêves qui dépendent d'une cause passagère sont faciles à prévenir, puisqu'il suffit d'éloigner cette cause; mais comme ils prouvent de la part de l'individu une certaine susceptibilité cérébrale, il faut joindre à l'éloignement de la cause du rêve tout ce qui peut remédier à la susceptibilité individuelle, comme les exercices de corps sagement combinés avec les bains, les aliments doux, etc.

FIN DU TOME PREMIER.

TABLE

DES MATIÈRES CONTENUES DANS LE PREMIER VOLUME.

                                          Pages.

INTRODUCTION. — Définition de l'hygiène; son utilité. — Plan de l'ouvrage.. v

PROLÉGOMÈNES.

§ I. Circonstances qui différencient les applications des règles d'hygiène.. 1

    A. Tempéraments.. 2

    B. Idiosyncrasies.. 4

    C. Force.. Ib.

    D. Ages.. 5

    E. Sexes.. 6

    F. Habitudes.. Ib.

    G. Professions.. Ib.

    H. Climats.. 8

    I. Saisons.. 17

    K. Dispositions héréditaires.. 18

    L. États passagers de l'économie, compatibles avec la santé, mais exigeant des précautions particulières dans l'application des règles d'hygiène.. 19

§ II. Règles générales d'hygiène applicables à tous les organes...... 20

PREMIÈRE PARTIE.

HYGIÈNE DES ORGANES DE RELATION.

PREMIÈRE SECTION.

    Hygiène des sens externes.............. 30

CHAP. Ier. Du tact et du toucher.. 31

CHAP. II. Du goût.. 51

CHAP. III. De l'odorat.. 55

Pages.

Chap. IV. De l'ouïe.. 60

1°. Effets des sons intenses, des sons perçus dans une tempéra-
rature sèche et froide...................................... 61

2°. Effets des sons faibles, du silence, etc...................... 62

3°. Exaltation, perversion de l'ouïe; moyens de remédier à ces
états.. 64

4°. Faiblesse de l'ouïe non congéniale; moyens d'y remédier..... Ib.

5°. Faiblesse de l'ouïe congéniale ou survenue dès le bas âge;
moyens propres à développer ce sens....................... 70

6°. Soins qu'exige l'organe de l'ouïe.......................... 80

Chap. V. De la vue.. Ib.

1°. Effets d'une lumière trop vive, d'un exercice trop continu
de l'œil.. 82

2°. Effets d'une lumière trop faible, de l'obscurité, etc......... 85

3°. Effets de l'exercice de la vue, considéré relativement au volume et à la distance des objets sur lesquels s'exerce l'œil... 86

4°. Effets de la lumière décomposée........................... 87

Conséquences déduites des quatre articles précédents....... 88

5°. Moyens de suppléer à la lumière des astres................. 90

6°. De la trop grande excitabilité de l'œil; des moyens d'y remédier.. 92

7°. Myopie et presbytie; moyens de remédier à ces dispositions
de l'œil.. 93

8°. Strabisme, et moyens d'y remédier......................... 99

DEUXIÈME SECTION.

Hygiène de l'encéphale...................... 103

1°. Source des qualités morales et des facultés intellectuelles... 109

2°. Conséquence des deux articles précédents. — Détermination des attributs des facultés intellectuelles et morales.. 115

3°. Effets de l'exercice encéphalique considéré d'une manière
générale.. 121

4°. Remarque relative au nombre des facultés dont l'hygiène
va être traitée, et à l'ordre suivi.......................... 127

Chap. Ier. De l'instinct de la propagation...................... 129

1°. Effets de l'instinct de propagation dans ses divers degrés de
développement.. 134

2°. Effets des plaisirs de l'amour pris dans de justes mesures... 135

Pages.

3°. Effets d'une trop grande continence.   137

4°. Effets d'une incontinence immodérée.   139

5°. Effets de la masturbation; signes qui la font reconnaître. . .   141

6°. La sensation vénérienne produit-elle les mêmes effets chez la
        femme que chez l'homme?. . . . . :   143

7°. Moyen de remédier à la faiblesse et à la trop grande activité
        de l'appétit vénérien, et de corriger le vice de la mastur-
        bation   151

8°. Dans quelles mesures doit-on user des plaisirs de l'amour;
        pendant quelle période de la vie et dans quels instants
        peut-on en user.   155

Chap. II. De l'amour de la progéniture.   163

1°. Effets de l'amour de la progéniture dans ses divers degrés
        de développement; direction de ce sentiment.   166

Chap. III. De l'attachement.   170

1°. Effets du sentiment d'attachement contenu dans de justes
        bornes.   172

2°. Effets de la privation des sentiments d'amitié, d'attache-
        ment, d'amour, etc.   173

3°. Effets de l'attachement, de l'amour, portés à un état exa-
        géré ou contrarié.   175

4°. De la direction des sentiments d'attachement, d'amitié,
        d'amour, etc.   177

5°. Du mariage.   179

6°. De la sociabilité.   190

Chap. IV. De l'instinct de la défense de soi-même et de sa propriété;
        penchant aux rixes; courage.   194

1. De l'instinct de propre défense développé dans une juste
        mesure.   195

2°. Effets du trop peu de développement de l'instinct de propre
        défense; poltronnerie; pusillanimité, etc.   196

3°. Effets de l'affection de l'instinct de propre défense (peur). .   ib.

4°. Effet d'un trop grand développement ou d'une trop grande
        excitation de l'instinct de propre défense.   199

5°. Direction de l'instinct de propre défense; moyens de déve-
        lopper le courage, de s'opposer à la poltronnerie et à ses
        effets, de réprimer le penchant aux rixes.   200

Chap. V. Instinct carnassier, penchant au meurtre, destructivité. . . .   208

1°. Effets de l'instinct carnassier; de la destructivité dans ses
        divers degrés de développement.   210

27

Pages.

2°. Direction de cette faculté.......................... 213.

CHAP. VI. Ruse, finesse, savoir-faire..................... 218
Effets de la ruse dans ses divers développements; direction de
cette faculté.................................... ib.

CHAP. VII. Sentiment de la propriété, instinct de faire des provisions,
convoitise, penchant au vol, acquisivité.............. 225
1°. Effets du sentiment de propriété dans un degré modéré... 227
2°. Effets du trop peu de développement du sentiment de la
propriété.................................... ib.
3°. Effets d'un trop grand développement ou d'une trop grande
activité du sentiment de propriété................. 228
4°. Direction du sentiment de propriété................. 230
5°. Application des principes énoncés à l'hygiène législative;
but des peines temporaires, des peines à perpétuité, et
de la peine de mort.............................. 234

CHAP. VIII. Amour-propre, estime de soi, orgueil, hauteur, fierté,
amour de l'autorité.............................. 243
1°. Effets des divers degrés de développement du sentiment
d'amour-propre................................ 244
2°. Direction de l'estime de soi....................... 249

CHAP. IX. Amour de l'approbation, vanité, ambition, amour de la
gloire.. 252
1°. Effets de la vanité, de l'ambition, de l'amour de la gloire,
dans un degré modéré.......................... 254
2°. Effets du trop peu de développement de la vanité........ 255
3°. Effets du trop de développement de la vanité.......... 256
4°. Direction de la vanité............................ 257
Des affections de quelques-uns des sentiments décrits..... 260
Jalousie.. ib.
Colère... 261
Haine, etc...................................... 263

CHAP. X. Circonspection, prévoyance...................... ib.

CHAP. XI. Instinct de conservation...................... 268

CHAP. XII. Sens des localités; sens des rapports de l'espace....... 274
Direction de cette faculté; voyages; leurs effets............. 275

CHAP. XIII. Sens des mots, sens des noms.................. 280
Direction du sens des mots, etc...................... 281

CHAP. XIV. Sens du langage de parole; talent de la philologie...... 282

Pages.

Direction du sens du langage. 284

Chap. XV. Sens des rapports des tons; talent de la musique. 286
Direction du sens des rapports des tons; influence de la musique
dans l'état de santé et de maladie. . . . .

Chap. XVI. Sens des rapports des nombres; talent de calculer. 291
Direction. 292

Chap. XVII. Sens de mécanique; sens de construction; talent de l'architecture. 293
Direction. 294

Chap. XVIII. Bonté, bienveillance, douceur, compassion, sensibilité. 297
Direction du sentiment de bienveillance. 300

Chap. XIX. Sentiment de justice; sens du juste et de l'injuste; sens
moral, conscienciosité, repentir, remords. 306
Direction du sentiment de justice. 312

Chap. XX. Mimique, faculté d'imiter. 314

Chap. XXI. Du sentiment de vénération, sentiment religieux. 317
1°. Effets des divers degrés de développement du sentiment de
vénération, du sentiment religieux. 319
2°. Direction du sentiment de vénération, du sentiment reli-
gieux. 322

Chap. XXII. Fermeté, constance, persévérance, opiniâtreté. 329
Direction. 330

Remarques sur les objets contenus dans cette section. 331

TROISIÈME SECTION.

Hygiène de l'appareil locomoteur. 335

Chap. Ier. Des exercices actifs. 337
1°. Effets exagérés des exercices actifs. 342
2°. Effets du repos musculaire. 343
3°. Examen de quelques exercices actifs. 345
Marche. . . . . *ib.*
Danse. 346
Course. 348
Saut. 350
Chasse. 352
Escrime. 353
Natation. 357
Lutte. 361

                                                     Pages.

Phonacie, ou exercices des organes de la voix. 362

Exercices pratiqués dans nos gymnases. 366

Chap. II. Des exercices passifs. 368

   1°. Effets des exercices passifs. . . . . *ib*.

   2°. Examen de quelques exercices passifs. 370

   Progression en voiture. . . . . *ib*.

   Navigation 372

Chap. III. Des exercices mixtes. 375

   Équitation. . . . . *ib*.

Remarques relatives à l'emploi des différents exercices. 377

QUATRIÈME SECTION.

Repos des organes de relation 394

Chap. Ier. Du sommeil complet. . . . . *ib*.

   1°. Effets du sommeil sur l'économie. 395

   2°. Temps pendant lequel on doit se livrer au sommeil 399

   3°. Durée que doit avoir le sommeil chez les différents indi-

       vidus 402

   4°. Disposition des lieux où l'on doit se livrer au sommeil. . . . 403

   5°. Composition des lits; soins qu'ils réclament. 405

   6°. Position la plus convenable pour se livrer au sommeil. 408

   7°. De quelques moyens propres à amener le sommeil 409

   8°. Application d'hygiène publique. 410

Chap. II. Des rêves. 412

FIN DE LA TABLE DU PREMIER VOLUME.

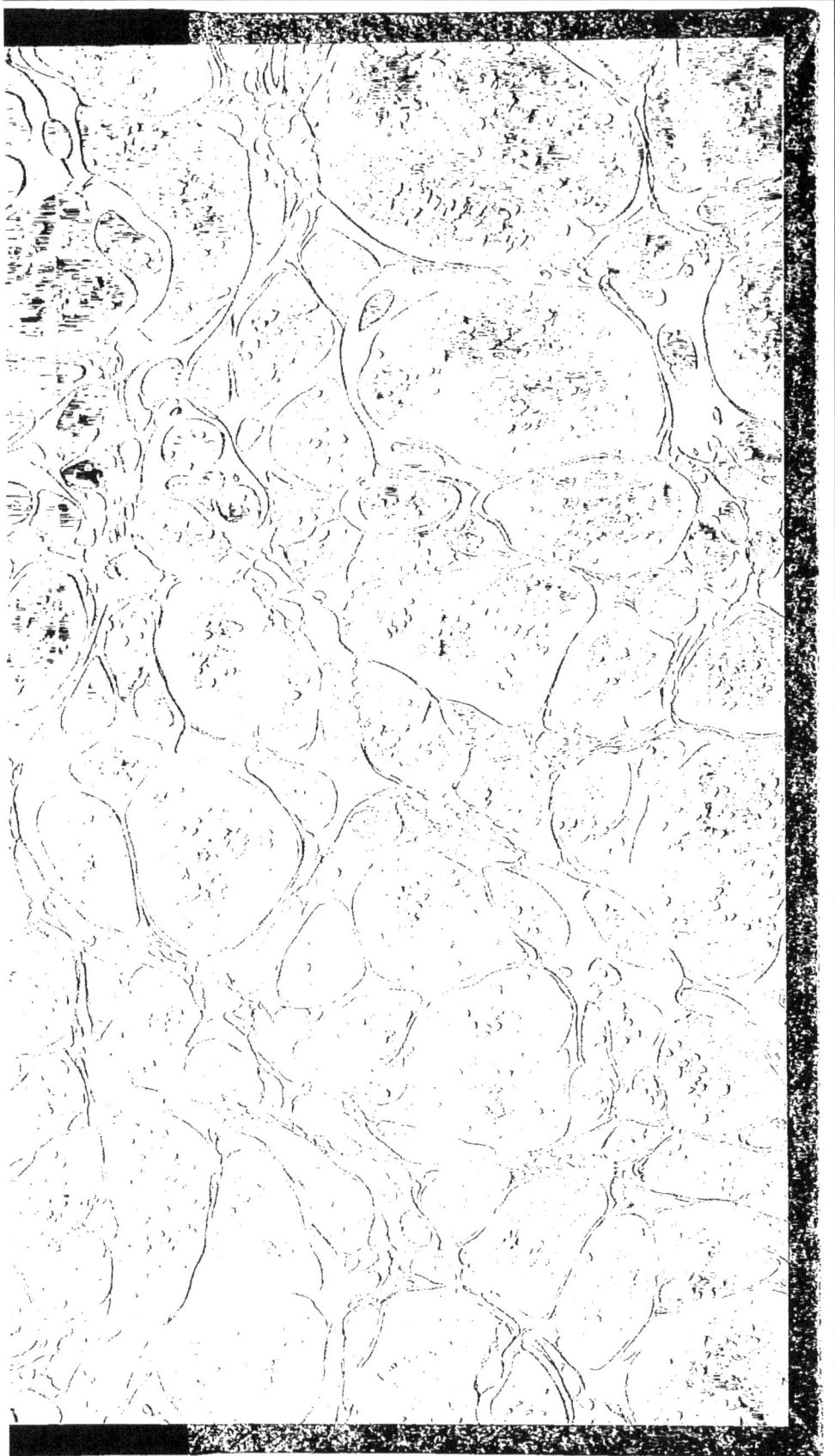

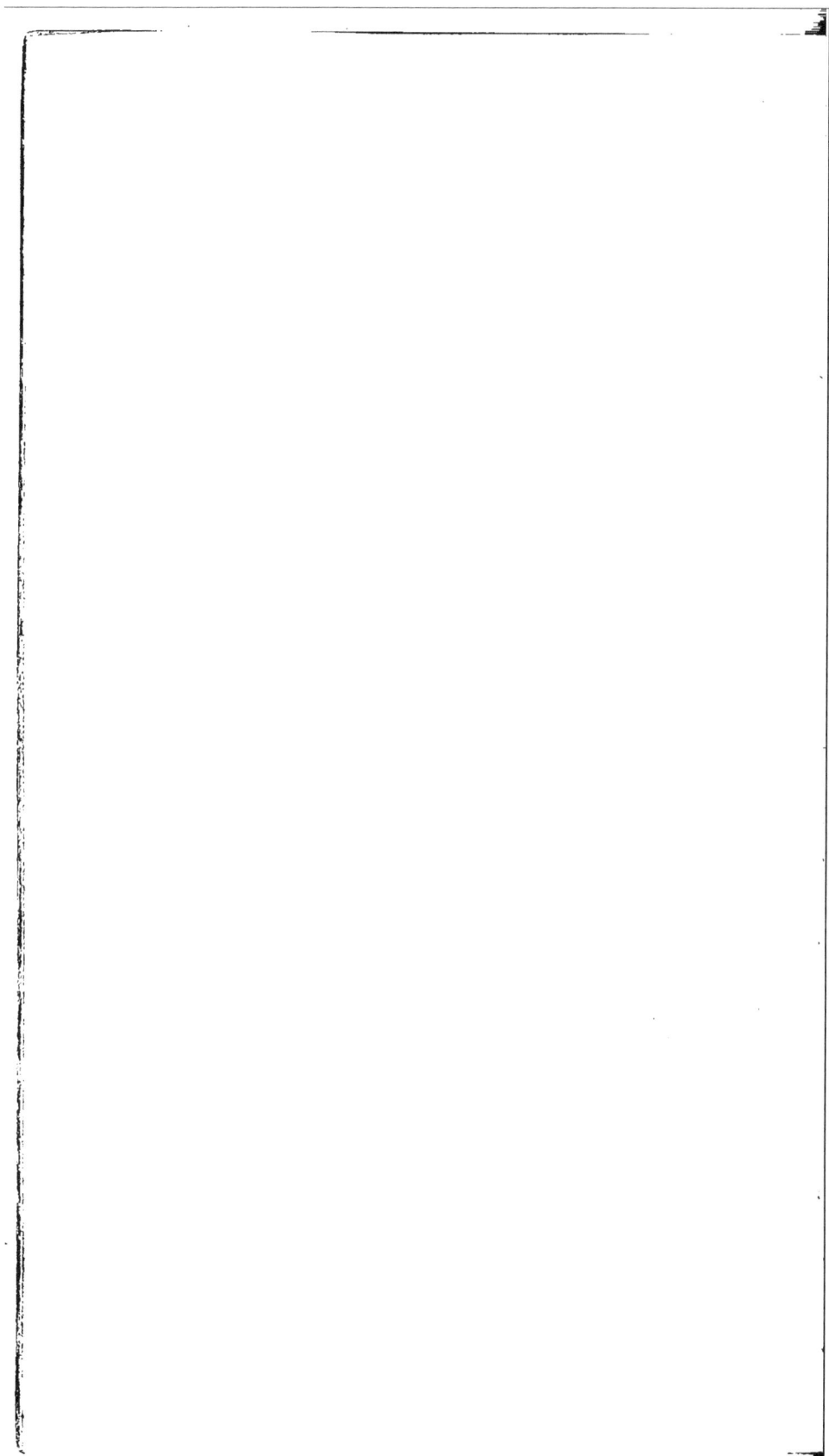

www.ingramcontent.com/pod-product-compliance
Lightning Source LLC
Chambersburg PA
CBHW060525220326
41599CB00022B/3427